ANALISI CHIMICA TOSSICOLOGICA

Materiale riassuntivo strategico

D1724474

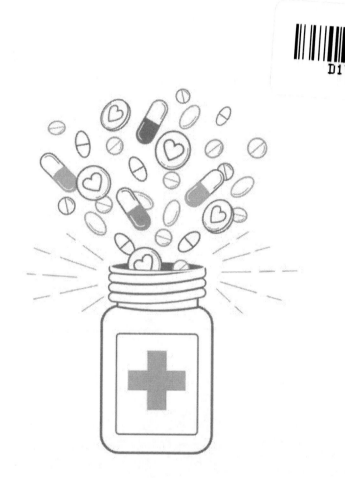

Divertiti a colorare!

Farmacia Facile

Copyright © 2021 Farmacia Facile®
Tutti i diritti riservati.
ISBN 9798465909471

Sommario

CAPITOLO 1
INTRODUZIONE

L'analisi chimica e tossicologica è un ramo della chimica analitica finalizzata ad effettuare: analisi quali-quantitative di sostanze tossiche presenti nei più disparati AMBIENTI: ambiente, alimenti, cosmetici, corpo umano, ecc, ricercate per le più disparate finalità quali: valutazione inquinamento ambientale, valutazione del rischio per la salute dell'uomo, diagnosi mediche, tossicodipendenza, ecc.

L'Analisi Chimica Tossicologica opera negli ambiti più svariati:

- ambientale
- industriale: farmaci, alimenti, cosmetici

Sostanza Tossica (o nociva) è una sostanza:

organica o inorganica, vegetale o animale, sintetica o estrattiva, semplice o complessa, solubile o no che dopo assunzione in quantità relativamente piccola sia in grado di determinare sull'organismo effetti acuti o cronici mediati da meccanismi specifici (chimici o biochimici).

Sostanze Pericolose: quelle che possono provocare effetti acuti con meccanismi aspecifici come per esempio: esplosivi, sostanze infiammabili, irritanti, corrosive, ecc.

Xenobiotici sono composti estranei all'organismo, contaminati ambientali assorbiti attraverso la pelle, i polmoni o introdotti con l'alimentazione, prodotti chimici industriali (pesticidi, inquinanti), prodotti di pirolisi della cottura dei cibi, Alcaloidi (metaboliti secondari delle piante) (sostanze azotate prodotte a partire da amminoacidi aromatici), Tossine prodotte da funghi, animali, piante, Farmaci.

In rapporto alla loro natura e concentrazione, gli xenobiotici possono determinare EFFETTI NOCIVI sull'uomo, sull'animale o in generale sugli ecosistemi.

Classificazione Sostanze Tossiche

- *Secondo la provenienza*: minerali, vegetali, animali, sintetici;
- *Secondo il loro utilizzo*: farmaci, additivi alimentari, pesticidi, detergenti domestici;
- *Secondo la natura chimica*: composti gassosi e volatili, alcali e acidi caustici, metalli e metalloidi composti organici alifatici, composti organici aromatici naturali, alcaloidi, glucosidi;
- *Secondo la metodica analitico estrattiva (suddivide i tossici secondo la possibilità di estrazione dalla matrice):* gassosi e volatili, distillabili in corrente di vapore, organici estraibili con solventi, organici non estraibili con solventi;
- *Secondo gli effetti:* citotossiche, cancerogene, mutagene, teratogene, allergeniche;

ASPETTI QUALI-QUANTITATIVI DELLA TOSSICITÀ

Gli effetti di una sostanza nociva per la salute possono essere:

- Acuti: dovute ad ingestione di notevoli quantità di un tossico, danno sintomi gravi e improvvisi, e se possibile vanno curati, tra le altre cose, con l'allontanamento del tossico stesso dall'organismo;
- Cronici: sono la conseguenza dell'assorbimento prolungato nel tempo, di basse dosi di tossico. Ciò presuppone una distribuzione capillare dell'organismo, e la presenza di meccanismi di

accumulo quando la tossicocinetica li preveda. Tipici avvelenamenti cronici sono quelli causati da metalli (As, Cd, Hg, Pb, ecc.) o da sostanze organiche (benzene);

- Reversibili: la reversibilità dell'effetto dipende dalla capacità delle cellule e delle strutture subcellulari di rigenerarsi come nel caso degli epiteli dell'intestino o del fegato. Queste capacità rigenerative dipendono dal fatto che le cellule non danneggiate sono in grado di dividersi velocemente e sostituire quelle morte. In questo modo il danno viene eliminato e l'effetto è reversibile

- Irreversibili: Quando invece manca la capacità delle cellule a rigenerarsi l'effetto è irreversibile come nel caso delle cellule nervose morte che non vengono rimpiazzate per cui il danno è permanente;

RELAZIONE DOSE-EFFETTO

Descrive l'intensità dell'effetto biologico di una sostanza in funzione della quantità a cui sono esposti gli animali di laboratorio o l'uomo.

- La curva può essere più o meno ripida e comunque sempre a forma di S;
- Per dosi molto piccole non si manifesta alcun effetto. Il *Valore Soglia* è il valore al di sotto del quale non si manifesta tossicità;
- A partire da una determinata dose (*Soglia D'Azione*) subentrano effetti la cui intensità aumenta all'aumentare della dose fino a raggiungere un valore massimo;

La dose subito al di sotto della soglia d'azione viene definita come dose priva di effetti osservabili (*NOEL, no observable effect level*). Il valore soglia e il NOEL sono estremamente importanti per la valutazione tossicologica di una sostanza e per estrapolare il limite o fattore di sicurezza (Al di sotto di una determinata dose non si manifestano effetti e al di sopra della dose massima la gravità degli effetti non aumenta più).

La curva può essere più o meno ripida e comunque sempre a forma di 'S' raddoppiare la dose può avere conseguenze molto diverse a seconda della *Ripidità* della curva e della misura degli effetti tossici di una determinata dose: per curve dose-effetto con un andamento molto piatto si avrà un piccolo aumento degli effetti all'aumentare della dose; per curve con un andamento molto ripido l'effetto può più che raddoppiare.

TOSSICOCINETICA

La Tossicocinetica studia dal punto di vista quantitativo l'andamento temporale nell'organismo dell':

- Assorbimento
- Distribuzione
- Metabolismo (Biotrasformazione)
- Eliminazione

delle sostanze tossiche (o xenobiotiche) e dei loro metaboliti.

Conoscere la Tossicocinetica risulta di importanza fondamentale soprattutto nelle indagini di tipo biologico (effettuate ad es. su campioni di aria espirata, urine, sangue) in quanto indirizza:

- I tempi e la scelta del campione biologico da analizzare
- L'interpretazione dei risultati di una indagine tossicologica

- Scelta dell'indicatore biologico. L'indicatore può essere la stessa sostanza chimica, il/i suo/i metabolita/i, o un cambiamento reversibile caratteristico provocato dalla sostanza chimica. A seconda dell'indicatore, del campione scelto e del periodo di prelievo, la misura fornisce indicazioni circa l'intensità dell'esposizione recente, l'esposizione media giornaliera, o l'esposizione cronica cumulativa.

ASSORBIMENTO

L'assorbimento è il processo con cui le sostanze esogene attraversano le membrane dell'organismo e penetrano nel torrente circolatorio e nella linfa. Le vie di assorbimento più importanti da un punto di vista tossicologico sono:

- Inalazione (apparato respiratorio)
- Ingestione (apparato digerente)
- Via cutanea

Assorbimento attraverso Inalazione: La via di assorbimento per inalazione è certamente la più pericolosa tra le tre possibilità, proprio per la necessità indispensabile di respirare ogni pochi secondi.

Questo tipo di assorbimento riguarda sostanze tossiche gassose, sostanze volatili o particelle solide disperse in nebbie. Questo tipo di assorbimento avviene attraverso la mucosa del tratto respiratorio e l'endotelio polmonare e alveolare. La via inalatoria assicura un veloce assorbimento e una localizzazione, almeno iniziale, del tossico nel sistema respiratorio. Per quanto riguarda gli ambienti di lavoro, è accertato che il tratto respiratorio sia la via preferita di intossicazione, mentre meno importanza riveste la casistica riguardante le altre vie (in primis cute e tratto gastrointestinale).

La via inalatoria è meno selettiva di quella gastrointestinale, in quanto mancano le difese fornite dal pH gastrico e dalla flora batterica; in più gli alveoli presentano un endotelio fenestrato in comunicazione con i vasi polmonari. Frequenti cause di morte da avvelenamento sono ad es. determinate dal CO, tossico che subisce un assorbimento attraverso i polmoni. Anche la silicosi, una importante malattia in ambiente lavorativo, è il risultato dell'assorbimento di particelle di silice nell'epitelio polmonare.

Patologie connesse all'inalazione di Amianto:

- Asbestosi Fibrosi polmonare progressiva che conduce ad insufficienza respiratoria ed a complicanze cardiocircolatorie; richiede esposizioni prolungate: tipica malattia professionale.
- Mesotelioma Tumore maligno della pleura, frequente negli esposti ad amianto. Lunga latenza; primi sintomi: dolore toracico e tosse. Letalità 100% .

Assorbimento attraverso il Tratto Gastro-Intestinale: Via che fa uso del tubo digerente, dalla bocca all'ano. L'assorbimento di sostanze tossiche si verifica principalmente per: la presenza di impurezze negli alimenti e nell'acqua e per assunzione orale accidentale o volontaria di sostanze tossiche.

Nello stomaco e nell'intestino la qualità e la quantità del loro contenuto e delle loro secrezioni possono influenzare l'assorbimento di sostanze tossiche. Dato che il succo gastrico è acido e il contenuto intestinale è quasi neutro, la liposolubilità di una sostanza tossica in queste due aree può differire marcatamente.

- Un acido organico debole sarà presente nella forma non ionizzata, liposolubile, nello stomaco e quindi tende ad essere assorbito in questo sito.

- Al contrario una base organica debole, presente in forma non ionizzata, non sarà presente nello stomaco ma nell'intestino ed in questo tratto viene maggiormente assorbita.

Le secrezioni gastriche possono inoltre favorire la formazione di tossici ex-novo (nitrosammine che si formano a bassi valori di pH), oppure la flora batterica può modificane la tossicità. Per esempio un pH gastrico più alto del normale (bambini o malati) favorisce una più elevata flora batterica, che può favorire la trasformazione di nitrato (NO^{3-}) in nitrito (NO^{2-}), capace di trasformare l'emoglobina in metaemoglobina $MeHg(Fe^{3+})$.

Assorbimento attraverso la Cute: La cute umana viene a contatto con numerosi agenti tossici, prevalentemente allo stato liquido. Questa via è piuttosto selettiva, in quanto poche sostanze riescono a superare lo strato corneo, molto povero d'acqua e costituito da cellule morte e da un'alta percentuale di lipidi e cheratina. L'assorbimento è determinato prevalentemente dalla liposolubilità dell'agente tossico che deve essere piuttosto elevata. Fanno eccezione molecole molto piccole (es: nicotina) che riescono a essere assorbite anche se non sono particolarmente lipofile.

DISTRIBUZIONE

Dopo che una sostanza è entrata nel flusso ematico, essa viene distribuita dai capillari a tutti i distretti dell'organismo, soprattutto in tessuti ben irrorati di sangue come: cervello, cuore, fegato, polmoni, milza e reni. Altre sostanze si concentrano in particolari organi in seguito a trasporto attivo.

Alcune sostanze prediligono l'accumulo in particolari siti (Tropismo o Specificità Tissutale). L'accumulo può avvenire:

- Nel sito d'azione (es. piombo nei reni);
- Oppure in altre zone (i grassi fungono da deposito di sostanze lipofile);
- Molti metalli pesanti, come stronzio e piombo, con proprietà simili a quelle del calcio, si legano alle ossa sottoforma di sali insolubili;

Altra sede importante di deposito di molti tossici, tra cui anche molti stupefacenti, è il bulbo pilifero in particolare del capello. La molecola, attraverso la circolazione capillare, viene rilasciata a livello del bulbo pilifero, con conseguente "intrappolamento" nelle cellule stesse del bulbo, quando queste perdono acqua e si cheratinizzano.

Le sostanze accumulate sono in continuo equilibrio tra sito di deposito e plasma. Si potrebbe quindi avere un effetto del tossico protratto nel tempo (il tossico viene rilasciato dal deposito costantemente), oppure possiamo considerare l'accumulo da parte di particolari tessuti una "temporanea disintossicazione" in quanto il tossico è presente nell'organismo ma finché è bloccato in un tessuto che non sia il suo target, risulta innocuo (il tossico resta "intrappolato" nel deposito)

CAPITOLO 2
METABOLISMO (O BIOTRASFORMAZIONE) DEGLI XENOBIOTICI

La biotrasformazione degli agenti esogeni penetrati nell'organismo gioca un ruolo fondamentale nel determinarne il grado di tossicità. La biotrasformazione degli agenti esogeni, non diversamente dal metabolismo delle sostanze endogene, mira principalmente ad incrementare la idrosolubilità dei composti in modo da facilitarne l'escrezione. Come è noto, le sostanze xenobiotiche, potenzialmente tossiche, che vengono assorbite dall'organismo sono principalmente lipofile.

Esse non sono quindi predisposte per l'escrezione dato che esse possono essere riassorbite a livello renale o del tratto gastrointestinale. Per esempio, sostanze altamente lipofile come i bifenili, polialogenati e il DDT sono escreti molto lentamente per cui permangono nell'organismo per anni (sostanze tossiche persistenti).

In generale, le reazioni di biotrasformazione esercitano un'azione detossificante nei riguardi del potenziale tossico dell'agente chimico assorbito in quanto esse normalmente determinano:

- Riduzione della durata dell'esposizione dell'organismo;
- Diminuzione dell'emivita del prodotto;
- Diminuzione della possibilità di accumulo del prodotto nell'organismo;
- Facilitazione dell'escrezione;
- Perdita dell'attività biologica del composto.

In alcuni casi, però, le reazioni di biotrasformazione sono un fattore di *tossificazione*. Ciò accade quando è proprio un metabolita ad essere responsabile della tossicità dell'agente. In questo caso si parla di attivazione metabolica, o *bioattivazione*, del composto in questione. Talvolta, quindi, si possono formare dei metaboliti od intermedi che sono più tossici dei composti di partenza.

Se si ha bioattivazione tutti quei fattori che, come l'età, il sesso, la specie, l'induzione enzimatica, possono favorire la biotrasformazione degli xenobiotici, esercitano nel complesso un effetto tossificante invece che detossificante. Al contrario, una diminuita capacità metabolizzante può svolgere un effetto protettivo nei riguardi di uno xenobiotico suscettibile di bioattivazione metabolica.

FASI DELLA BIOTRASFORMAZIONE

Le reazioni di biotrasformazione dei tossici sono in generale reazioni enzimatiche. Le reazioni enzimatiche implicate sono normalmente suddivise in tre fasi:

- *Fase 1:* Ossidazione, Riduzione, Idrolisi, Idratazione;
- *Fase 2:* Coniugazione con acido glucuronico, Coniugazione con solfato, Coniugazione con aminoacidi, Metilazione, Acetilazione, Coniugazione con glutatione;
- *Fase 3:* Metabolismo dei coniugati con glutatione

La grande maggioranza delle reazioni di biotrasformazione si possono fare rientrare nelle Fasi 1 e 2.

Gli Enzimi che catalizzano la biotrasformazione degli xenobiotici sono localizzati principalmente nel Fegato. Oltre al fegato, vari altri tessuti sono in grado di biotrasformare gli xenobiotici. La loro capacità metabolizzante è, però, alquanto limitata ed in generale il loro contributo detossificante è modesto.

Quanto alla *Localizzazione Subcellulare* degli enzimi metabolizzanti gli xenobiotici, essi sono presenti:

- nel reticolo endoplasmatico;
- nei mitocondri;
- in soluzione nel citoplasma della cellula;
- nella flora batterica intestinale.

BIOATTIVAZIONE DEGLI XENOBIOTICI

La bioattivazione può accadere in ogni fase della biotrasformazione di uno xenobiotico, ma è stato osservato che le reazioni più suscettibili di un simile effetto sono quelle della *Fase 1*, catalizzate dal *Citocromo P-450*, soprattutto attraverso reazioni di ossidazione e di riduzione. I metaboliti, o gli intermedi, responsabili della tossicità possono essere chimicamente reattivi o stabili.

È noto che sono particolarmente tossici quei metaboliti che presentano siti elettrofili. Questi composti infatti, sono altamente reattivi e sono in grado di reagire con i gruppi nucleofili di costituenti vitali della cellula, come i gruppi: ossidrilici, solfidrilici, aminici e di proteine funzionali o di acidi nucleici, compromettendone la funzionalità.

Tra gli Intermedi Reattivi più frequentemente implicati in reazioni di tossificazione si possono citare a titolo di esempio: gli epossidi, gli N-idrossi derivati, le alchilnitrosamine, i radicali liberi e gli alogenuri di acile.

Bioattivazione attraverso la formazione di epossidi: Il sistema dell'ossidasi citocromo P-450 può dare origine ad un epossido aggiungendo un atomo di ossigeno al doppio legame $C = C$ ad esempio di:

- Composti aromatici omociclici ed eterociclici;
- Composti olefinici.

L'epossido a sua volta può reagire non enzimaticamente con i siti nucleofili di macromolecole biologiche formando un legame covalente ed alterandone così la funzionalità. L'azione cancerogena di numerosi composti insaturi aromatici ed olefinici, come ad esempio: gli idrocarburi aromatici policiclici, il benzene, il cloruro di vinile si sviluppa con ogni probabilità attraverso la formazione di intermedi epossidi capaci di reagire con i siti nucleofili del DNA.

È stato per esempio dimostrato che il metabolita bioattivato del benzopirene è il suo 7,8- diidrodiolo-9,10-ossi derivato. Questo composto promuove la sua azione cancerogena formando un addotto con il gruppo 2-amino della guanina nel DNA.

Benzo(a)pirene — [Citocromo P-450] — [Epossido-idrolasi] — [Citocromo P-450]

Addotto con il DNA — +DNA — 7,8-Diidrodiolo-9,10-ossi-benzo(a)pirene

Bioattivazione attraverso la N-idrossilazione: Anche la N-idrossilazione delle ammine aromatiche per opera degli enzimi microsomiali può condurre ad intermedi più reattivi dei prodotti di partenza. Le arilidrossilamine hanno infatti tendenza a riarrangiarsi per dare intermedi con atomi di C o di N elettrofili particolarmente reattivi. Per esempio, l'N-idrossilazione del PARACETAMOLO porta per riarrangiamento ad un intermedio, l'N-acetil-p-benzochinonimina, che forma, per mezzo degli atomi di C carenti di elettroni in posizione meta, addotti con i gruppi nucleofili dei costituenti biologici (azione epatotossica). (immagine slide 31)

Paracetamolo — [Prostaglandino sintetasi] — N-Acetil-p-benzochinonimina

ALTRI TIPI DI BIOATTIVAZIONE METABOLICA

Altre reazioni della Fase 1 che possono portare ad intermedi più tossici dei prodotti originali sono:

- La desolforazione ossidativa, catalizzata dal citocromo P-450 e da ossidasi flaviniche. Esempio di questo tipo di bioattivazione è la formazione dell'anticolinesterasico paraoxon dall'insetticida *Paration*;

Paration — Paraoxon

- La ossidazione di alcoli ad aldeidi ad opera della alcool deidrogenasi. Esempio è la bioattivazione degli *Esteri Allilici* ad alcool allilico ed all'aldeide irritante acroleina. L'acroleina è una sostanza tossica per il fegato e irritante per la mucosa gastrica. Viene prodotta dalla disidratazione del glicerolo, reazione che si presenta durante la frittura oltre il punto di fumo dell'olio utilizzato.

11

$$CH_2=CH-CH_2-O-\overset{\overset{O}{\|}}{C}-R \quad \xrightarrow{\text{[Esterasi]}} \quad CH_2=CH-CH_2-OH \quad \xrightarrow{\text{[Alcool deidrogenasi]}} \quad CH_2=CH-CHO$$

Estere allilico   Alcool allilico   Acroleina

Bioattivazione: Reazioni di Acetilazione di Fase 2

L'acetilazione delle N-Acetilidrossiarilamine può fornire il substrato per un altro enzima, l' N,0-aciltransferasi, che è presente nel citosol di vari tessuti di mammifero. Questo enzima catalizza il trasferimento del gruppo acile dell'N-acilidrossilamina sull' ossigeno idrossilico per dare una acetilossiarilamina instabile che si degrada rapidamente a ione nitrenio.

Arilamina   [N-Acetiltransferasi]   N-Acetilarilamina   [Citocromo P-450]   N-Acetilidrossiarilamina

[N,O-aciltransferasi]

Ione carbonium   Ione nitrenium   Acetilossiarilamina

Bioattivazione: Reazioni di Metilazione di Fase 2

Anche i metalli possono subire reazioni di metilazione. Così il mercurio è metilato a metil- o dimetil-Hg da parte di vari microrganismi, presenti nell'intestino. Questi prodotti sono più lipofili, neurotossici ed inquinanti del mercurio inorganico. Anche altri metalli, come lo stagno, piombo e tallio, possono essere metilati per dare composti metallo-organici particolarmente tossici.

Bioattivazione delle Alchilnitrosoamine

Molte Nitrosoamine sono potenti agenti cancerogeni. Nell'ambito di questa categoria di sostanze la Dimetilnitrosoamina è stata particolarmente studiata. La dimetilnitrosoamina ha potente azione mutagenica e, oltre ad essere un agente cancerogeno, è epatotossica ed immunosoppressiva. Il fatto che una singola dose acuta di questa ammina può provocare necrosi epatica fa ritenere che la sua tossicità sia in relazione al metabolismo epatico della sostanza. La principale via di biotrasformazione della dimetilnitrosoamina in vivo è la Demetilazione ad opera del citocromo P-450 a monometilnitrosoamina ed aldeide formica.

[Citocromo P-450]

H_3C
 N-N=O $\longrightarrow$ HCHO + H_3C N-N=O $\longrightarrow$ $H_3C-N=N-OH$
H_3C H

Dimetilnitrosoamina   Monometilnitrosoamina   Diazoidrossido

$\overset{\oplus}{C}H_3$ + N_2 $\longleftarrow$ $H_3C-\overset{\oplus}{N}\equiv N$

Ione metilcarbonio   Ione metildiazonio

Bioattivazione attraverso la Formazione di Radicali Liberi

Come riportato in precedenza anche il metabolismo riduttivo catalizzato dal citocromo P-450 può produrre intermedi reattivi. Per esempio, la dealogenazione riduttiva di specifici Idrocarburi alifatici aromatici può condurre alla produzione di radicali liberi per acquisto di un elettrone. Il tetracloruro di carbonio e l'alotano sono esempi di agenti chimici che vanno incontro ad una bioattivazione metabolica di questo tipo. (slide 38). I radicali, così prodotti, formano addotti direttamente con i costituenti del reticolo endoplasmatico del fegato e promuovono la perossidazione lipidica delle membrane. Questo meccanismo offre una plausibile spiegazione della selettiva tossicità epatica di questi composti.

$$F-\underset{F}{\overset{Cl}{\underset{|}{\overset{|}{C}}}}-\underset{Br}{\overset{}{\underset{|}{\overset{|}{C}}}}-H \longrightarrow F-\underset{F\cdot}{\overset{Cl}{\underset{|}{\overset{|}{C}}}}-\overset{}{\underset{}{C}}-H \longrightarrow F-\underset{F}{\overset{Cl}{\underset{|}{\overset{|}{C}}}}-\underset{H}{\overset{}{\underset{|}{\overset{|}{C}}}}-H + HBr$$

Alotano   2-Cloro-1,1,1-trifluoroetano

Bioattivazione per Formazione di Alogenuri di Acile

Anche la dealogenazione ossidativa spesso conduce a specie chimiche reattive e quindi tossiche. Per esempio, la dealogenazione ossidativa del CLOROFORMIO, attraverso successivi passaggi, conduce al fosgene, che agisce come agente alchilante bifunzionale. Con un meccanismo analogo, si possono ottenere acilalogenuri reattivi da vari altri idrocarburi polialogenati come il tricloroetano, il tetracloruro di carbonio e la trielina.

[citocromo P-450]   [glutatione-S-transferasi]

$CHCl_3$ $\longrightarrow$ $Cl-\overset{O}{\overset{||}{C}}-Cl$ + $2\ G-SH$ $\longrightarrow$ $G-S-\overset{O}{\overset{||}{C}}-S-G$

Cloroformio   Fosgene   Diglutationil-
ditiocarbonato

Infine, anche le *Reazioni di Coniugazione* possono essere responsabili in alcuni casi di un' azione tossificante. Per esempio, i Coniugati con Cisteina possono dar luogo per azione dell'enzima cisteina-coniugato β-liasi a derivati solfidrilici responsabili talvolta di nefrotossicità.

13

ELIMINAZIONE

L'eliminazione comprende l'allontanamento di una sostanza dall'organismo attraverso l'espulsione della sostanza non modificata o dei suoi metaboliti. Diversi organi sono deputati all'eliminazione. Una sostanza va spesso incontro a più di una via di eliminazione. La via e la velocità di eliminazione sono particolarmente importanti per l'indagine chimico-tossicologica e sono peculiari per ogni sostanza.

Tra le principali vie di eliminazione ricordiamo:

- *Polmoni*: eliminano sostanze volatili tramite l'espirazione. Si tratta spesso di sostanze volatili non metabolizzate o di loro metaboliti volatili. Raramente sostanze non volatili hanno metaboliti volatili.
- *Reni:* eliminano sostanze idrofile o loro metaboliti. La via di eliminazione tramite i reni rappresenta la principale via di eliminazione dei tossici organici ed è preferita da sostanze di peso molecolare minore di 350 dalton, quelle più grandi "scelgono" la via biliare.
- *Bile:* nelle feci è possibile trovare il tossico non assorbito o metabolizzato (giunto tramite la bile dal fegato, o metabolizzato in loco dalla flora intestinale). La via di eliminazione tramite la bile è preferita da sostanze di peso molecolare maggiore di 350 dalton, quelle più piccole "scelgono" la via renale.
- *Pelle:* La via di eliminazione attraverso la pelle (sudore) è stata dimostrata per il prodotto fisiologico urea e una serie di medicinali. L'arsenico e il tallio si analizzano molto bene nei peli, poiché questi metalli pesanti si accumulano nella cute e nei suoi annessi.
- *Ghiandole mammarie:* L'eliminazione di sostanze esogene tossiche con il latte materno può provocare danni nei lattanti. Con il latte non solo vengono eliminati molti farmaci (ad esempio antibiotici), ma anche sostanze ricreazionali, come nicotina e l'alcol etilico, e sostanze inquinanti, come metalli pesanti, bifenili, polialogenati, dibenzodiossine.

CAPITOLO 3
INQUINAMENTO

L'Inquinamento è un'alterazione dell'ambiente, di origine naturale o antropica, tale da mettere in pericolo la salute dell'uomo, nuocere alle risorse viventi ed al sistema ecologico, comprometterne le potenzialità d'uso da parte dell'uomo stesso.

Inquinante

Ciò che produce inquinamento può essere: *organico* o *inorganico*, *biodegradabile* (prodotto o composto chimico inquinante che, disperso nell'ambiente, si decompone facilmente in composti meno inquinanti, grazie all'azione di batteri o altri microrganismi) o *non biodegradabile*.

Inquinamento naturale

Gli inquinanti naturali derivano sia da fonti inanimate o viventi quali piante, decomposizione di sostanze radioattive naturali, incendi di foreste, vulcani o altre fonti geotermiche (geyser ecc.) erosione del suolo e trasporto operato dal vento (sabbia del deserto che arriva fino da noi).

Inquinanti di origine antropica

L'uomo ha cominciato a produrre inquinamento atmosferico da quando ha imparato ad usare il fuoco ma il processo ha subito un rapido incremento con l'industrializzazione.al crescere dell'inquinamento dovuto all'uso di combustibili fossili per prore energia, al crescere dell'industria manifatturiera ed infine all'incremento dell'impiego di prodotti chimici ha fatto seguito una crescente consapevolezza, preoccupazione sugli effetti deleteri dell'inquinamento per la salute e ambiente

Sorgenti Naturali: aerosol marino; incendi; microrganismi; pollini e spore; erosione di rocce; eruzioni vulcaniche.

Sorgenti Antropiche: emissioni di motori, riscaldamento domestico e impianti industriali; residui dell'usura di manto stradale, freni e gomme delle vetture; lavorazioni agricole; inceneritori e centrali elettriche.

L'incredibile sviluppo tecnologico registrato nel XX secolo ha portato da un lato indubbi benefici in termini di aumento dell'aspettativa e di qualità della vita nel mondo occidentale, ma dall'altro ha aumentato enormemente l'impatto dell'attività umana sull'ambiente e di riflesso sulla stessa salute umana. L'industrializzazione ha come conseguenza l'Immissione nell'ambiente di carichi crescenti di sostanze di ogni tipo, l'esposizione alle quali può determinare effetti sulla salute.

Il destino finale dei composti chimici prodotti ed utilizzati dall'uomo sono: *Aria, Acqua e Suolo*.

Sovrapposizione dei compartimenti ambientali È impossibile considerare ogni componente del mondo reale isolato da ogni altra cosa. Ogni sistema infatti si sovrappone agli altri.

L'acqua ed il suolo, ad esempio, vengano considerati come due sistemi ecologici separati, esistono invece delle interfacce tra i due sistemi, rappresentate dalle particelle di suolo sospese nell' acqua e dalle particelle di acqua ricoprenti il suolo, che costituiscono il meccanismo di contaminazione da un sistema all'altro.

Bioaccumulo (o accumulo biologico)

È processo attraverso cui sostanze tossiche persistenti (resistenti alla decomposizione) si accumulano all'interno di un organismo in concentrazioni superiori a quelle riscontrate nell'ambiente circostante. Questo accumulo può avvenire attraverso qualsiasi via: respirazione, ingestione o semplice contatto, in relazione alle caratteristiche delle sostanze.

Biomagnificazione

Fenomeno di accumulo crescente esempio di una sostanza lungo una catena trofica o alimentare (insieme dei rapporti tra gli organismi di un ecosistema)

Esempio: un inquinante immesso in un terreno può subire trasformazioni chimiche o microbiologiche, così come può inserirsi nella catena alimentare e subire biomagnificazione. È stato il caso del DDT (diclorodifeniltricloroetano), insetticida persistente nell'ambiente per tempi molto lunghi, che, trasportato lungo la rete trofica marina, è stato rinvenuto nel tessuto adiposo dei grandi carnivori polari (foche, orsi).

Ciclo biologico del Mercurio

Il mercurio rilasciato nell'ambiente subisce una serie complessa di reazioni. In determinate condizioni si forma metilmercurio (CH_3Hg^+) capace di agire sugli organismi come una potente neurotossina. Oltre a questi tipi di inquinamento (atmosferico, idrico e del suolo) sono da ricordare anche altri tipi di inquinamento quali ad esempio:

- Inquinamento fotochimico
- Inquinamento acustico
- Inquinamento elettromagnetico
- Inquinamento luminoso
- Inquinamento termico
- Inquinamento radioattivo

Monitoraggio Ambientale: È un controllo svolto attraverso la rilevazione e misurazione nel tempo di determinati parametri biofisici che caratterizzano l'ambiente.

Monitoraggio Biologico: L'esposizione a tossici (in particolare di tipo industriale) può essere monitorata, oltre che con misurazioni ambientali, anche con test biologici sui lavoratori esposti. Si distinguono due principali categorie di test biologici:

1. *Test di esposizione o di dose*: vengono utilizzati per determinare la concentrazione di un tossico o di un suo metabolita nel sangue, nelle urine, nell'aria espirata o in altri campioni biologici. I test di esposizione consentono di valutare il grado di esposizione al tossico.
2. *Test di risposta o di effetto*: si tratta di test biochimici specifici che permettono di svelare un'azione lesiva sui sistemi biologici bersaglio del tossico. Se sufficientemente sensibili, possono svelare alterazioni biologiche in una fase che precede la comparsa di sintomi clinici.

LA RICERCA BIBLIOGRAFICA

È la selezione di informazioni presenti in letteratura scientifica per poter condurre un'analisi, ha il compito di far: conoscere, accedere, valutare, usare, *le fonti di informazione* per la chimica disponibili in letteratura scientifica. Ogni lavoro scientifico presuppone: La ricerca bibliografica attraverso la quale si individua il materiale in formato o cartaceo on line relativo all'oggetto della propria ricerca e la ricerca di dati e informazioni. Le fonti di informazione utili per le attività professionali possono essere: Raccolte di dati (es. Enciclopedie e Dizionari), Brevetti, Riviste scientifiche.

Le fonti di informazione si dividono in:

- Fonte Primaria: Fornisce la risposta, il dato: è in poche parole un documento, la pubblicazione originale, la descrizione dettagliata di un esperimento o di una proprietà (es. *Riviste Scientifiche* infatti i resoconti delle nuove ricerche sono quasi sempre pubblicati come articoli in riviste scientifiche)
- Fonte Secondaria: Non dà una risposta, ma fornisce il mezzo (riferimenti bibliografici) per accedere ad un documento cioè la fonte primaria (es. *Libri* non riportano nuove ricerche o scoperte, ma riprendono informazioni già consolidate, cioè conoscenze già pubblicate (nelle riviste scientifiche).

Tipologie di lavori presenti nelle riviste scientifiche

- Articolo (paper o article): È il resoconto di uno studio completo e originale, con struttura ben definita e costante: rappresenta il punto finale di una ricerca.
- Comunicazione (communication): È un testo di lunghezza ridotta, generalmente senza dati sperimentali. È un documento preliminare con cui l'autore comunica alla comunità scientifica ciò di cui si sta occupando.
- Review: È un'estesa raccolta di informazioni concernenti un ristretto campo, vale a dire fa il punto della situazione su di un preciso argomento esaminando e vagliando criticamente i lavori originali pubblicati fino a quel momento. Alle spalle della review non c'è un lavoro originale sperimentale.

Ogni articolo è seguito da una bibliografia, cioè un elenco di *riferimenti bibliografici* (references) relativi a lavori che gli autori hanno consultato, utilizzato e a cui hanno fatto riferimento nel corso della ricerca. Il Riferimento bibliografico è un insieme di informazioni che permettono di identificare univocamente un documento (articolo, libro, brevetto ecc.) È cioè la citazione formalizzata di un documento.

Gli elementi che lo formano hanno una sequenza ed una struttura standardizzata:

Mauger, A. B. 1032-1035.	J. Org. Chem.	1981,	46,
autore pagine	**titolo rivista**	**anno**	**volume**

Gli stili del riferimento bibliografico possono variare da rivista a rivista (uso diverso del corsivo o del grassetto, della punteggiatura) ma gli elementi fondamentali per l'identificazione e la localizzazione del lavoro sono sempre presenti. Un esempio molto diffuso di riportare i riferimenti bibliografici è quello presente in tutte le riviste del gruppo *ACS*.

La ricerca bibliografica oggi ha un carattere prevalentemente legato all'informatica. Gli archivi su base elettronica sono i mezzi più validi per ottenere risposte esaustive alle proprie esigenze.

Come eseguire la ricerca bibliografica? Da dove partire? Bisogna partire o dal cognome dell'autore da una parola chiave, formula o nome chimico.

Cos'è una base di dati bibliografici? È un archivio elettronico di riferimenti bibliografici (con abstract) interrogabili via terminale; in campo scientifico i riferimenti bibliografici rimandano nella gran parte dei casi a lavori su riviste. Un esempio è il National Library of Medicine.

condurre la ricerca bibliografica bisogna considerare e identificare tutti gli elementi e termini e combinare gli elementi con *Operatori Boleani: OR, AND e NOT*. Il termine" booleano" che spesso si trova quando si fanno ricerche in database sia locali che nel Web, si riferisce ad un sistema logico sviluppato dal matematico inglese George Boole (1815-64). La logica booleana consiste di tre operatori logici:

- L'operatore AND significa che si stanno ricercando documenti contenenti entrambe le parole o valori, non uno solo di essi.
- L'operatore OR significa che si stanno cercando documenti contenenti almeno una delle parole o valori.
- L'operatore NOT significa che si stanno cercando documenti contenenti la prima parola o valore e non la seconda.

Ciascun operatore può essere descritto usando i *diagrammi di Venn*, come indicato sotto:

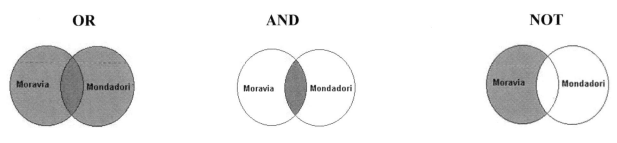

SciFinder

È la maggiore base di dati della letteratura e documentazione di ambito chimico e biochimico. È nata come versione elettronica del Chemical Abstracts, pubblicato dal 1907 dal Chemical Abstract Service (una divisione della American Chemical Society) una rassegna analitica che assicura la copertura totale della produzione mondiale di documenti scientifici e tecnici nei settori della biochimica, chimica inorganica e organica, chimica fisica, etc. Contiene 22 milioni di riferimenti bibliografici e di 43 milioni di sostanze. La ricchezza della banca dati, la sua natura multidisciplinare la rendono uno strumento privilegiato per recuperare velocemente dati e informazioni. Racchiude contenuti riguardanti un secolo di ricerca scientifica (dal 1907 ad oggi) che permettono di verificare evoluzione dei principi scientifici.

CAPITOLO 4
METODO ANALITICO

Prima di procedere ad un una qualsiasi analisi chimica, dobbiamo andare in letteratura e verificare come condurre correttamente quest'analisi, e per poterlo fare dobbiamo scegliere un metodo di analisi. Una volta scelta la metodica appropriata si procede con il campionamento cioè la raccolta del materiale da sottoporre all'analisi. Il campione viene poi trattato per convertire Il campione e l'analita in una forma adatta all'analisi e eliminare sostanza interferenti. Dopodiché avviene la misura, il calcolo dei risultati e infine la stima della loro attendibilità.

METODO ANALITICO

Un metodo analitico è l'insieme dei procedimenti, della strumentazione e dei reagenti che sono necessari per ottenere dati richiesti. Però non tutti i metodi analitici sono semplici come una titolazione acido-base, per esempio la determinazione della concentrazione delle diossine nel latte, i reagenti richiesti sono meno comuni (diclorometano, esano, toluene etc.), la strumentazione richiesta è decisamente più complicata e molto più costosa (costano complessivamente 500000€, contro le poche decine di euro per una titolazione acido-base) ed il procedimento è molto più lungo e laborioso (circa 24 ore di lavoro per un'analisi delle diossine, invece che 10-15 minuti per una titolazione acido-base).

Classificazione dei Metodi Analitici (Quali-Quantitativi)

Esistono migliaia di metodi analitici, che vengono usati per le più svariate applicazioni. Risulta difficile proporre una classificazione schematica che racchiuda tutti i metodi esistenti. Una classificazione un po'approssimativa, ma realistica li divide in tre classi:

- Metodi Chimici: si basano su reazioni chimiche, quasi sempre equilibri in soluzione acquosa, non richiedono strumentazioni particolari, ad eccezione della classica vetreria di laboratorio.
- Metodi Chimici-Strumentali: si basano su reazioni chimiche e richiedono una strumentazione più o meno complicata per ottenere il dato richiesto.
- Metodi Strumentali: non si basano su reazioni chimiche e richiedono un determinato strumento.

Metodiche analitiche di riferimento

Per l'analisi (ma anche per il campionamento) dei vari xenobiotici sono state proposte nel tempo diverse LINEE GUIDA (procedure standardizzate: metodi ufficiali o standard riconosciuti e pubblicati).

I metodi sono stati sviluppati da diverse SOCIETÀ SCIENTIFICHE; essi servono come standard ed utilizzati nelle dispute giuridiche e nei tribunali.

Esempi di metodiche analitiche di riferimento

- Rapporti ISTISAN (Rapporti forniti dall'Istituto Superiore di Sanità)
- Metodiche ISO (International Organization for Standardization) ed EPA (United States Environmental ProtectionAgency)
- UNICHIM (Associazione per l'Unificazione del Settore dell'Industria Chimica)
- OSHA (Occupational Safety and HealthAdministration)
- NIOHS (National Institute for Occupational Safety and Health)

- Metodi analitici per le acque" APAT – IRSA – CNR (IRSA Istituto ricerca sulle ACQUE)
- Manuali ICRAM (Istituto Centrale per la Ricerca scientifica e tecnologica Applicata al Mare)
- Farmacopea Ufficiale

La scelta del metodo analitico è legata a diversi FATTORI quali:

- Qualità e quantità del campione, natura della matrice;
- Qualità e quantità dell'analita, presumibilmente presente nel campione, da cui dipende la scelta del metodo chimico o la tecnica strumentale più idonea (sensibilità strumentale e analitica);
- Sensibilità (quantità) richiesta dai limiti di legge; ☐ Disponibilità delle risorse umane e strumentali;
- Qualità del dato analitico ottenibile (certezza del risultato analitico); ☐ Rapporto costi/benefici.

Scelta del metodo analitico in funzione della QUANTITÀ DEL CAMPIONE E DELL'ANALITA La quantità di campione viene spesso usata per classificare il tipo di analisi eseguita. Es: ☐L'analisi di 1g di un campione di terreno, per ricercare un inquinante sospetto, dovrebbe essere chiamata macroanalisi. ☐L'analisi di un campione di 5 mg di una polvere, sospettata di essere una droga illecita, sarebbe una microanalisi.

Le tecniche per trattare campioni molto piccoli sono abbastanza diverse da quelle utilizzate per macro-campioni.

Scelta del metodo analitico in funzione della QUANTITÀ DELL'ANALITA

- Costituenti principali: quando i costituenti sono presenti in un intervallo di peso relativo compreso tra l'1% e il 100%
- Costituenti minori: le specie presenti nell'intervallo da 0,01% a 1% ☐Costituenti in tracce: quantità comprese tra 100 ppm (0,01%) e 1 ppb

  Costituenti in ultratracce: componenti presenti in quantità inferiore a 1 ppb e sono particolarmente ardue, a causa delle interferenze potenziali e delle contaminazioni. In casi estremi, le determinazioni devono essere effettuate in camere speciali che sono mantenute pulite in modo meticoloso e libere da polvere e altri contaminanti.

Scelta del metodo analitico in funzione della sensibilità richiesta ai limiti di legge I limiti di legge per numerosi microinquinanti sono bassi, a volte bassissimi, dell'ordine di nanogrammi e/o picogrammi. Per la loro determinazione è quindi necessario disporre di apparecchiature estremamente sofisticate:

- Secondo il D.Lgs 31/2001 per Acque potabili Benzene 1 μg/L
- Secondo il D.M 471/99 per Acque sotterranee 1,2,3 tricloropropano 0,001 μg/L
- Secondo il D.M 376/2003 per Acque superficiali Aldrin 0,0001 μg/L (2008) 0,00005 μg/L (2015) 0,05 ng/L e PCB (policlorodifenili) totali 0,00006 μg/L (2008)

Ad esempio per cloruri nelle acque sotterranee Il valore di parametro stabilito dal D. Lgs. 31/01 è di 250 mg/L. È possibile quindi applicare un metodo chimico classico: Analisi volumetrica precipitometrica. I cloruri nelle acque sotterranee generalmente provengono dal contatto con minerali (origine inorganica) contenenti sali sodici o potassici (NaCl, KCl), ma possono anche essere di origine organica. In quest'ultimo caso, che può essere indice di inquinamento delle falde, si verifica in genere la contemporanea presenza a concentrazioni piuttosto elevate di ammoniaca o nitriti, derivanti dalle urine e di conseguenza presenti negli scarichi fognari civili e industriali. Un'altra fonte di ioni cloruro nelle acque potabili può essere originata dai processi di disinfezione. Le acque superficiali, invece, sono ricche di cloruri se scorrono in prossimità del mare o di zone salmastre.

CAMPIONAMENTO

Processo di raccolta di un campione rappresentativo da sottoporre ad analisi. Il campionamento è parte integrante e fondamentale del processo analitico. In genere è il punto debole del processo analitico, mentre l'analisi è il punto forte del processo analitico. Le Norme Unichim (Associazione per l'Unificazione nel settore industria Chimica) definiscono il campionamento come "il procedimento che condiziona tutte le operazioni successive".

Un ulteriore definizione di campionamento è stata data dall'*ISPRA* (Istituto Superiore per la Protezione e la Ricerca Ambientale) secondo cui: Il campionamento può definirsi come l'operazione di prelevamento della parte di una sostanza di dimensione tale che la proprietà misurata nel campione prelevato rappresenti, entro un limite accettabile noto, la stessa proprietà nella massa di origine. In altre parole, il fine ultimo del campionamento ambientale è sempre quello di consentire la raccolta di porzioni rappresentative della matrice che si vuole sottoporre ad analisi. Il campionamento costituisce quindi la prima fase di ogni processo analitico che porterà a risultati la cui qualità è strettamente correlata a quella del campione prelevato. Per tale motivo, il campionamento è una fase estremamente complessa e delicata che condiziona i risultati di tutte le operazioni successive e che di conseguenza incide in misura non trascurabile sull'incertezza totale del risultato dell'analisi.

Gli studi disponibili mettono in evidenza che l'incertezza associata al campionamento può contribuire anche per il 30-50% all'incertezza associata al risultato analitico finale (affidabilità del risultato) ed è di gran lunga più elevata rispetto all'incertezza associata alla fase analitica (circa il 5%).

Piano di Campionamento: La predisposizione del piano di campionamento, finalizzato alla raccolta di una serie di campioni rappresentativi, risulta fondamentale per una corretta descrizione del fenomeno investigato.

La definizione degli obiettivi del campionamento (ricerca, monitoraggio, controllo, ecc.) è una fase cruciale di tutto il processo analitico, in quanto rappresenta un fattore condizionante l'intero approccio sperimentale che comprende:

- La scelta del numero e della localizzazione dei punti di campionamento;
- La determinazione della frequenza, della durata e delle procedure di prelievo;
- Il successivo trattamento dei campioni e la scelta delle più adeguate metodiche analitiche da utilizzare.

Un piano di campionamento deve quindi prevedere: la definizione dell'obiettivo, la descrizione del sito di campionamento, la strategia di campionamento, l'indicazione delle matrici da campionare, le metodiche di campionamento, la numerosità dei campioni, la durata del campionamento, la frequenza del campionamento, il numero di addetti e delle loro competenze necessarie per la conduzione del campionamento, la pianificazione logistica del campionamento (mezzi di trasporto, luoghi di accesso, ecc.), le modalità di trasporto dei campioni, la conservazione dei campioni, il controllo di qualità, la pianificazione della sicurezza sul lavoro, la definizione del tipo di documentazione che deve essere utilizzato durante tutto il programma di campionamento.

Informazione da reperire e le fonti da consultare ad esempio per l'analisi di emissioni industriali bisogna avere:

- Schema dei reparti cioè abbiamo bisogno della planimetria della fabbrica con la descrizione del ciclo tecnologico;
- Schede di sicurezza delle sostanze utilizzate;
- Schede tecniche e manuali operativi delle macchine e degli impianti utilizzati;
- Tempi di funzionamento di macchine ed impianti.

Per fare ciò dobbiamo rispondere a 3 domande: *COSA, QUANDO, COME*.

COSA Per rispondere alla prima domanda è indispensabile analizzare nei dettagli il ciclo tecnologico in atto al momento del prelievo del campione per identificare con precisione la natura:

- delle materie prime utilizzate;
- degli eventuali intermedi di produzione;
- dei prodotti finiti.

Identificazione inquinanti emessi: il processo viene suddiviso in più step e per ogni step vengono identificati gli inquinanti emessi.

QUANDO La tempistica del processo di produzione determina i "livelli di emissione" ed è quindi correlata alla concentrazione degli inquinanti presenti negli effluenti gassosi emessi. Infatti nelle fasi di avvio o di fermo dell'impianto si avranno delle concentrazioni estremamente basse o insignificanti. La condizione della rappresentatività implica che per produzioni a emissioni "variabili" sia indispensabile l'esecuzione di più campionamenti nel tempo.

COME Le modalità del campionamento, definite anch'esse da numerose e dettagliate norme tecniche, comporta l'individuazione dell'opportuno ausilio tecnico da utilizzare per intrappolare l'inquinante presente nel flusso per esempio aeriforme.

Se abbiamo raccolto bene le idee, partendo da un materiale originario, dobbiamo effettuare il campionamento del terreno che vogliamo analizzare, facendo il campionamento in giorni, ore e punti diversi ottenendo un *Campione Rappresentativo* di quel terreno. Da questo campione attraverso una fase di estrazione o pretrattamento, otterremo una piccola quantità che sottoporremo alla nostra analisi con un opportuno strumento.

Con la base di ciò che ci siamo detti, possiamo dire che esistono procedure differenti per il campionamento dell'acqua, del suolo e dell'aria.

CAMPIONAMENTO DELL'ACQUA

Anche il campionamento delle acque deve essere effettuato in base ai *Criteri di Rappresentatività*. Se dobbiamo infatti prelevare l'acqua in un tratto rettilineo la velocità dell'acqua al centro del corso d'acqua è massima e va diminuendo man mano che ci si avvicina alle sponde, ciò comporta che se in un tratto rettilineo viene prelevato un campione al centro, questo avrà probabilmente caratteristiche fisicochimiche differenti, in quanto ai lati del corso d'acqua sarà maggiore la sedimentazione. Questo è di notevole importanza per la selezione del punto di campionamento: si consiglia di fare un campione medio dato da due prelievi, uno effettuato al centro e l'altro effettuato tra il centro e la sponda.

Nelle curve la situazione è differente: all'esterno delle curve la velocità è maggiore mentre diminuisce progressivamente andando verso l'interno dell'ansa. In questo caso si consiglia di prelevare tre aliquote (una al centro, una tra il centro e la sponda esterna alla curva e una terza tra il centro e la sponda interna) e fare un campione medio.

Come si preleva il campione d'acqua da portare in laboratorio? Esistono vari tipi di bottiglie specifiche per ogni campionamento:

- Bottiglia di Van Dorn: Sono realizzate in PVC trasparente con due tappi alle estremità, collegati tra loro con una corda in gomma, inoltre l'interno della bottiglia non presenta parti in metallo garantendo così il mantenimento delle condizioni del campione. Quando deciso quanta acqua prelevare, facciamo cadere un peso su un pulsante posizionato sulla bottiglia che la farà chiudere. È utilizzata per prelevare campioni d'acqua in scorrimento, dove la bottiglia è agganciata ad un peso e posizionata orizzontalmente in modo che il flusso d'acqua passi al suo interno.

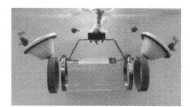

- Bottiglia di Niskin: Per raccogliere i campioni di acqua a diversa profondità e non solo alla superficie o al fondo di un corpo idrico, lo strumento campionatore deve essere dotato di un sistema di apertura e chiusura attivabile alla profondità richiesta. Vengono calate in verticale fino alla profondità voluta. La bottiglia viene chiusa alla profondità voluta e così può essere riportata in superficie senza che l'acqua degli strati superiori venga campionata. La bottiglia è legata a un cavo di diametro e lunghezza variabile. Le bottiglie Niskin possono essere allestite su una struttura, tipo *Carosello*, possono essere chiuse tramite un comando remoto, gestito da un operatore attraverso un computer secondo un determinato ordine e a differenti profondità.

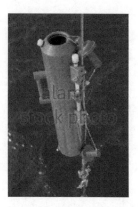

- Sonda Multiparametrica: Questa non raccoglie il campione d'acqua ma si utilizza per la misura dei principali parametri fisico-chimici (T°, salinità, conducibilità, pressione, pH, ossigeno disciolto). Viene calata lungo in verticale dalla superficie al fondo. I dati acquisiti ad ogni metro di profondità sono trasmessi via cavo ad un computer situato a bordo e memorizzati. Il computer trasforma i dati ricevuti in unità di misura e li tabula su stampante in tempo reale. In particolare a questo computer è affidata la gestione dei dati acquisiti con la centralina di misura. Svolge inoltre le normali operazioni di raccolta dati e provvede alla loro rielaborazione di base.

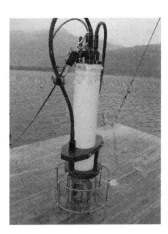

- Benna: Il campionamento dei sedimenti superficiali viene effettuato con strumenti meccanici (benna). La benna, se opportunamente zavorrata, preleva sedimento fino a 600 metri di profondità. La capacità di una benna varia da 0,5 a circa 60 L di sedimento. La sua capacità di penetrazione è generalmente limitata e difficilmente supera i 15-30 cm.

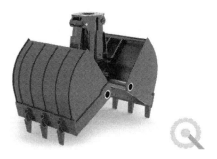

CAMPIONAMENTO DEL SUOLO

Anche se da un punto di vista visivo, il suolo sembra una matrice facile da campionare, ma non è così. Questo perché il terreno è dotato di una stratificazione che può dipendere o dall'attività dell'uomo o anche per l'inquinamento. Affinché i dati di analisi abbiano valore, occorre che i pochi grammi di terreno che giungono in laboratorio rappresentino, per quanto possibile, la massa di suolo presente nel campo prescelto (*campione rappresentativo*). I terreni italiani raramente sono omogenei, ma eterogeni cioè utilizzati per diversi campi. In moltissimi casi infatti, in uno stesso campo, si ritrovano due o più tipi di suoli con caratteristiche diverse. Occorrerà, allora, che il campione raccolto sia composto da numerosi *sotto-campioni*, in grado di descrivere la situazione media del campo analizzato.

Per preparare un campione rappresentativo di un materiale, dobbiamo effettuare quindi una planimetria, ispezionare il suolo e dividerlo in segmenti per constatare se omogeneo o eterogeneo. Se omogeneo si parlerà di Distribuzione Casuale cioè si sorteggiano delle aree da prelevare si combinano i prelievi, generando un campione rappresentativo grezzo adatto per l'analisi. Se eterogeno invece si parlerà di un terreno Segregato cioè per esempio qualora il suolo che andremo ad analizzare ha 3 diversi tipi di erba, andremo a prelevare 3 campioni, uno per ogni tipo d'erba, costatando a quanta % corrisponde ogni tipo d'erba.

Carotaggio: Il campione viene prelevato con la tecnica del carotaggio. Questa è una operazione di prelevamento di campioni (carote) dal sottosuolo per mezzo di macchine perforatrici (dette _carotieri_) munite di carotiera, una struttura cilindrica che penetra nel sottosuolo perpendicolarmente, permettendoci di ottenere campioni in cui si vedono perfettamente i diversi strati del sottosuolo.

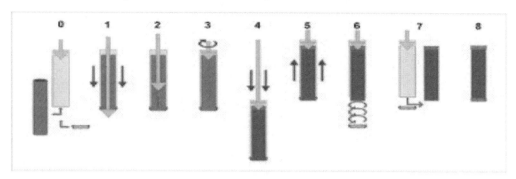

La tecnica del carotaggio permette di estrarre campioni di crosta terrestre da strati posti a profondità superiori ai 1500 metri al di sotto dei fondali marini, come ad esempio l'estrazione del petrolio. Per mantenere in posizione l'impianto di perforazione, appositi _Idrofoni_ (microfono progettato per essere utilizzato sott'acqua e per ascoltare suoni provenienti dall'acustica sottomarina) sulla carena della nave captano i segnali emessi da _Sonar_ posizionati presso il punto di estrazione. Un sistema di pilotaggio automatico converte le informazioni ricevute in manovre che compensano l'azione del vento e delle correnti.

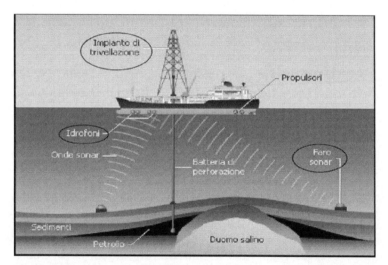

Campionamento VOC: Un esempio di campionamento del suolo particolare è quello per il prelievo di _VOC_ cioè composti organici volatili. È stata stabilizzata dall'EPA (United States Environmental Protection Agency, cioè il corrispondente dell'ARPAC in Italia), una metodica chiamata appunto _EPA 5035_ che consiste nell'utilizzo di un sub-campionatore (sub-corer) con il quale prelevare una piccola aliquota di terreno immediatamente dopo il recupero in superficie. La porzione di terreno così ottenuta deve essere immediatamente trasferita (perché i composti volatili si potrebbero allontanare dal campione) all'interno di una _vial (fiala)_, appositamente preparata con reagenti differenti a seconda della metodica analitica utilizzata, delle concentrazioni di contaminanti e della precisione della misura, e chiusa con un _tappo_ con _setto in Teflon_. Tappo che sarà forabile con una siringa per prelevare l'aria all'interno della fiala in quanto i composti essendo volatili si troveranno in questa piccola porzione di aria, effettuando così la loro determinazione.

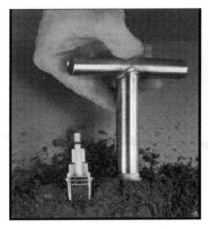 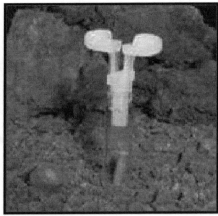 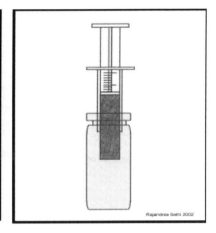

CAMPIONAMENTO DELL'ARIA

Per il campionamento dell'aria esistono due metodi:

METODO DIRETTO Sono così definiti i sistemi in grado di provvedere alla determinazione di uno o più inquinanti di interesse direttamente sui campioni, senza ricorrere ad analisi di laboratorio. Sono molto utili nelle indagini preliminari ad esempio:

- Per la valutazione della diffusione ambientale dei solventi;
- Nella stima delle concentrazioni di breve durata;
- Nei campionamenti di aria, possono fornire le variazioni di concentrazione nel tempo.

Il campionamento dell'aria con il metodo diretto può essere effettuato o con una *fiala a lettura diretta* o con un *analizzatore automatico*.

Fiala a lettura diretta: L'aria contenente un agente inquinante viene aspirata attraverso una fiala impregnata con un reattivo colorimetrico. L'eventuale cambiamento e l'intensità del colore consentono di determinare la presenza e la concentrazione dell'analita. Il vantaggio derivante dall'impiego di fiale a lettura diretta, oltre alla facilità d'uso, è senza dubbio il loro possibile utilizzo in svariati campi di applicazioni, ad esempio:

- Gas tossici;
- Solventi.

La fiala a lettura diretta ha evidenti limiti infatti la concentrazione rilevata con le fiale non è molto accurata e quindi l'utilizzo di tale tecnica è limitato alla fase preliminare dell'indagine (ad es. nell'individuazione dei punti di emissione dei solventi). Sono quindi strumenti portatili di "screening"(strategia di indagini diagnostiche).

Analizzatore automatico: Il metodo diretto è stato reso più attendibile con l'utilizzo di analizzatori portatili cioè l'insieme delle apparecchiature che provvedono al campionamento e all'analisi fornendo dati estemporanei:

- IR;
- Gascromatografi;
- Analizzatori di Benzene e Toluene;
- Analizzatori di O_2 disciolto, pH, potenziale redox, con elettrodi ad immersione.

METODO INDIRETTO È un processo di campionamento che prevede la successiva determinazione mediante una tecnica analitica di laboratorio L'aria si fa passare attraverso un filtro, che porteremo in laboratorio. A sua volta può avvenire in 2 modi diversi: *Metodo Attivo* e *Metodo Diffusivo*.

METODO ATTIVO

passaggio forzato di un certo volume di aria attraverso un sistema di captazione più o meno selettivo degli inquinanti. Lo strumento universalmente utilizzato, eccetto casi particolari, è la *pompa*.

Le Pompe possono essere di varie dimensioni e sono caratterizzate da una capacità di pompaggio variabile (es. da 5 millilitri a 5 litri/minuto), munite di dispositivi per il controllo della costanza del flusso e sono dotate di dispositivi per memorizzare i campionamenti effettuati.

Si definisce *flusso* il volume di aria campionato nell'unità di tempo e generalmente si misura in ml/min o l/min. Il flusso di campionamento dipende da diversi fattori e viene impostato sulla pompa tramite il *flussimetro*. Di fondamentale importanza è l'esatta calibrazione del sistema aspirante: se non si è certi che il volume di aria campionato sia effettivamente quello previsto, allora tutta la procedura di monitoraggio è completamente falsata, dato che è da questo volume che si ricava la concentrazione degli inquinanti rilevati.

Per la determinazione quali-quantitativa degli inquinanti aerodispersi occorre collegare la pompa a un sistema in grado di captare e trattenere più o meno selettivamente le molecole degli inquinanti presenti. I sistemi più utilizzati sono:

- Siringhe
- Palloni di vetro
- Sacche
- Fiale o filtri adsorbenti

Siringhe: Con le siringhe di vetro, che possono arrivare ad una capacità di qualche litro, l'aria può essere prelevata manualmente, come in figura, o con un collegamento ad una pompa. Il pistone rappresenta il meccanismo di depressione con il quale facciamo entrare l'aria nella siringa. L'utilizzo della siringa nel campionamento è poco pratico in quanto essendo un campione normalmente raccolto in vetro lo si espone alla fragilità del vetro stesso.

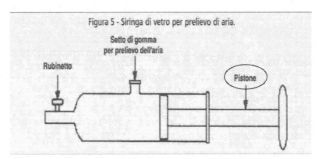

Figura 5 - Siringa di vetro per prelievo di aria.

Palloni: I palloni di vetro difficilmente presentano una capacità superiore al litro e sono sistemi di campionamento analoghi alle siringhe, dalle quali differiscono in quanto il pistone è sostituito da una pompa. I palloni sono provvisti di due tubi, di ingresso e di uscita dell'aria, muniti di rubinetti. Sia per i palloni sia per le siringhe, i rubinetti vengono aperti durante il prelievo e chiusi immediatamente dopo.

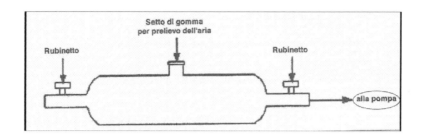

Sacchi: I sacchi costituiscono un ulteriore sistema di captazione dell'aria non dissimile dai palloni di vetro, sicuramente più maneggevoli e meno fragili. Sono in materiali polimerici inerti (es. polimeri) e impermeabili agli analiti da campionare, garantiscono inoltre l'assenza di scambi gassosi con l'esterno. Il riempimento dei sacchi con l'aria ambiente, la cui capacità è generalmente compresa tra 3 e 8 litri, viene per lo più realizzato mediante pompe peristaltiche (apparecchio che applica il principio della peristalsi, in base al quale la prevalenza al fluido trattato viene impressa da una strozzatura che scorre lungo il tubo) o ponendoli preventivamente sottovuoto. Sono dotati di setto di gomma perforabile, che permette, quando aperta, il riempimento con aria e il successivo prelievo mediante siringa. Alla fine del campionamento si procede all'analisi strumentale mediante ad esempio gascromatografia prelevando aliquote dell'aria contenuta nel sacco attraverso un idoneo setto applicato sullo stesso.

Siringhe, palloni di vetro e sacche sono: poco costosi, utilizzabili senza difficoltà, facilmente trasportabili, ma spesso non ci permettono di determinare il nostro campione perché è presente in concentrazione bassa da non poter essere determinato, _NON_ sono dotati di _captazione a concentrazione selettiva_ degli inquinanti, ciò può comportare, in presenza di basse concentrazioni di inquinanti, una sensibilità analitica insufficiente. Tale problematica si risolve utilizzando un sistema di raccolta rispetto ai precedenti, cioè _Fiale Adsorbenti._

Fiale Adsorbenti: Una possibile alternativa è rappresentata da quei sistemi che "catturano" selettivamente gli inquinanti, concentrandoli ad esempio su un supporto. Tale sistema genera una maggiore sensibilità. Al loro interno hanno un materiale _Adsorbente_ che con il passaggio dell'aria cattura più o meno selettivamente i possibili inquinanti. La determinazione quantitativa degli inquinanti verrà successivamente effettuata in laboratorio, dopo separazione dell'analita dal substrato di captazione che solitamente avviene:

- Per _desorbimento termico_, cioè un processo di depurazione del suolo inquinato che rimuove i contaminanti organici volatili e semivolatili contenuti nel terreno da bonificare vaporizzandoli.
- Mediante estrazione con opportuno solvente.

Fiala Adsorbente è così strutturata:

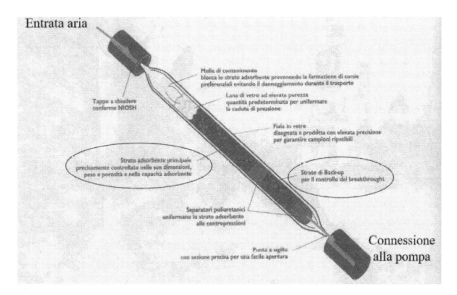

Una volta _desigillata_, un'estremità della fiala (scelta in funzione delle caratteristiche chimico-fisiche delle sostanze da determinare) viene applicata ad una pompa campionatrice (solitamente elettrica) che aspira attraverso la fialetta un volume ben determinato di aria.

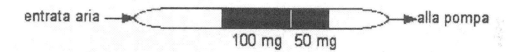

Il flusso massimo di campionamento è funzione della quantità di substrato presente nella fiala (100-1500 mg); è considerato ottimale un flusso compreso tra 50 e 100 mL/min. La durata massima del campionamento è inversamente proporzionale al numero di sostanze adsorbibili e alla loro concentrazione. Una volta terminato il campionamento la fiala utilizzata viene _risigillata_ e spedita in un laboratorio per l'analisi. Qui le sostanze chimiche catturate e concentrate vengono _deadsorbite_ dal substrato di captazione termicamente oppure per mezzo di un solvente specifico e vengono determinate e misurate analiticamente. Il tipo di analisi strumentale prescelto dipenderà dalla tipologia delle sostanze da determinare e dal substrato impiegato. Sulla base del volume campionato sarà quindi possibile risalire alla concentrazione presente nel luogo del monitoraggio.

PRINCIPALI ADSORBENTI CONTENUTI NELLE FIALE

Esistono diverse tipologie di adsorbenti, i principali sono:

- Carbone Attivo;
- Carboni Grafitati (Carbotrap, Carbopack e Carbograph);
- Setacci Molecolari (Carbosieve e Carboxen);
- Resine Polimeriche Porose (Tenax)
- Gel di Silice;
- Substrati Pre-impregnati con Reattivi Specifici.

Carbone Attivo: Il carbone attivo è un carbone vegetale abitualmente prodotto dal guscio di noce di cocco, che viene finemente suddiviso per massimizzare la superficie di scambio adsorbente. È utilizzato da un punto di vista farmacologico per le sue proprietà di trattenere i gas, cioè per chi soffre di gonfi ore o meteorismo. È in grado di adsorbire la quasi totalità di sostanze volatili aerodisperse particolarmente le apolari o mediamente polari. Svantaggi: Sensibilità all'umidità (la capacità adsorbente decresce con l'umidità).

Carboni Grafitati (GCB): Vengono sottoposti ad un esclusivo trattamento termico ad altissima temperatura in atmosfera inerte, perché l'umidità interferisce con l'adsorbimento. Questo processo consente di eliminare composti ossigenati e sostanze organiche catramose e conferisce al carbone la tipica struttura lamellare della grafite. I GCB sono adsorbenti sostanzialmente non porosi, omogenei e non specifici, con un'area superficiale compresa fra 5 e 240 m^2/g. Per le loro esclusive proprietà adsorbenti vengono utilizzati anche come fasi stazionarie in cromatografia gas-solido e in cromatografia gas-liquido-solido, per la purificazione del campione e per pre-concentrare composti organici volatili da matrici liquide o gassose. Le caratteristiche esclusive che contraddistinguono i neri di carbone grafitato sono:

- Inerzia chimica
- Resistenza termica e meccanica
- Idrofobicità
- Non porosità
- Elevata non specificità
- Omogeneità della struttura cristallina

Particolarmente indicati per il campionamento di Fenoli, Cloroaniline e Carbammati, Triazine, Erbicidi, Pesticidi Organoclorurati.

Setacci Molecolari: Sono *alluminosilicati* cristallini a struttura aperta (pori di 15-40 A°) ottenuti dalla pirolisi di polimeri e proposti in numerosi Metodi Ufficiali. Sono caratterizzati da alta idrofobicità (altamente resistenti all'umidità) e stabilità ad alte temperature (400°C). Particolarmente indicati per campionare molecole a basso peso molecolare (H_2, O_2, N_2, CO_2, CH_4) che vengono trattenute penetrando entro le cavità dei setacci.

Resine Polimeriche Porose: Pur appartenendo ad un'unica categoria, sono estremamente differenti tra loro. Le più comuni sono costituite da copolimeri stirene-divinilbenzene in una struttura tridimensionale di catene di idrocarburi. Tra i più famosi polimeri commercializzati abbiamo:

- Amberlite: Indicata per il campionamento di Idrocarburi PolicicliciAromatici, Pesticidi, Erbicidi, PCB;
- Cromosor: Indicato per molecole a basso peso molecolare;
- Tenax: È un substrato specifico che frequentemente viene utilizzato per il campionamento di idrocarburi, alcoli, ammine, fenoli, ecc:

Tenax   (DA FARE)

Gel di Silice: Per campionare analiti polari (es. il metiletilchetone, ammine, ammidi, ecc.) è anche possibile impiegare substrati non convenzionali, come il gel di silice.

Substrati impregnati con reattivi specifici: Esempio gel di silice impregnata di 2,4-dinitrofenilidrazina (DNPH). Permette l'analisi dei composti aldeidici o chetonici. (DA FARE)

La reazione con DNPH porta alla formazione di un derivato idrazonico stabile ($l_{max} \sim$ 360nm), analizzabile successivamente ad esempio tramite HPLC con rivelatore UV a 360 nm.

DEADSORBIMENTO

Terminata la descrizione dei materiali adsorbenti possiamo quindi procedere al recupero del nostro campione trattenuto in fiala, attraverso due modalità: *con Solventi* e *Termico.*

Desorbimento con solventi: È la più semplice consiste nel prendere il materiale poroso (carbone vegetale, carbone grafitato etc.) e sottoporlo ad un estrazione con il solvente. Il solvente utilizzato non deve essere organico per problematiche a livello ambientale in quanto tossici. Il solvente prescelto o la miscela di solventi inoltre non devono essere tra i solventi oggetto di analisi, il più utilizzato tra i solventi desorbenti è il *solfuro di carbonio* perché molto apolare, particolarmente utilizzato con le fiale di carbone. La soluzione di desorbimento è quindi direttamente utilizzabile per l'analisi gas cromatografica.

Desorbimento termico: Consiste di un *fornetto* nel quale il campionatore (sia attivo che passivo) viene posizionato e sottoposto ad *un ciclo di riscaldamento con flusso di gas inerte (He)*. L'energia fornita con il riscaldamento tende a rompere i legami deboli esistenti tra adsorbente e analita. Quest'ultimo viene trascinato dal flusso di gas di trasporto in un'area dello strumento, dove avviene una "rifocalizzazione" prima dell'introduzione in gas-cromatografo. Lo scopo della *rifocalizzazione* è di concentrare tutti gli analiti in un piccolo volume per far sì che essi si presentino tutti contemporaneamente all'inizio della corsa cromatografica. Questo requisito è indispensabile per ottenere picchi stretti e quindi una buona separazione e un'alta rilevabilità.

L'altro metodo indiretto è:

METODO DIFFUSIVO in cui la captazione dell'aria avviene senza ricorrere a un sistema attivo di prelievo, sfrutta invece il principio della diffusione dei gas e vapori. Nel campionamento passivo o diffusivo, a differenza del campionamento attivo, non interviene alcun sistema di movimento forzato dell'aria (ad es. la pompa). *Questi campionatori non necessitano di alcun mezzo di aspirazione.* Questi campionatori sono pratici, affidabili e consentono di raggiungere ottimi risultati senza gli inconvenienti caratteristici delle pompe (costanza del flusso di campionamento per la durata del prelievo, manutenzione legata alla meccanica delle pompe, affidabilità delle batterie, facile saturazione del substrato adsorbente). Volendo fare una differenziazione tra i vari tipi di campionatori passivi, si possono distinguere almeno due categorie:

- *Pads o capsule:* Sono fogli simil garza di pochi cm^2 di superficie, sono generalmente supportati da un leggero foglio di plastica posto al di sotto, coperto da un altro foglio di plastica tagliato al centro per lasciare scoperta la superficie di raccolta. La deposizione dell'inquinante avviene spontaneamente senza particolari modalità cioè per forza di gravità o comunque per impatto provocato da forze che muovono le particelle solide o liquide.

- *Sistemi:* In cui la captazione delle le sostanze aerodisperse (analiti) avviene sono allo stato di gas o vapore sfruttando il processo chimico-fisico della diffusione, secondo il quale la materia muta la sua distribuzione nello spazio sotto l'influenza di un gradiente che in questo caso è di concentrazione.

CONSERVAZIONE DEL CAMPIONE

Qualunque sia la metodica utilizza o la matrice che abbiamo voluto campionare, secondo il *D.Lgs 152/99* qualsiasi campione dovrà essere prelevati, conservati e trasportati in modo da evitare alterazioni che possono influenzare significativamente i risultati delle analisi. Quindi la conservazione del campione deve avere la stessa cura e attenzione con cui lo abbiamo raccolto. Infatti il contenitore in cui riporre il campione deve essere adeguato alle caratteristiche dell'inquinante e conservato in luogo adeguato a preservarne le caratteristiche chimiche.

Gli analiti presenti nel campione possono subire delle alterazioni legate: alla temperatura (evaporazione dei solventi), alla luce e in generale a degradazioni, all'instabilità degli inquinanti da analizzare. È quindi importante sapere se sono state prese tutte le precauzioni necessarie a mantenere inalterato il campione nel tempo che è intercorso tra il campionamento e l'analisi.

Una volta effettuato il campionamento e/o il processo di pretrattamento, è opportuno conservare i campioni, prima dell'analisi, in contenitori che ne preservino il più possibile le caratteristiche chimico-fisiche.

La scelta dei contenitori va fatta in primo luogo valutando la possibilità che i materiali alterino la concentrazione degli analiti che si andranno a determinare. I materiali più comuni per lo stoccaggio dei campioni sono: vetro, polietilene (PE), polipropilene (PP), politetrafluoroetilene o Teflon (PTFE).

Anche l'ubicazione dei locali dove vengono effettuate le analisi rispetto a quelli in cui vengono effettuate le operazioni di trattamento dei campioni può essere un fattore importante.

Infatti, data l'estrema sensibilità delle tecniche analitiche attualmente utilizzate, la presenza nel laboratorio di analisi di sostanze "estranee" (solventi utilizzati per estrazioni) può dar luogo alla presenza di segnali interferenti.

CAPITOLO 5
TECNICHE DI IDENTIFICAZIONE PRELIMINARI

Sono una serie di prove di screening preliminari che possono risultare di grande utilità per l'indirizzo da dare ad una ricerca generica. Le tecniche di screening che il laboratorio di tossicologia analitica può mettere in atto forniscono generalmente, in tempi estremamente contenuti, una risposta principalmente Qualitativa e raramente quantitativa. Tale risposta viene tipicamente refertata come *ricerca positiva o negativa*.

I saggi generici cioè le analisi preliminari si prestano alla valutazione di pesticidi, prodotti chimici industriali, tossine microbiologiche, che possono andare dalle ppb (parti per miliardo), alle ppm in acqua, suolo e cibi. Tali metodi si dicono anche *non separativi* in quanto l'esame è eseguito direttamente sul campione senza alcun trattamento preliminare di estrazione e/o purificazione. Tali metodi possono essere eseguiti *quando non è richiesto un valore legale* per l'analisi oppure quando vi sono particolari motivi di urgenza. Il limite ormai noto di questi test è la *mancanza di specificità assoluta* per cui possono fornire solo informazioni sulla presenza o assenza di una determinata sostanza o gruppo di sostanze o più semplicemente fornire informazioni generiche su alcune proprietà chimico fisiche. Per l'analisi di conferma è necessario l'utilizzo di altri metodi analitici.

I principali saggi preliminari comprendono:

1. Prove di natura chimica da eseguire direttamente sul campione che riguardano l'identificazione di singole sostanze o gruppi di sostanze come:
    - Saggi di solubilità;
    - Saggi colorimetrici;
    - Ricerca dei gruppi funzionali.
2. Analisi Elementare (ricerca C, N, S, Alogeni)
3. Metodi Cromatografici su Strato Sottile (TLC)
4. Test immunologici di vario tipo uno dei principali è: il saggio immunologico eterogeneo (ELAISA).

Solubilità

La solubilità può essere definita la capacità di due o più sostanze di formare spontaneamente l'una con l'altra senza reazioni chimiche un composto molecolare omogeneo. Solitamente una sostanza è considerata solubile quando 3 grammi di essa si sciolgono in 100 ml di solvente a temperatura ambiente.

La solubilità dei composti è una proprietà fondamentale per una grande varietà di applicazioni, la sua analisi:

- Fornisce informazioni riguardo alla natura e al grado delle forze intermolecolari e rivela la purezza delle sostanze;
- Rapporti di diversa solubilità sono alla base di numerosi metodi per l'isolamento, la purificazione e la determinazione di analiti vari;

I test di solubilità sono alla base dell'analisi qualitativa.

Fattori che influenzano la solubilità La solubilità di un soluto in un determinato solvente è funzione della:

- Costituzione chimica del soluto;
- Temperatura (maggiore è la temperatura maggiormente si solubilizza la sostanza solida);
- Purezza del soluto (maggiormente è puro un soluto, maggiore sarà la solubilità).

La solubilità dipende dalle forze intermolecolari che si instaurano tra le molecole del soluto e quelle del solvente, quindi in prima approssimazione possiamo dire che: la solubilità è tanto più elevata quanto più simili sono i tipi legami presenti nella molecola del solvente ed in quella del soluto.

Molto genericamente si potrebbe dire che ogni simile scioglie un suo simile, simili cioè nel carattere polare o apolare, nelle forze di attrazione intermolecolari ecc.

Pertanto, nonostante alcune eccezioni si può affermare che:

- I composti polari tendono a solubilizzarsi nei solventi polari (H_2O, Etanolo, ecc)
- I composti apolari tendono a sciogliersi nei solventi non polari (Benzene, CCl_4, ecc).

È necessario però tenere in considerazione che molte molecole sono formate da una porzione polare (idrofila) e da una non polare (lipofila) per cui la solubilità viene a determinarsi in funzione del contributo delle due porzioni. Ciò vuol dire che tanto più grande è la catena carboniosa (dal butanolo in poi) cioè la catena idrofobica, tanto minore sarà la polarità della molecola. Ad esempio:

- Metanolo (CH_3-OH) ed Etanolo (CH_3-CH_2-OH) si sciolgono bene in acqua;
- Butanolo (CH_3-CH_2-CH_2-CH_2-OH) si separa dall'acqua formando una fase indipendente.

Non contano quindi solo le caratteristiche idrofile o idrofobiche delle singole porzioni molecolari, ma anche le dimensioni di tali porzioni ed il loro rapporto.

Per quanto riguarda la struttura chimica, la solubilità dipenderà dalle interazioni tra soluto-solvente che sufficientemente efficaci formerà la soluzione, ma se invece tendono a essere preferite le interazioni soluto-soluto rispetto alle interazioni soluto-solvente allora la soluzione non si formerà. Quindi le forze intermolecolari o le intramolecolari rappresentano quindi la motivazione della formazione di una soluzione o meno.

L'esempio più semplice che possiamo richiamare nella formazione di una soluzione tra un composto inorganico e l'acqua, è la soluzione di NaCl. L'NaCl si scioglie in acqua perché l'attrazione delle molecole d'acqua è maggiore dell'attrazione reciproca degli ioni nel reticolo cristallino.

Legame Covalente: Due elementi con elettronegatività simile (o uguale) mettono in comune gli elettroni per formare il legame covalente che può distinguersi in:

- Legame Covalente Omopolare: In questo caso gli atomi A e B sono del tutto elettroequivalenti e formano così un legame covalente puro con elettroni perfettamente condivisi
- Legame Covalente Polare: Il legame covalente può avere anche un parziale carattere ionico quando c'è una maggiore differenza di elettronegatività tra i costituenti il legame. Questo porta ad una parziale separazione di carica formando un dipolo che farà acquistare alla molecola un carattere polare.

Ovviamente il legame sarà tanto più polare quanto maggiore è la differenza nell'attrazione verso gli elettroni esercitata dai due atomi, quindi quanto maggiore sarà la differenza di elettronegatività tra i due elementi. Si definirà quindi molecola polare quella molecola nella quale le cariche positive e negative sono concentrate in parti diverse della molecola stessa. L'entità di questa separazione di cariche è espressa dal momento dipolare m che è dato dal prodotto della carica per la distanza r tra le due cariche di segno opposto:

$$\mu = q \; x \; r$$

- m = momento dipolare
- q = valore della carica elettrica
- r = distanza tra le cariche

Quanto più è polare il legame di una molecola biatomica, tanto maggiore è il momento dipolare della molecola. Il momento dipolare di molecole non polari come H_2, Cl_2 e Br_2 è $\mu = 0$.

Costante dielettrica La polarità di un solvente (o soluto) può essere misurata a mezzo o del momento dipolare o della costante dielettrica ε. È una proprietà chimico-fisica dei solventi, strettamente legata alla polarità dei legami presenti in essi. Un legame è tanto più polare quanto maggiore è la differenza di elettronegatività dei due atomi che partecipano al legame.

Attrazione elettrostatica Le sostanze che presentano quindi legami covalenti, polari (es: -OH, -NH, -COOH etc.) sono solubili all'aumentare della loro polarità in solventi di simile polarità a seguito di attrazione elettrostatica tra dipoli: Sostanza con gruppo polare: δ+ δ- e Solvente polare: δ+ δ- formano un'attrazione elettrostatica.

Legame idrogeno Nelle molecole aventi atomi di idrogeno legati ad atomi molto elettronegativi come ad esempio F, O, N, Cl:

$$F-H \qquad O-H \qquad N-H$$

l'elemento elettronegativo esercita una attrazione così forte sugli elettroni di legame che l'idrogeno acquista una considerevole carica positiva d+. Per cui la densità di carica δ+ dell'idrogeno e gli elettroni di un altro atomo elettronegativo si attraggono reciprocamente stabilendo una interazione di tipo elettrostatico che nel caso dell'ossigeno viene così schematizzato:

$$-O-H----O-$$
$$\delta- \quad \delta+ \qquad \delta-$$

La forza del legame idrogeno è funzione della elettronegatività degli elementi che condividono l'atomo di idrogeno. Es: F, O, N, Cl hanno tutti la capacità di formare legami idrogeno la cui forza decresce nell' ordine in cui sono elencati gli elementi. N e Cl hanno pari elettronegatività, il Cl però ha una piccolissima capacità di formare legami idrogeno e ciò è attribuibile alle sue maggiori dimensioni rispetto all' N infatti il cloro genera delle interazioni elettrostatiche molto deboli. Il legame idrogeno influenza le proprietà chimico e fisiche delle sostanze nelle quali è presente. Tra queste proprietà ricordiamo: il p.e., p.f., solubilità e acidità.

Forze di Van der Waals Sono forze estremamente piccole di natura elettrostatica in quanto si pensa siano dovute al moto elettronico che può dare origine a dipoli fluttuanti (fluttuante perché non è un dipolo fisso come per la molecola d'acqua). Le forze di Van der Waals spiegano le forze di coesione che si hanno in una determinata sostanza quando essa si trova allo stato liquido o solido. Aumentano per gli elementi al crescere del loro numero atomico e per le molecole al crescere del peso molecolare. Le interazioni di VdW influenzano tutte quelle proprietà fisiche che dipendono dalle forze intramolecolari e intermolecolari:

- temperatura di fusione
- temperatura di ebollizione
- viscosità
- solubilità

Sono dipoli istantanei che si possono realizzare in una qualsiasi molecola neutra in quanto la posizione degli elettroni in un legame covalente non è perfettamente definita.

Saggi di Solubilità

- Prove di Solubilità in acqua
- Prove di Solubilità in etere etilico

Come solvente l'etere etilico differisce dall'acqua per due motivi fondamentali: il valore della sua costante dielettrica è 4.3. Questo valore paragonato con quello dell'acqua (80) fa vedere che il carattere dipolare nell'etere etilico è molto poco pronunciato, inoltre le molecole di etere, non esistendo tra esse legame idrogeno, non sono associate. Possiamo avere:

a) *Solubile in entrambi i solventi*

In tal caso sicuramente la sostanza non ha carattere ionico. Inoltre, per essere solubile in H_2O, deve avere un gruppo polare ed un rapporto tra catena apolare e gruppi polari inferiore a 5:1; parte polare e non polare si compensano.

b) *Solubile in H_2O, insolubile in etere*

In questo caso può trattarsi di un composto ionico oppure di una sostanza dotata di più di un gruppo polare ed in cui il rapporto catena apolare/gruppi polari è inferiore a 5:1.

c) *Insolubile in entrambi i solventi*

Rientrano in questa categoria i composti aventi elevato punto di fusione ed elevato peso molecolare (amido, cellulosa, tutti i polimeri in genere).

d) *Solubile in etere, insolubile in H_2O*

In chimica organica è il caso più frequente, da cui evidentemente è possibile trarre scarse deduzioni. Es. acido benzoico dove abbiamo solo una funzione carbossilica ma un gruppo aromatico caratterizzato da sei -CH, che rispetto all'unica funzione carbossilica 'vincono'.

Per le sostanze insolubili in H_2O si prendono in considerazione le seguenti soluzioni basiche:

1) Soluzione satura di $NaHCO_3$
2) Na_2CO_3 2N
3) NaOH 2N
4) HCl 2N

N.B. Le prove di solubilità con tali solventi reattivi, andranno chiaramente effettuate se la sostanza non è solubile in acqua, altrimenti non sarà possibile trarre alcuna informazione sull'eventuale acidità-basicità dell'analita. Una sostanza solubile in acqua infatti, continuerà a solubilizzarsi in tutti i solventi reattivi non perché sia necessariamente avvenuta una reazione chimica, ma perché si trovano in ambiente acquoso.

- Caratteristiche acido-base

Reazione acida: acidi liberi e loro derivati, polifenoli, acidi dicarbossilici, si sciolgono nelle basi perché formano i sali (es. sodici) solubili nel mezzo acquoso: (REAZIONI DA FARE)

$HX + NaHCO_3 \rightarrow Na^+X^- + H_2O + CO_2$

$HX + Na_2CO_3 \rightarrow Na^+X^- + NaHCO_3$

$HX + NaOH \rightarrow Na^+X^- + H_2O$

$H_2CO_3 + H_2O \rightarrow H_3O^+ + HCO_3^- \qquad Ka1 = 4.3 \times 10^{-7}$

$HCO_3^- + H_2O \rightarrow H_3O^+ + CO_3^{2-} \qquad Ka2 = 4.3 \times 10^{-11}$

Le sostanze capaci di spostare l'acido carbonico(H_2CO_3) dai bicarbonati(HCO_3^-) sono gli acidi più forti (carbossilici alifatici ed aromatici, e acidi solfonici) perché l'acido più forte sposta dai suoi sali l'acido più debole. Quindi per trattamento con $NaHCO_3$, Na_2CO_3, $NaOH$, nell'ordine descritto sarà possibile differenziare gli acidi in base alla loro differente forza acida.

a) *Sostanze a carattere fortemente acido*

Cioè acidi con Ka > 10^{-7}. Vi appartengono quelle sostanze che si sciolgono in una soluzione satura di $NaHCO_3$ più di quanto non si sciolgono in acqua, come:

- acidi carbossilici
- acidi solfonici
- fenoli polisostituiti con gruppi elettronattrattori

b) *Sostanze a carattere acido*

Cioè acidi con Ka tra 10^{-7} e 10^{-11}, si sciolgono in una soluzione di Na_2CO_3 2N:

- fenoli sostituiti
- H_3BO_3 (acido borico) con una Ka = $5,8 \times 10^{-10}$

c) *Sostanze a carattere debolmente acido*

Cioè acidi con Ka < 10^{-11} e si sciolgono in una soluzione di NaOH 2N:

- Fenoli
- acidi idrossammici
- immidi
- solfonammidi

È evidente che se durante un saggio di solubilità, una sostanza si scioglie in $NaHCO_3$, si scioglierà naturalmente anche in Na_2CO_3 e NaOH.

d) *Sostanze a carattere basico*

Queste danno sali con HCl 2N. Le basi libere, per acidificazione liberano l'acido, cioè formano cloridrati solubili in mezzo acquoso

$N: + H^+Cl^- \rightarrow N^+\text{--}H + Cl^-$

N.B. non è possibile differenziare le varie sostanze basiche in base alla loro forza in quanto oltre all'H_3O^+ non ci sono altri acidi di diversa forza disponibili in soluzione acquosa.

e) *Sostanze a carattere neutro*

Non sono capaci di dare sali né con le soluzioni acquose alcaline né con quelle acide. In questo sottogruppo si trovano: idrocarburi e loro alogeno derivati, alcooli, aldeidi, chetoni, esteri, nitro composti aromatici, ammidi, composti aventi carattere acido o basico poco pronunciato.

TECNICHE DI IDENTIFICAZIONE PRELIMINARI

I principali saggi preliminari comprendono:

1) Prove di natura chimica da eseguire direttamente sul campione che riguardano l'identificazione di singole sostanze o gruppi di sostanze ad esempio:
   - saggi di solubilità
   - saggi colorimetrici
   - ricerca dei gruppi funzionali
2) Analisi Elementare (ricerca C, N, S, Alogeni)
3) Metodi Cromatografici su Strato Sottile
4) Test immunologici di vario tipo

Saggi Colorimetrici (Spot Test)

Nei saggi colorimetrici o "spot test" si sfrutta la caratteristica di alcuni xenobiotici (soprattutto sostanze organiche) di produrre colori specifici quando reagiscono con particolari reattivi chimici. Affinché un composto presenti una colorazione ai nostri occhi, esso deve possedere delle caratteristiche che permettano di assorbire la radiazione visibile. In pratica all'interno del composto che si viene a generare deve realizzarsi la formazione di un cromoforo cioè di una porzione di una molecola responsabile della colorazione.

La reazione colorimetrica non è specifica per un singolo composto bensì per un gruppo di sostanze appartenenti ad una determinata classe e talvolta a classe diversa. Il colore delle sostanze è dovuto all'assorbimento selettivo delle singole radiazioni (o meglio il range ristretto di radiazioni) costituenti la luce solare. Se una sostanza assorbe solo la radiazione corrispondente ad un determinato colore, quello che si vedrà non sarà il colore assorbito bensì il colore complementare che rappresenta la coppia di colori che sommati danno luce bianca.

Per poter comprendere la radiazione che è stata assorbita da un determinato composto esiste una *Ruota dei colori*. Se la osserviamo noteremo che ad ogni colore se ne oppone un altro. I colori opposti si indicano come complementari. Mescolati assieme, come luce, due colori complementari producono luce bianca (per esempio arancione e blu).

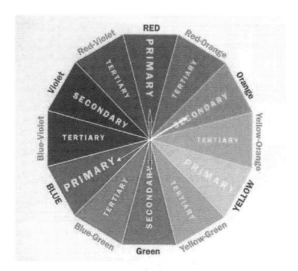

Normalmente, ma non necessariamente, i saggi consistono in reazioni eseguite con miscele di acidi forti (solforico, nitrico, perclorico, ecc.) in presenza o meno di alcuni sali. I saggi sono identificati, spesso, dal nome del loro inventore. Chimicamente questi acidi reagiscono con i gruppi funzionali delle sostanze organiche provocando, secondo gli elementi della miscela di reazione: disidratazioni, esterificazioni, ossidazioni, polimerizzazioni, solfonazioni, ecc.

Non è possibile, tuttavia, spiegare completamente i fenomeni a causa delle risposte anomale che si possono avere senza una ragione apparente. Queste reazioni spesso aspecifiche e poco sensibili, forniscono un'economica informazione sulle ulteriori ricerche da effettuare. I difetti di queste reazioni devono essere noti all'analista se deve essere prodotto un risultato di indubbia efficacia. Un risultato positivo, per la stessa sostanza, con più test diminuisce la probabilità di un risultato errato.

Nell'interpretazione della reazione è importante precisare che il colore ottenuto in qualunque "spot test" può variare di intensità a seconda:

- delle condizioni del test;
- delle concentrazioni dell'analita;
- della presenza di materiale estraneo.

Ricerca Gruppi Funzionali

In chimica organica è detto gruppo funzionale una parte della struttura di una molecola caratterizzata da specifici elementi e da una struttura ben precisa, che conferisce al composto una reattività tipica e simile a quella di altri composti contenenti lo stesso gruppo.

Saggio per il riconoscimento dei doppi legami: Saggio del Bromo

Si basa sulla dizione del bromo al doppio legame Che porta la formazione del dibromo-derivato del corrispondente idrocarburo saturo:

$$\text{R-CH=CH-R'} + Br_2 \longrightarrow \underset{\underset{Br}{|} \underset{Br}{|}}{\text{R-CH-CH-R'}} \text{ incolore}$$

Il decorso della reazione è messo in evidenza dalla decolorazione del Br_2. Il meccanismo della reazione può avvenire in due modi:

1) Attacco elettrofilo sul doppio legame da parte del Br $\delta+$ seguito dalla formazione del carbocatione e dall'attacco di quest'ultimo su Br⁻ ;
2) Attraverso la formazione dello ione bromonio.

Poniamo l'aldeide o il chetone in provetta, lo solubilizziamo in acqua o solvente organico e aggiungiamo il reattivo che in questo saggio è la 2,4-dinitrofenilidrazina:

Il composto formatosi sarà insolubile a causa della 2,4-dinitrofenilidrazina (che è insolubile). Sul fondo della provetta si formerà un precipitato cioè il 2,4-dinitrofenilidrazone di color arancio dovuto alla presenza dei nitro-gruppi. Si pone poi il contenuto della provetta su un filtro che ci permetterà di recuperare così il precipitato. Capirò poi che eravamo in presenza di un'aldeide (o un chetone) tramite il punto di fusione, ponendo la polvere in un apparecchio in cui tramite microscopio andremo a notare che ad una determinata Temp. la polvere passa da uno stato di aggregazione solido ad uno stato liquido. La T deve essere diversa dal punto di fusione della 2,4-dinitrofenilidrazina singola che è 196 gradi. Quindi preleviamo la nostra polvere ne valuto il p.f. assicurandoci che ciò che andiamo ad osservare non accada a 196 gradi perché altrimenti vuol dire che nella polvere non era costituita dall'aldeide (o il chetone), ma solo dalla 2,4-dinitrofenilidrazina non reagita. Ps. L'HCl funge da catalizzatore.

Altra tipologia di reazione condotta su aldeidi e chetoni è quella con il gruppo Dansile. Il procedimento è uguale con la differenza che il Dansile ha il cromoforo più grande (i due anelli) rispetto alla 2,4-dinitrofenilidrazina e quindi bisogna valutare il p.f. che sarà conseguentemente diverso.

Questo test è effettuato sugli zuccheri (come glucosio, fruttosio etc.) perché appartengono alla categoria degli aldosi e dei chetosi.

Un Fenolo è un gruppo ossidrilico direttamente legato al gruppo aromatico ed è debolmente acido. Il fenolo non è solubile in acqua, invece mettendolo in un solvente organico come l'etere dietilico essendo il bilancio idrofilo-lipofilo fortemente spostato verso la lipofilia, vedremo la solubilizzazione in etere dietilico. Una volta capito che abbiamo un composto presumibilmente organico lipofilo, effettuo le altre solubilità con acido cloridrico, bicarbonato, carbonato e idrossido di sodio. Il fenolo non si scioglierà in HCl perché gli acidi si sciolgono nelle basi. In bicarbonato di sodio invece poiché base molto debole non riuscirà a mettere in evidenza la debolissima acidità del fenolo che ha una $Ka < 10^{-7}$ e quindi in bicarbonato continua ad essere insolubile. Stesso discorso per il carbonato di sodio che è una base troppo debole e quindi il fenolo continuerà ad essere insolubile anche in carbonato. L'unica positività la si ottiene trattando il fenolo con l'NaOH dove qualsiasi composto pur debolmente acido se in grado di essere salificato regisce con l'NaOH per formare il corrispondente sale (Fenato di sodio).

1) Per valutare la presenza di fenolo si tratta quest'ultimo con FeCl3 (1% in H2O). Si avrà un colore perché il fenolo si legherà all'atomo di ferro generando un complesso: [(ArO)6Fe]-3. Questo se è presente un solo gruppo -OH, si avrà la formazione del complesso e una colorazione viola. Quando abbiamo invece più di un gruppo -OH, avremo colorazioni diverse a seconda delle posizioni dei gruppi -OH, inoltre le colorazioni dureranno poco come succede per l'idrochinone, perché si avrà una reazione redox con il ferro che passa da Fe3+ a Fe2+, con successiva ossidazione dell'idrochinone che passa dalla struttura del fenolo a quella del chinone corrispondente.

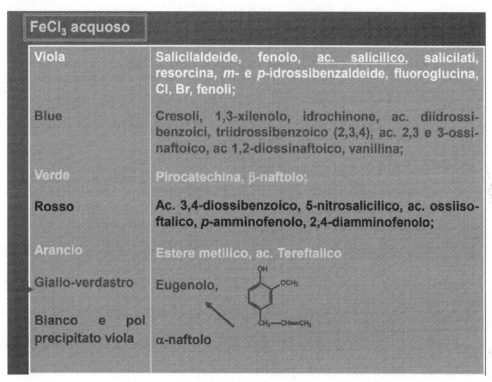

FeCl₃ acquoso	
Viola	Salicilaldeide, fenolo, ac. salicilico, salicilati, resorcina, m- e p-idrossibenzaldeide, fluoroglucina, Cl, Br, fenoli;
Blue	Cresoli, 1,3-xilenolo, idrochinone, ac. diidrossi-benzoici, triidrossibenzoico (2,3,4), ac. 2,3 e 3-ossi-naftoico, ac 1,2-diossinaftoico, vanillina;
Verde	Pirocatechina, β-naftolo;
Rosso	Ac. 3,4-diossibenzoico, 5-nitrosalicilico, ac. ossiiso-ftalico, p-amminofenolo, 2,4-diamminofenolo;
Arancio	Estere metilico, ac. Tereftalico
Giallo-verdastro	Eugenolo,
Bianco e poi precipitato viola	α-naftolo

2) Sempre per evidenziare la presenza di un fenolo nella nostra struttura organica, è possibile far avvenire una reazione particolare che prende il nome di Formazione di Azocoloranti, la cosiddetta reazioni di Copulazione. In questo tipo di reazione si ha la formazione di un colorante finale che ha una struttura azoica al suo interno. I coloranti azoici sono un gruppo di azocomposti, caratterizzati dalla presenza di uno o più doppi legami -N=N-. Per eseguire il nostro saggio prendiamo il fenolo, lo sciogliamo in NaOH, si forma il fenato di sodio che esiste in più strutture di risonanza e scegliamo quella più stabile (con la carica negativa opposta all'ossigeno). Contemporaneamente in un'altra provetta facciamo formare il Sale di diazonio che aggiungeremo poi nella provetta con il fenato di sodio che porterà ad un colorante giallo-arancio che ci indicherà effettivamente la presenza del fenolo.

In ambiente alcalino i fenoli copulano con i sali di diazonio per dare coloranti azoici intensamente colorati

giallo - arancio - rosso

Saggio di Angeli e Rimini modificato per valutare la presenza della funzione Carbossilica

Tale saggio è il metodo ufficiale per la ricerca dei gruppi carbossilici, nome che deriva dai due chimici che hanno sviluppato per primi questo test di laboratorio. La reazione viene anche detta modificata perché inizialmente questo saggio prevedeva nel primo passaggio un altro composto anziché la Dicicloesilcarbodiimide (DCC), con quest'ultima però si è visto come non portasse ad altre reazioni collaterali. La DCC è una polvere particolarmente reattiva capace di trasformare la funzione carbossilica ad una specie attivata. Quindi, prendo l'acido carbossilico, lo solubilizzo in alcol e aggiungo la DCC, ciò porterà ad un intermedio che prende il nome di O-Acilisourea. A questo punto si aggiunge Idrossinammina che reagendo con l'O-Acilisourea che porterà alla formazione Dicicloesilurea e Acido idrossamico. La DCC è servita solo per far legare l'acido carbossilico con l'ammina, per aumentare la reattività. L'acido Idrossamico poi lo si fa reagire con il tricloruro ferrico (FeCl3) per formare un complesso colorato di rosso vinoso che ci darà conferma della presenza della funzione carbossilica.

Questo saggio prevede il prelievo dell'ammina e la si pone in soluzione e aggiungiamo poche gocce dell'acido p-Toluensolfonico in presenza di NaOH, che porta alla formazione della p-Toluensolfonammide. La p-Toluensolfonammide si formerà solo se in presenza di un'ammina primaria o secondaria, perché è importante che il gruppo uscente sia l'HCl. Questo saggio ci consente di evidenziare la presenza di un'ammina e anche di distinguere se si tratti di un'ammina primaria e secondaria rispetto ad un'ammina terziaria, in quanto quest'ultima non reagisce e non dà positività del nostro saggio. Quando osserviamo poi il derivato delle ammine sia primaria che secondaria noteremo che il derivato dell'ammina primaria ha ancora un protone mentre nella secondaria no, il che vuol dire che se aggiungiamo l'NaOH al derivato dell'ammina primaria si solubilizzerà, ciò che non accade con il derivato dell'ammina secondaria che resterà insolubile. Ciò ci permetterà di avere un'ulteriore dato che ci consentirà di distinguere l'ammina primaria da quella secondaria.

Stessa finalità del Saggio di Hinsberg, cioè di separare ammine primarie, secondarie e terziarie le une dalle altre, è il Metodo dell'Anidride 3-nitroftalica. L'Anidride 3-nitroftalica è un derivato dell'acido oftalico in cui è presente la funzione dell'anidride. Le anidridi sono molto reattive che reagiscono con le ammine per formare dei derivati.

Quindi, prendiamo la nostra ammina primaria, la facciamo reagire con l'anidride 3-nitroftalica formando una miscela di Ammidi, cioè un'ammide che si forma sul carbonio 1 e una sul carbonio 2. Possono poi essere riscaldate perdendo una molecola di H_2O e ciò comporta la chiusura della molecola a formare il prodotto finale che è un composto neutro solubile in etere. Ciò avviene con l'ammina primaria.

In presenza di un'ammina secondaria si ha sì la formazione della miscela di ammidi ma il successivo riscaldamento non porta alla chiusura della molecola poiché non si riesce ad avere il rilascio della molecola di H_2O. Il prodotto è una una miscela di 2 composti acidi solubili in NaOH.

L'ammina terziaria invece non reagisce e quindi rimane basico.

Metodo dell'anidride 3-nitroftalica

Saggio di Diazotazione e Copulazione

È un altro test per valutare la presenza delle ammine e in particolare le ammine aromatiche che sono il caso più frequente nei farmaci. Ha lo stesso procedimento per quanto riguarda il saggio per valutare i fenoli cioè attraverso la reazione di copulazione si ha la formazione del colorante diazoico. SI parte dal composto incognito che un'ammina primaria, si pone in provetta e aggiungiamo HCl e NaNO2 (nitrito di sodio) e ciò porterà alla formazione del Sale di diazonio. Il Sale di diazonio viene fatto poi reagire con un fenolo per dare luogo alla formazione del Colorante Diazoico (giallo-arancio). In diapositiva è riportato il meccanismo di reazione che porta alla formazione del sale di diazonio: Il nitrito di sodio in ambiente acido da luogo prima alla formazione dell'acido nitroso che reagisce con l'ammina primaria fino alla formazione dell'intermedio cioè il sale di diazonio.

Saggio di diazotazione e copulazione

44

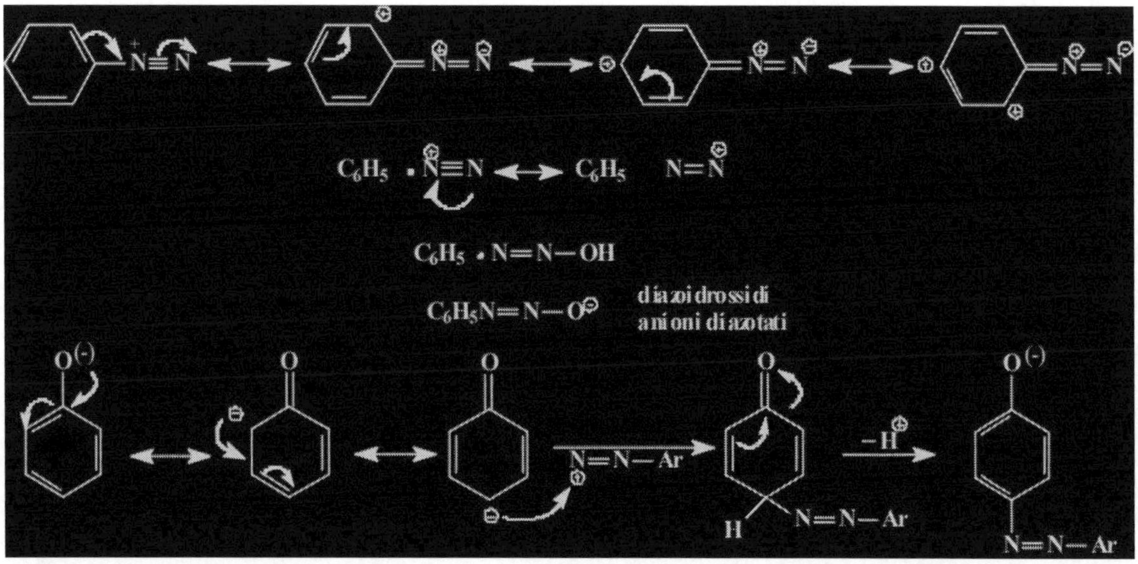

Quest'ultima reazione in basso è la reazione del Fenolo con il Sale di diazonio per formare il Colorante Diazoico.

Saggio con Ninidrina per valutare la presenza degli amminoacidi

Gli amminoacidi sono composti aventi sia il gruppo carbossilico sia il gruppo amminico, si differenziano a seconda della catena alchilica legata al carbonio alfa, abbiamo: amminoacidi aromatici (fenilanalina), amminoacidi alifatici (glicina), amminoacidi carichi positivamente (lisina) e negativamente (aspartato). Per tutte queste molecole una prima modalità di riconoscimento è tramite l'aggiunta di $FeCl_3$ che porta alla formazione di un complesso colorato rosso (reazione uguale a quella per i fenoli). Oppure possiamo aggiungere $CuSO_4$ che porta alla formazione di un complesso con una colorazione blu scura. Questa è ulteriore conferma che si tratta di un amminoacido e quindi ci consente di effettuare una valutazione differenziale rispetto alla reattività dei fenoli.

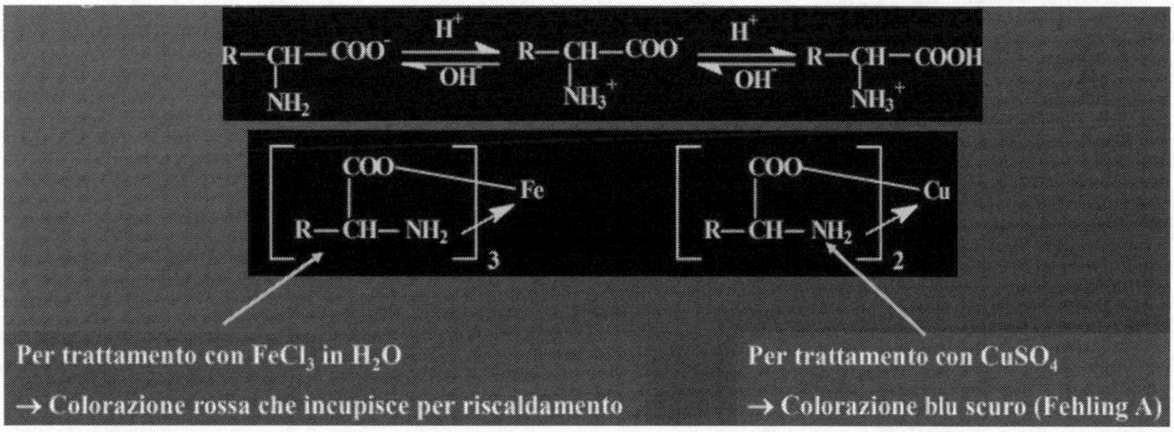

Questo test è poco selettivo per questo è stato sviluppato un saggio con <u>Ninidrina</u>. La Ninidrina è un composto chimico (simile all'acido oftalmico) caratterizzato da tre gruppi carbonilici. La ninidrina quando reagisce con l'alfa amminoacido da luogo ad un interazione tra il carbonile e l'$-NH_2$ che porta ad un derivato che con successiva perdita d'H_2O porta al doppio legame C=N (base di Schiff). Tramite decarbossilazione poi il gruppo carbossilico adiacente al legame C=N viene rilasciato sottoforma di CO_2 con il protone viene ceduto all'N. La decarbossilazione conduce ad nuova immina che si è spostata sul carbonio adiacente che però è instabile in soluzione acquosa e quindi per idrolisi si libera una molecola di aldeide con la formazione di derivato che un'ammina primaria della ninidrina.

(STUDIARE IL MECCANISMO)

45

L'ammina che si è formata reagisce nuovamente con il carbonile della Ninidrina per formare di un derivato che per riscaldamento porta alla formazione del composto finale che avrà una colorazione viola. Tale colorazione confermerà la presenza dell'amminoacido.

Il riconoscimento dell'aromaticità si ha con una reazione chiamata di Friedel-Crafts. Il metodo prevede una soluzione tra Cloroformio ($CHCl_3$) e Tricloruro di Alluminio ($AlCl_3$). L'$AlCl_3$ è una polvere che viene messa all'interno della provetta asciutta e a contatto con l'aria non è stabile cioè tende a sublimare e quando ciò succede, con un contagocce versiamo il cloroformio lungo le pareti della provetta in modo tale che la goccia di cloroformio scorrendo lungo la parete della provetta raggiunga i vapori dell'$AlCl_3$. La reazione tra $CHCl_3$ e $AlCl_3$ porterà alla formazione di un carbocatione con soli due atomi di cloro. Il carbocatione per natura reagisce con l'anello aromatico (se presente nel nostro composto) attraverso la reazione di Sostituzione Elettrofila Aromatica tipica del benzene. Dopo la formazione di intermedi il prodotto finale sarà il ripristino di $AlCl_3$, HCl e il derivato che è il Di-clorofenilmetano.

DIFENILMETANO

Il Di-clorofenilmetano reagisce nuovamente con AlCl₃, per formare AlCl₄⁻ e un nuovo carbocatione. Questo carbocatione reagisce nuovamente con l'anello aromatico ottenendo una serie di strutture di risonanza che evolvono ripristinando AlCl₃, HCl e Clorotrifenilmetano.

Fino a questo punto nessun composto presenterà colorazione, perché le coniugazioni sono interrotte da due legami singoli. Tuttavia il Clorotrifenilmetano esposto all'aria reagisce con O₂ atmosferico ossidando il composto con un gruppo -OH posto sul carbonio centrale e un gruppo -OH su uno degli anelli aromatici. L'intermedio poi per perdita di una molecola di H₂O da luogo ad un derivato di natura <u>Chinoide</u> cioè struttura coniugata con l'ossigeno. Quindi la colorazione si presenterà solo se in presenza di un anello aromatico.

La colorazione sarà diversa a seconda se si tratta di:

- Idrocarburi Aromatici Monociclici: colorazione rosso-arancio;
- Idrocarburi Aromatici Biciclici (es. Naftlene 2 benzeni legati): colorazione azzurra;
- Idrocarburi Aromatici Complessi (es. Antracene con struttura policiclica aromatica): colorazione verde.

48

CAPITOLO 6
ANALISI ELEMENTARE

(STUDIARE TUTTE LE REAZIONI)

Per ampliare le info in laboratorio, un'importante valutazione che si può condurre è l'analisi degli elementi che costituiscono il nostro composto. Un primo tipo di test che possiamo condurre è quello che riguarda l'individuazione organica di un composto. Un esempio di test per valutare la presenza di atomi di C e H elementi tipici di un composto organico prevede l'utilizzo di una provetta particolare, dotata di un 'becco' chiamato <u>tubo a doppia squama</u>. Si pone la sostanza nella provetta e si aggiunge dei granellini di CuO (ossido di rame), si porta poi la provetta su di un Becco Bunsen. Questo ad un'ossidoriduzione del rame che tenderà a ridursi e ad ossidare il composto organico sempre per riscaldamento tenderà a liberare CO_2 e H_2O. La CO_2 è un gas che in segutio a riscaldamento si allontana fino al tubo a doppia squama con la parte terminale che sarà inserita in un'altra provetta dove sarà presente un liquido di $Ba(OH)_2$. Questo porterà ad una reazione tra CO_2 e $Ba(OH)_2$ che formerà un precipitato di $BaCO_3$ di colore bianco, ciò vuol dire che siamo in presenza di un composto organico.

Se vogliamo avere un'ulteriore conferma che siamo in presenza di un composto organico aggiungiamo nella seconda provetta poche gocce di HCl che in presenza di $BaCO_3$ porta alla formazione H_2CO_3 (acido carbonico) che è un acido instabile e libera H_2O e CO_2 nella provetta, generando un'effervescenza che ci confermerà la presenza di un carbonato.

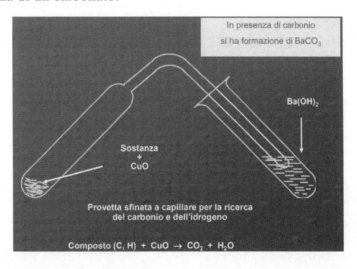

In presenza di carbonio si ha formazione di $BaCO_3$

$Ba(OH)_2$

Sostanza + CuO

Provetta sfinata a capillare per la ricerca del carbonio e dell'idrogeno

Composto (C, H) + CuO → CO_2 + H_2O

Saggio di Lasseigne

Dopo aver scoperto che il nostro composto è un composto organico, si vuole valutare la presenza di eteroatomi come azoto, zolfo o eventuali alogeni. Per questo effettuo il Saggio di Lassaigne. Viene condotto sfruttando la capacità della molecola di reagire con il sodio metallico. Viene così eseguito:

Si prende una provetta più piccola rispetto alle comuni usate e viene chiamata <u>tubicino da saggio</u> grande circa 5cm con pareti di vetro più spesse. Sotto cappa si pone al suo interno una piccola quantità del composto in esame e si aggiunge con delle pinzette un <u>pezzetto di sodio metallico</u>. Il tubicino da saggio viene posto con delle pinze sulla fiamma del Becco Bunsen, il riscaldamento porta alla fusione del composto e un'interazione tra quest'ultimo e il pezzetto metallico di sodio che porta ad una <u>Piroscissione riduttiva</u> del nostro composto organico (Riduttiva perché il sodio passa da un n.o. zero e tenderà a diventare Na^+ ossidandosi, con la riduzione del nostro composto). Se all'interno è presente atomi di azoto, attraverso la piroscissione riduttiva, qualunque atomo di azoto passerà in soluzione sottoforma di cianuro di sodio.

Se era presente lo zolfo, si libererà passando in soluzione sottoforma di <u>solfuro di sodio</u>. Se presenti gli alogeni li troveremo come <u>alogenuri di sodio</u>.

Il saggio non prevede solo il riscaldamento, infatti una volta che il tubicino è fortemente riscaldato si prende a parte un piccolo becher riempito per metà con acqua distillata. Il rilascio del tubicino all'interno del becher porterà alla frantumazione del tubicino. La frantumazione sarà dovuta a vari fattori come:

1) La differenza di T tra il tubicino e l'acqua fredda;
2) Il rilascio del tubicino che viene fatto praticamente cadere nel becher;
3) Eventuali interazioni tra il sodio e l'acqua.

Reattivita del Sodio:

- $Na + H^+ \rightarrow [H] + Na^+$
- $2[H] \rightarrow H_2$
- $2Na + 2H_2O \rightarrow 2NaOH + H_2 + calore$

È importante che:

- Il banco da lavoro non sia bagnato perché il sodio metallico (Na) se a contatto con acqua da luogo ad una reazione redox in cui il sodio è convertito in Na^+ e idrogeno gassoso. Poiché ci troviamo avanti ad una reazione esotermica la liberazione di idrogeno e calore possono dar luogo ad una fiamma sul banco di lavoro.
- Non toccare il sodio metallico con le mani perché le mani contengono una piccola % di umidità e quindi si darà luogo a irritazione delle mani (effetto caustico).
- La sostanza non deve contenere acqua che porterebbe ad un'esplosione in provetta.

Se abbiamo svolto tutto correttamente dovremmo trovarci in questa situazione:

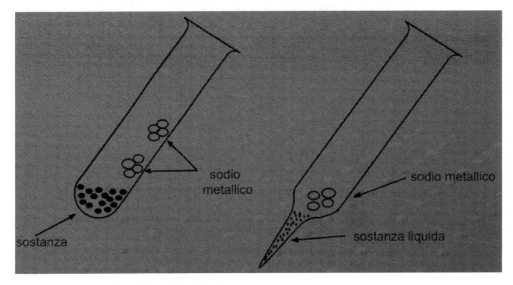

Il tubicino con la punta a <u>sfinata a capillare</u> (provetta a destra in figura) viene utilizzata per l'esecuzione del saggio quando il composto di partenza è un liquido. Poniamo il liquido nella punta sfinata a capillare aggiungendo successivamente il sodio metallico, in questo modo evitiamo che il liquido e il sodio metallico entrino a contatto tra di loro prima di portare il tubicino sul Becco Bunsen. Questo fa si che il liquido non dia luogo a nessuna reazione fino al momento del riscaldamento. Si riempie poi il becher con 30/40ml di acqua e distruggo il tubicino -una volta riscaldato- all'interno del becher. Completate tutte le operazioni avremo un becher con frammenti di vetro e la soluzione, per questo filtreremo il contenuto per poter garantire la rimozione dei pezzi di vetro. Se avremo effettuato tutto correttamente, il filtrato ottenuto dovrà essere completamente incolore. Se incolore potremo effettuare i saggi, se colorato vuol dire che:

- La nostra sostanza non contiene azoto, zolfo o alogeni;
- Insufficiente riscaldamento con conseguente incompleta distruzione della sostanza organica con formazione di composti di condensazione colorati;
- Troppa sostanza o troppo poco sodio.

Abbiamo ottenuto il filtrato di Lassaigne sulla quale possiamo ricercare il cianuro di sodio, solfuro di sodio e di cloruro/bromuro/ioduro di sodio tramite delle reazioni che portano alla formazione di un colore blu da qui il nome Blu di Prussia.

All'interno della provetta si mettono dei granellini di solfato ferroso ($FeSO_4$) si aggiunge poi il filtrato di Lassaigne per avere una soluzione di colore verde:

$$FeSO_4 + 2NaOH \rightarrow Fe(OH)_2 \text{ (verde)} + Na_2SO_4$$

(Se oltre all'azoto fosse presente anche lo zolfo avremmo avuto una colorazione nera, dovuto alla formazione del solfuro di ferro (FeS): $FeSO^{4+} Na_2S \rightarrow$ **FeS (nero)** $+ Na_2SO_4$)

Se all'interno del filtrato di Lassaigne era contenuto il composto azotato vorrà dire quindi che il solfato ferroso reagisce con il cianuro di sodio per formare cianuro ferroso (FeCN2).

$$FeSO_4 + 2NaCN \rightarrow Fe(CN)_2 + Na_2SO_4$$

Il cianuro ferroso poi continua a reagire con il cianuro di sodio (NaCN) per formare esacianoferrato due ($[Fe(CN)_6]^{4-}$) "due" dovuto al n.o. del ferro in questo complesso:

$$Fe(CN)_2 + 4NaCN \rightarrow [Fe(CN)_6]^{4-} + 4Na^+$$

Fino ad ora non vi sarà nessuna colorazione in provetta. Si pone poi la provetta a riscaldamento e si fa si che l'ossigeno atmosferico per blando riscaldamento trasformi il Fe^{2+} in Fe^{3+}

$$2Fe^{2+} + 1/2O_2 + H_2O \rightarrow 2Fe^{3+} + 2OH^-$$

Fe^{3+} reagisce poi con il complesso esacianoferrato due ottenendo il complesso finale cioè il ferro cianuro ferrico (blu di prussia):

$$4Fe^{3+} + 3[Fe(CN)_6]^{4-} \rightarrow Fe_4 [Fe(CN)6]3 \text{ (blu)}$$

Per prevenire interferenze di colore (es. **nero** e verde) è preferibile acidificare con H_2SO_4 in modo da evitare la precipitazione di idrossidoferroso e evitare la formazione di FeS.

Saggio con formazione del Blu di Benzidina

È un altro saggio per la ricerca dell'azoto. Viene così eseguito: Si prende un pezzettino di carta da filtro e la si bagna con una soluzione contenente Benzidina e la si fa reagire con una soluzione di Rame, questo porterà alla formazione della Benzidina in Benzidina ossidata e la riduzione del Rame che passa da rame due a Rame uno. Questa redox non ha sufficiente energia per poter avvenire, per poter spostare questa reazione verso destra possiamo o aggiungere un eccesso dei reattivi o sottrarre uno dei prodotti. Quindi bagnamo la carta da filtro con la soluzione di Lassaigne, con il Rame uno che reagirà con eventuali ioni cianuro per formare cianuro rameoso ($Cu_2(CN)_2$). Abbiamo quindi sottratto uno dei prodotti cioè il rame uno per favorire lo spostamento della reazione verso destra, formando così una certa quantità di Benzidina ossidata che con i resti della Benzidina ridotta che non è riuscita a reagire e l'acido acetico

51

aggiunto il solfato di rame precedentemente, porterà alla formazione di un complesso che prenderà il nome di Blu di Benzidina. Il test sarà positivo solo se presenti gli ioni cianuro cioè solo se presente l'azoto, altrimenti non si avrà la formazione del colore.

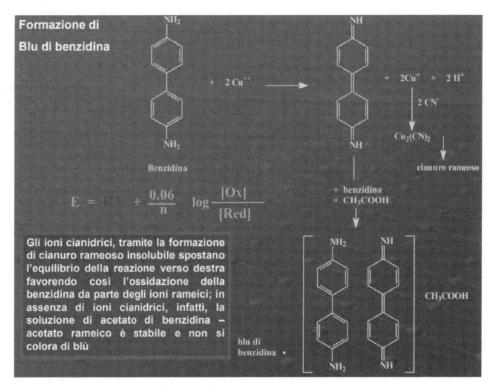

Riconoscimento dello Zolfo

1. Saggio con acetato di piombo:

   Sia ha sempre il becher contenente la soluzione dov'è esploso il tubicino, si preleva questa soluzione si pone all'interno di una provetta e aggiungo acetato di piombo ($Pb(CH_3COO)_2$). Se nella nostra soluzione è contenuto lo zolfo (cioè solfuro di sodio) si avrà una reazione di scambio in cui il piombo reagisce con il zolfo e forma Solfuro di Piombo (PbS) che è un precipitato colorato intensamente di nero:

$$Pb(CH_3COO)_2 + Na_2S \rightarrow 2CH_3COONa + \textbf{PbS (nero)}$$

2. Saggio con nitroprussiato sodico

   Alternativamente si prende sempre 1ml del filtrato di Lassaigne contenente Na_2S (solfuro di sodio) e aggiungiamo un po' di una soluzione di $Na_2[Fe(CN)_5NO]$ (nitroprussiato sodico) che è un compolesso costituito da 5 gruppi cianuro legati al ferro e da un nitrogruppo. Il Nitroprussiato di sodio in presenza dello zolfo si trasforma nel $Na_4[Fe(CN)_5NOS]$ (solfonitroprussiato sodico) che è colorato di viola:

$$Na_2S + Na_2[Fe(CN)_5NO] \rightarrow Na_4[Fe(CN)_5NOS] \text{ (viola)}$$

52

Prima di iniziare il riconoscimento degli alogeni bisogna rimuovere tutti gli eventuali cianuri e solfuri che interferirebbero nella fase del riconoscimento degli alogeni.

Riconoscimento degli Alogeni

Si versa il contenuto del becher in una capsula di porcellana, si aggiunge HNO_3 diluito e si riscalda sotto cappa. Quando si acidifica la soluzione contenente cianuro di sodio (NaCN) si forma il corrispondente HCN, mentre se e presente solfuro di sodio (Na_2S) si forma H_2S. HCN e H_2S sono composti volatili che possono essere allontanati. Quindi si prende la capsula di porcellana si poggia su di un treppiedi dove sotto è posizionato il Becco Bunsen in modo tale da riscaldare la capsula e far evaporare HCl e H_2S il tutto sotto cappa perché l'acido cianidrico (HCN) che si forma è tossico. Si ha così il dimezzamento del volume contenuto nella capsula e ciò rende soddisfacente il procedimento in quanto si immagina che si siano allontanati lo zolfo e l'azoto. Dopodiché si porta la capsula sul banco, si lascia raffreddare ed eventualmente si diluisce con acqua per riportare il volume iniziale. Questo nuovo filtrato che non contiene azoto e zolfo viene trattato poi per il riconoscimento degli alogeni che se presenti si troveranno sotto forma di NaCl, NaCl e NaI.

Per il riconoscimento degli alogeni si prende 1ml del filtrato di Lassaigne si porta in provetta e si aggiunge $AgNO_3$. Poche gocce di nitrato d'argento verranno addizionate al filtrato in modo tale che se presente lo ione Cl^-, Ag^+ del nitrato di argento + Cl^- darà luogo alla formazione di AgCl che è un precipitato di colore bianco. Qualora avessimo avuto Br- avremmo AgBr un precipitato di colore giallo pallido, mentre se avessimo avuto lo iodio I- avevamo la formazione di AgI colorato di giallo intenso. Quindi a seconda della formazione di un precipitato e della sua colorazione possiamo individuare la presenza degli alogeni.

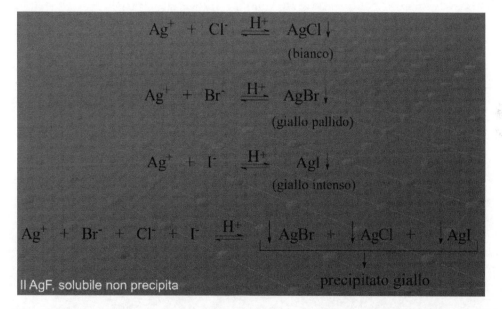

Una problematica è dovuta alla contemporanea presenza di cloruri, bromuri e ioduri all'interno della stessa molecola, infatti aggiungendo l'$AgNO_3$ prevarrà il colore giallo. Ciò non ci permetterà di valutare la presenza di AgCl o AgBr immaginando così di essere in presenza solo di AgI. Come si procede quindi?

Prendiamo il contenuto della provetta lo tritiamo sulla carta da filtro e otteniamo una polvere di precipitato giallo e sfruttiamo la capacità dei diversi alogenuri di argento di avere una diversa solubilità in soluzioni alcaline. Infatti:

- AgCl è solubile a qualsiasi soluzione alcalina sia aggiungere $(NH_4)_2CO_3$ (carbonato d'ammonio) che è un'ammoniaca molto diluita, sia aggiungere ammoniaca (NH_3) 6 molare che è una concentrazione molto alta, produce la sua solubilizzazione.

- AgBr non si scioglie con una piccola quantità di ammoniaca come il carbonato d'ammonio, ma necessita di grandi quantità come l'NH₃ 6 molare.
- AgI non si scioglie in nessuna delle due condizioni e resterà sicuramente sul filtro.

Alogenuro	$(NH_4)_2CO_3$ sl	NH_3 sl
AgCl	solubile	solubile
AgBr	insolubile	solubile
AgI	insolubile	insolubile

Quindi intelligentemente una volta filtrata la polvere che conterrà tutti e tre gli alogeni e versiamo sulla carta da filtro -posta in un imbutino- una soluzione di una soluzione di ammoniaca diluita come NH_3 0.5M o $(NH_4)_2CO_3$ (carbonato d'ammonio) che producono lo stesso effetto.

- AgCl reagisce con l'ammoniaca formando un complesso che si chiama <u>Diamminoargento</u> <u>$[Ag(NH_3)_2]^+$</u>, che fa sì da far sciogliere l'AgCl e riportarlo in soluzione. Dopodiché si acidifica così da allontanare il residuo di ammoniaca e si tratta di nuovo con $AgNO_3$ avendo così la colorazione bianca tipica dei cloruri.
- AgBr e AgI reagiscono con NH3 5N quindi ad elevata concentrazione. AgI rimane sulla carta da filtro in quanto non è solubile intensamente colorato di giallo, mentre AgBr che è solubile reagisce per formare il complesso diamminoargento $[Ag(NH_3)_2]^+$ e Br^-. Dopodiché si raccoglie questo liquido, si acidifica così da allontanare il residuo di ammoniaca e si tratta di nuovo con $AgNO_3$ avendo così la colorazione giallo pallido tipica dell'AgBr.

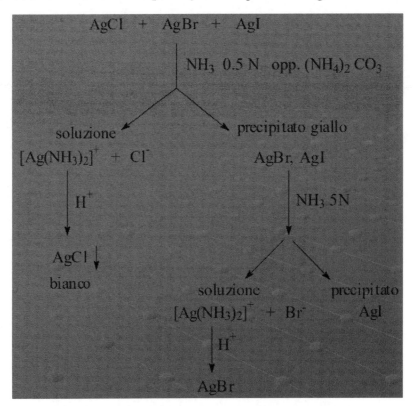

Siamo riusciti così ad effettuare una <u>Dissoluzione selettiva degli alogeni</u>.

Analisi per Combustione

Oltre al Saggio di Lassaigne per conoscere la composizione in elementi di un composto organico è possibile ricorrere appunto all'Analisi per Combustione che è un'analisi gravimetrica* che viene usata per determinare il contenuto di carbonio e idrogeno nei composti organici. Il composto viene poggiato all'interno di un recipiente di Platino (il Pt è un catalizzatore che favorisce l'ossidazione del composto). Il calore dal Becco Bunsen e da un forno elettrico, la nostra sostanza viene trasformata in CO_2 e H_2O. Se il nostro composto è un composto organico e produrrà CO_2 e H_2O che avanzeranno sotto forma di gas nello strumento grazie anche all'insufflazione di O_2 e andranno in delle anse, una contenente Pentossido di fosforo (P_4O_{10}) che è fortemente adsorbente per l'acqua intrappolandola, mentre l'altra ansa è costituita da Ascarite cioè NaOH su amianto che bloccherà invece la CO_2.

Vi è poi una terza ansa che è contemporaneamente riempita sia da Pentossido di fosforo sia da Ascaride per evitare che l'aria dall'esterno possa trascinare con sé eventuali molecole di H_2O e CO_2 funge cioè da protezione. Prima di iniziare la procedura si smonta la strumentazione, si prendono le anse e si pesano. Alla fine della procedura le due anse avranno un peso maggiore dovuto alla formazione di H_2O e CO_2.

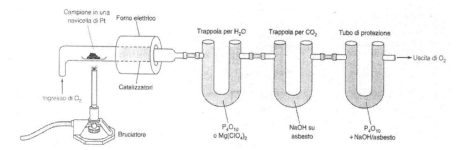

*(L'analisi gravimetrica è un tipo di analisi chimica che prevede la pesata finale del componente da determinare, grazie alla quale è possibile risalire alla sua concentrazione o alla sua massa).

Analisi per Combustione moderna

L'analisi per combustione odierna non è più basata su tecniche gravimetriche: i moderni analizzatori di elementi per combustione simili ad un'HPLC, caratterizzati da una cella dove si pone il campione ed è in grado di determinare non solo carbonio e idrogeno ma anche azoto e zolfo in termini quantitativi. Circa 2mg di campione, accuratamente pesati, vengono sigillati in una capsula di stagno o argento.

L'analizzatore poi viene lavato con l'elio (He) che è stato trattato in modo da rimuovere le tracce di O_2, H_2O e CO, eventualmente presenti. L'elio produce all'interno una temperatura di oltre 1000°C in cui carbonio, idrogeno e zolfo vengono trasformati non solo in H_2O e CO_2 ma anche in eventuale azoto e nelle rispettive: anidride solforosa (SO_2) e anidride solforica (SO_3) che provengono dallo zolfo: (REAZIONE DA FARE)

$$C, H, N, S \xrightarrow[O_2]{1050°C} CO_2(g) + H_2O(g) + N_2(g) + \underbrace{SO_2(g) + SO_3(g)}_{95\% \ SO_2}$$

Molto spesso in questi elementi è presente un catalizzatore che fa sì che si ha a che fare con lo zolfo con un solo stato di ossidazione in quanto complicato avere a che fare con una miscela di SO_2 e SO_3 e quindi si preferisce avere a che fare con una sola specie grazie all'utilizzo di questi catalizzatori. La miscela di

CO_2, H_2O, N_2 e SO_2 viene separata per gascromatografia e ogni componente viene misurato mediante un <u>Rivelatore a conducibilità termica</u>. Il Risultato ottenuto sarà un cromatogramma.

TLC

L'ultima fase preliminare è una determinazione cromatografica TLC. Il termine cromatografia indica un insieme di tecniche che hanno lo scopo di separare una miscela nei suoi componenti, per permettere IL riconoscimento quali-quantitativo. Può essere effettuata fondamentalmente in base:

- *Allo stato fisico della Fase Mobile o della Fase Stazionaria:*
- Fase Stazionaria (o Fissa): che può essere o allo stato solido o allo stato liquido.
- Fase Mobile (o Eluente): che fluisce in continuo attraverso la fase fissa trascinando con sé gli annali ti presenti all'interno del campione.

- *Classificazione in base al meccanismo di separazione (interazione analita fase stazionaria):*

I meccanismi di base (processi chimico-fisici) che intervengono nella separazione sono riconducibili essenzialmente a fenomeni dovuti a:

- Adsorbimento superficiale → Cromatografia di Adsorbimento
- Solubilità relativa → Cromatografia di Ripartizione
- Carica → Cromatografia a Scambio ionico
- Dimensioni → Cromatografia ad Esclusione, molecolare o gel filtrazione
- Interazioni specifiche → Cromatografia per Affinità

Una delle ragioni del successo della cromatografia risiede proprio nei molti diversi meccanismi che possono essere utilizzati per la separazione di specie con caratteristiche diverse.

- *Classificazione in base alla forma del letto cromatografico:*
- Cromatografia su Colonna: La fase stazionaria è essenzialmente contenuta in un sottile tubo di vetro (o acciaio o altro materiale) e la fase mobile è forzata a passare attraverso questo o per gravità (cromatografia su colonna aperta) o sotto pressione (HPLC, GC).
- Cromatografia Planare: La fase stazionaria è supportata nei pori della carta (cromatografia su Carta) o su una superficie piana (Cromatografia su strato sottile, TLC) . In questi casi la fase mobile si muove attraverso la fase stazionaria per capillarità (TLC, HPTLC).

Riassumendo schematicamente:

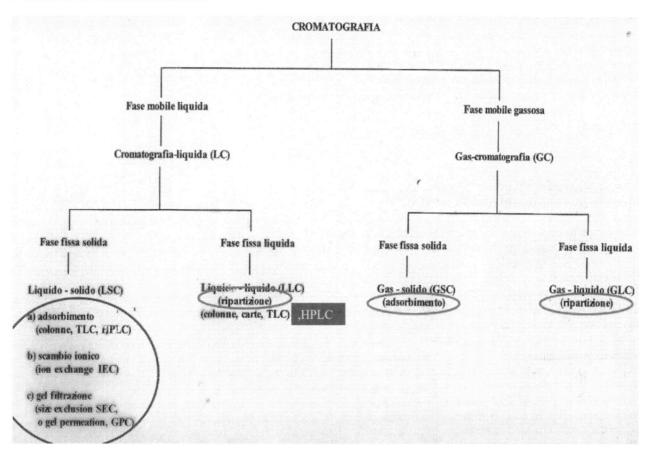

CAPITOLO 7
TLC

La cromatografia su strato sottile (Thin Layer Chromatography, TLC) rappresenta la più semplice tecnica cromatografica utilizzata per la separazione e l'identificazione di composti di diversa natura.

Principi:

È un metodo di cromatografia di micro-adsorbimento basato sulle interazioni tra gli analiti da separare e i siti fissi attivi dell'adsorbente solido (Silice), usata come fase stazionaria. La distanza percorsa dall'analita è determinata dalla sua affinità per la fase stazionaria rispetto a quella per la fase mobile.

La TLC è una cromatografia <u>ascensionale</u> cioè l'eluente (solitamente una miscela di solventi organici) posto nella camera cromatografica migra verso l'alto attraverso uno strato di fase stazionaria (solitamente gel di silice) per capillarità. Il supporto per TLC è costituito da una lastra che può essere di: vetro, alluminio, materiale plastico di varie dimensioni: 5x10 (più utilizzata), 5x20, 20x20 che vengono ricoperte con uno strato poroso di polvere compatta formata da piccole particelle di diametro compreso tra 5-40 µm.

Applicazioni dell'Analisi TLC

La TLC trova larga applicazione:

- Per la scelta preliminare delle condizioni di una separazione su colonna cromatografica e per seguirne il suo andamento;
- Per effettuare numerosi saggi preliminari di presenza e/o identificazione di classi di composti;
- Per seguire l'andamento di una reazione chimica (scomparsa delle macchie dei reagenti e comparsa di quelle dei prodotti);
- Per la ricerca di impurezze;
- Con un appropriato spessore (2 mm) dello strato di adsorbente depositato sulla lastra, questa tecnica può essere anche utilizzata per la separazione con fini preparativi, di miscele di sostanze.

Vantaggi

- Robusto ed economico.
- Rapida esecuzione.
- Richiede l'impiego di minime quantità di sostanza: 1-20 µg.
- Elevata sensibilità. È infatti un sistema versatile capace cioè di rivelare quasi tutti i composti, compresi alcuni composti inorganici.
- Le lastrine per cromatografia su strato sottile possono essere trattate in modo semplice con una varietà di sostanze chimiche che sono in grado di impartire alla fase stazionaria un'ampia gamma di proprietà.

La rivelazione può essere effettuata per mezzo di una reazione chimica con reattivi di visualizzazione, ciò vuol dire che più o meno ogni tipo di composto può essere rivelato se viene utilizzato un appropriato reattivo di rivelazione. Oppure In combinazione con la rivelazione densitometrica, può essere usata come tecnica quantitativa per composti che sono difficili da analizzare mediante altri metodi cromatografici a causa dell'assenza di un cromoforo.

Limiti

Nei comuni sistemi TLC il numero dei piatti teorici disponibili per la separazione è limitato. I piatti teorici e un tratto immaginario della colonna dove si verifica un equilibrio tra fase stazionaria fase mobile. Più elevato il numero di piatti teorici più efficiente sarà la separazione punto il piatto dovrà essere più sottile possibile per poter assicurare una buona efficienza di separazione è il numero di piatti deve essere più elevato possibile per ottenere una separazione efficiente.

Fase Stazionaria

Costituita da materiale granulare che viene fatto aderire ad una superficie piana lastra di materiale vario (es. alluminio e vetro). Il materiale più utilizzato è il Gel di Silice con struttura: $[(SiO_2)n * mH_2O]$. Il Gel di Silice è una matrice costituita da atomi di silicio legati da legami Silanolici o Silossanici.

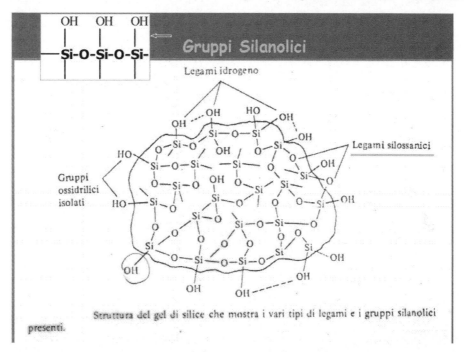

Struttura del gel di silice che mostra i vari tipi di legami e i gruppi silanolici presenti.

I legami Silanolici (Si-O-Si-O-Si) si trovano all'interno della struttura, mentre sulla superficie non vi è l'altro silicio e quindi si formerà un legame tra silicio e OH sono cioè i legami Silossanici. Il numero dei legami Silossanici sono in grado di determinare interazione con le molecole degli analiti e quindi in grado di realizzare il fenomeno della Migrazione Differenziale che è alla base dell'adsorbimento dei composti più polari. Il Gel di Silice può legarsi con sé stesso e con diversi atomi con l'interazione Si-O-Si-O-Si e questi sono gruppi che non partecipano all'interazione con il composto. Il composto viene trattenuto sulla superficie dove sono esposti i gruppi -OH. I gruppi -OH sulla superficie sono reattivi e consentano l'adsorbimento delle varie molecole organiche creando il percorso di migrazione differenziale.

La Silice quando è acquistata deve essere attivata, non basta infatti stratificarla sulla lastrina ma è necessario un intenso riscaldamento a 100-200°C in modo tale da eliminare eventuali molecole di H_2O che bloccano i gruppi -OH. I gruppi Silanolici esposti partecipano al trattenimento delle nostre molecole mentre i gruppi Silossanici invece sono rivolti all'interno costituendo la struttura del gel di silice.

Nel caso l'adsorbente sia gel di silice, i composti più polari sono quelli più trattenuti mentre i composti apolari viaggeranno insieme all'eluente e quindi si troveranno più in alto sulla lastrina essendo trattenuti meno dalle interazioni ad idrogeno e dipolo-dipolo che si possono formare tra il nostro composto polare e la FS.

Tanto più è polare il composto, tanto più piccola è la distanza che un composto percorre sulla lastrina. Maggiore invece sarà la distanza, quanto maggiore invece sarà apolare.

Un gel di silice particolare cioè trasformato e non più definito a fase diretta (come quello utilizzato sulla lastrima), è il Gel Derivatizzato che viene utilizzato in HPLC. In questo gel sono trasformati i gruppi ossidrilici della silice in derivati sinalizzati in cui è possibile fare una reazione con alcuni agenti sinalizzanti come l'octadecilsilano dove anziché essere esposto l'-OH si avrà un ulteriore silicio e una catena idrocarburica. Nel Gel di silice ODS anche definito C18 sono presenti 18 atomi di carbonio legati ad una struttura dell'atomo di Silice. Così facendo diventerà estremamente lipofilo e quindi sarà in grado di trattenere con maggiore efficacia i composti lipofili e di lasciar trasportare dall'eluente polare i composti a maggiore polarità.

Altra FS molto utilizzata è l'Allumina che è un composto in grado adsorbire i composti polari con buone interazioni e quindi un buon sostitutivo del gel di silice. La differenza con la silice è che l'Allumina è un derivato leggermente basico, presenta quindi delle caratteristiche chimico-fisiche di pH diverse rispetto alla silice che invece è leggermente acida. Quindi nella cromatografia su strato sottile le FS possono essere scelte in funzione dell'eventuale instabilità di un composto in ambiente eccessivamente acido o basico.

Allumina acida, neutra e basica: (STRUTTURA DA FARE)

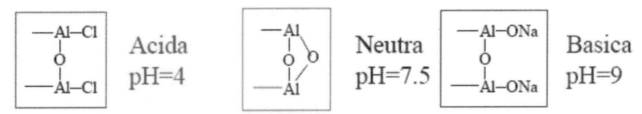

Infatti capita di effettuare l'analisi di alcuni esteri che se visualizzati su di una cromatografia su strato sottile a base di silice si rompono, per la natura acida della silice. Per questo è preferibile in questo caso utilizzare l'allumina in cui l'ambiente che si viene a formare è leggermente basico (circa a pH=9) e si può avere una maggiore stabilità del composto nella valutazione.

Fase Mobile

È necessario poi scegliere un solvente o una miscela di solventi che costituiranno la FM. Qualora dovessimo utilizzare una miscela di solventi, dobbiamo ricordarci che dovrà essere una miscela compatibile cioè due solventi che insieme non diano luogo ad una separazione di fasi. È evidente quindi che non si potrà prendere acqua ed esano perché hanno indici di polarità opposti e sono quindi immiscibili tra di loro creando così un sistema bifasico. Sono invece miscibili tra di loro etanolo e diclorometano e quindi avremo molto spesso delle miscele costituite da una certa % di un solvente e dell'altro che modulandosi tra di loro consentono di avere una migliore separazione delle macchie tra di loro e quindi una maggiore risoluzione della separazione nell'esecuzione della cromatografia su strato sottile. La capacità eluente di una fase mobile dipende dalla composizione della miscela di solventi utilizzata. Normalmente per una silice di tipo polare si utilizza una solvente (o miscela di solventi) lipofilo.

Solvente	Indice di polarità
Esano (C_6H_{14})	0
Toluene (C_7H_8)	2,4
Dietiletere ($C_4H_{10}O$)	2,8
Diclorometano (CH_2Cl_2)	3,1
Butanolo (C_4H_9OH)	3,9
Cloroformio ($CHCl_3$)	4,1
Acetato di etile ($CH_3COOC_2H_5$)	4,4
Acetone (CH_3COCH_3)	5,1
Metanolo (CH_3OH)	5,1
Etanolo (C_2H_5OH)	5,2
Acetonitrile (CH_3CN)	5,8
Acido acetico (CH_3COOH)	6,2
Acqua (H_2O)	9,0

Procedimento per TLC

- Deposizione del campione

Dopo un periodo di condizionamento, affinché la camera si saturi dei vapori della FM, si deposita sulla lastrina qualche µL di miscela da separare, depositandola su una linea da noi disegnata a 1cm dalla base che segna l'inizio dell'eluizione. Sulla lastrina possiamo depositare più campioni che possiamo analizzare contemporaneamente (uno di questi può essere un campione di riferimento qualora volessimo fare un'identificazione qualitativa della sostanza). Una volta poste sulla lastrina queste sostanze vengono asciugate, dopodiché viene fatta raffreddare prima di immergerla nella camera cromatografica, questo per evitare che i solventi che utilizzeremo come FM possano evaporare.

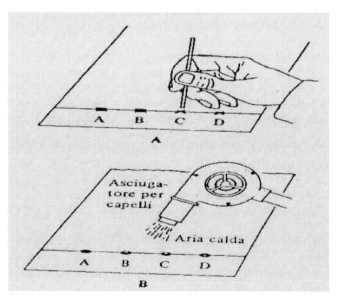

- Eluizione:

Il mezzo centimetro inferiore della lastrina viene immerso nella FM contenuta in una vaschetta e la fase mobile liquida può così risalire lungo la lastrina di gel di silice per capillarità, e allo stesso tempo i singoli costituenti del campione vengono sottoposti al processo cromatografico.

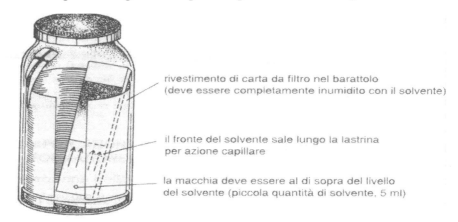

rivestimento di carta da filtro nel barattolo
(deve essere completamente inumidito con il solvente)

il fronte del solvente sale lungo la lastrina
per azione capillare

la macchia deve essere al di sopra del livello
del solvente (piccola quantità di solvente, 5 ml)

- Essiccamento e lettura:

Dopo che l'eluente è salito per 8-9cm, (nel caso si sia utilizzata una lastra da 10cm) la lastrina viene tolta dalla camera, il fronte del solvente viene marcato e la lastra essiccata. Prima di asciugarla bisogna disegnare con la matita l'altezza che ha raggiunto il solvente nel suo percorso sulla lastrina. Si procede poi alla "lettura" della separazione cromatografica mediante opportuni sistemi (chimici o fisici) di rivelamento. Se i composti sono colorati, la rivelazione non presenta alcun problema (casi rari).

Rivelazione dei composti su lastrine TLC dopo lo sviluppo

Per rivelare i composti su una lastrina TLC dopo il suo sviluppo con una fase mobile, a meno che le macchie non risultino colorate, quindi visibili ad occhio nudo, si può ricorrere fondamentalmente a due tecniche:

- Luce Ultravioletta

Se i composti sono incolori ma assorbono la luce UV, possono essere messi in evidenza mediante esposizione alla radiazione UV con una opportuna lampada. Al fine di osservare l'assorbimento della radiazione UV da parte di un analita (che possiede gruppi funzionali quali nuclei aromatici e sistemi coniugati) nella preparazione della lastrina TLC viene utilizzato gel di silice impregnato con un materiale fluorescente.

Per illuminare la lastrina viene utilizzata luce alla lunghezza d'onda di 254 nm e se l'analita assorbe la luce UV si presenta come una macchia nera su uno sfondo giallo nel punto in cui esso estingue la fluorescenza dello sfondo.

- *Reattivi di Visualizzazione*

La lastra può essere spruzzata infatti con un opportuno reattivo chimico che dà origine ad un prodotto colorato. Esempi possono essere: Vapori di Iodio, KMnO4, Ninidrina, Blu di tetrazolo alcalino, Etanolo/H2SO4 al 20%.

- Vapori di Iodio

La lastrina viene posta all'interno di una vaschetta contenente cristalli di Iodio che forma complessi bruni con numerosi composti organici. Questo trattamento determina la formazione di macchie brune in corrispondenza delle zone dove è presente la sostanza con la colorazione che sarà reversibile. Se è necessario recuperare il campione una volta che è stato riconosciuto, lo iodio può essere fatto evaporare per esposizione della lastrina all'aria, poi la macchia segnata contenente il composto di interesse può essere raschiata via dalla lastrina

- Permanganato di potassio

Il permanganato di potassio fornisce un metodo per la rivelazione degli zuccheri e delle molecole simili agli zuccheri, e degli analiti con doppi legami alifatici. In questo caso si avrà una colorazione blu.

- Soluzione di Ninidrina

La Ninidrina è utilizzata per il riconoscimento degli alfa amminoacidi che posta in una soluzione di etanolo e viene messa in uno spruzzino. Se si prende la glicina, la si depone sulla linea di base della lastrina, quando si asciugherà la lastrina non si vedrà nulla ad occhio nudo. Se si prova a visualizzarla con una lampada UV continueremo a non vedere nulla perché non si hanno gruppi cromoforici che non sono in grado di formare una macchia sulla superfice della lastrina assorbendo una luce UV. Quindi cosa si fa?

Si prende la lastrina, si pone sotto cappa (per i vapori di Ninidrina) e si spruzza la lastrina con Ninidrina. Dopodiché si asciuga la superfice della lastrina. Il calore che forniamo è necessario a dare luogo alla reazione tra l'amminoacido (la glicina in questo caso) e la Ninidrina. Si formerà così il doppio legame tra C=N.

Se si continua a riscaldare per 30-40 secondi, si avrà una decarbossilazione, cioè la funzione carbossilica viene allontanata sotto forma di CO_2 e il derivato amminico formato reagirà con una nuova molecola di Ninidrina presente sulla superfice della lastrina dando luogo al composto finale colorato di viola.

Il reattivo Ninidrina dà macchie rosa con le ammine primarie e macchie gialle con quelle terziarie. Per gli aminoacidi incolori vengono rivelati facilmente sottoforma di un prodotto blu-violetto trattando la lastrina con una soluzione allo 0.2% di Ninidrina.

Le ninidrina chimicamente è l'idrato di TRICHETOIDRINDENE
(indan - 1, 2, 3 - Trione idrato)

base di Schiff

aldimmina

ammina

l'ammina attacca un'altra molecole di ninidrina

dicheto-idrindiliden-dicheto-idrindene

colorazione blu-violette

Se la colorazione è diversa (arancione, gialle, rosse) il saggio è NEGATIVO
Solo la prolina sviluppa una colorazione gialla chiara

- Etanolo/Acido solforico 20%

Questo reattivo è utilizzato per ottenere macchie fluorescenti dai corticosteroidi come il desametasone. Si spruzza la lastrina, si riscalda a 120°C e poi si osserva la lastrina alla radiazione UV a 365 nm.

Cromatogramma TLC

In Figura è riportato un disegno schematico che illustra l'aspetto di una lastrina per cromatografia su strato sottile dopo lo sviluppo e la visualizzazione degli analiti:

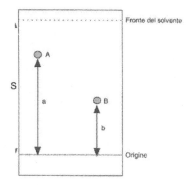

Il composto A è meno polare del composto B in quanto, a parità di tempo, compie su una lastra di gel di silice un percorso maggiore insieme alla fase mobile.

Il parametro che definisce e caratterizza ciascuna sostanza è il *Fattore di Ritenzione* che è dato dalla distanza percorsa dalla sostanza lungo la lastra e la distanza percorsa del solvente:

$$Rf = \text{distanza percorsa dalla sostanza} / \text{distanza percorsa dal solvente}$$

Per misurare Rf si va a misurare la distanza della sostanza A dalla base fino dalla base fino al punto in cui essa compare sulla FS al termine della migrazione e si misura con lo stesso criterio la sostanza B. L'analisi termina ad una certa distanza dalla fine della lastrina per non far arrivare oltre la fase eluente, perché altrimenti avremo un appiattimento di tutte le sostanze finendo così per riunirsi verso l'altro bordo della lastrina.

Il valore di Rf è compreso tra 0 e 1, in particolare i valori ottimali sono compresi tra 0,4 e 0,8.

- Se il valore di Rf = 0 vuol dire che la FM non è riuscita a spostare l'analita della FS, non avendo così una distribuzione differenziale dell'analita;
- Se Rf = 1 significa che ha viaggiato insieme al solvente non avendo in questo caso distribuzione differenziale.

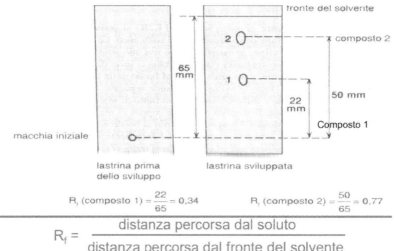

$$R_f = \frac{\text{distanza percorsa dal soluto}}{\text{distanza percorsa dal fronte del solvente}}$$

L'Rf è caratteristico di una determinata sostanza in funzione della sua polarità e dovrebbe essere costante a parità di condizioni operative. Tuttavia, il valore di Rf non è mai rigorosamente costante per la variabilità delle condizioni sperimentali: qualità e purezza dell'adsorbente e del legante, spessore dell'adsorbente, umidità, temperatura, solventi molto volatili ed igroscopici, per cui si ricorre sempre al confronto diretto con standard o molecole note deposti sulla medesima lastra.

La cromatografia che stiamo descrivendo è una metodica di tipo Qualitativo ci consente di capire infatti se il nostro campione è puro (se produrrà una sola macchia), se il campione può più o meno coincidere con un campione di riferimento. La cromatografia non è una metodica che consente invece di quantificare la sostanza che abbiamo all'interno di una polvere.

La TLC può diventare anche un metodo Quantitativo se recuperiamo il campione dopo averlo analizzato. L'analisi quantitativa può essere condotta con due sistemi diversi:

1) Il primo, più laborioso consiste nell'asportare l'area di FS in cui è presente la sostanza da determinare, estrarla con un solvente opportuno e quindi analizzare la soluzione risultante ad esempio per via spettrofotometrica.

    Un esempio di questa metodica prende il nome di *TLC Preparativa*, la lastra in questo caso ha dimensioni maggiori, viene messe in un recipiente conseguentemente più grande per poter consentire al solvente dal basso verso l'altro. La tecnica quando ha una finalità di tipo preparativo viene eseguita realizzando una soluzione del campione da voler separare. Si prende la soluzione con una pipetta pasteur e si deposita lungo tutta la linea di base in modo tale da creare una striscia continua della soluzione. Si asciuga in modo da far aderire i composti alla FS.

    Dopodiché si prende la lastra e si porta all'interno della camera cromatografica più grande e si aspetta. Il solvente salirà sulla lastra per capillarità ed impiegherà maggior tempo per le dimensioni maggiori. Una volta eluita la lastra, si preleva la lastra, si segna l'altezza raggiunta dal solvente e si riasciuga la lastra. E si andranno alla fine a visualizzare non più delle macchie ma delle bande.

    Per poter recuperare il composto si disegna un rettangolo intorno alla porzione che contiene il composto e messi su una carta da filtro, con la spatola di metallo, si procede a raschiare con un'operazione chiamata *Scraping della Silice*. Si gratta via cioè tutto il contenuto del gel di silice, la polvere viene poi versata sul foglio di carta da filtro, dopodiché la polvere può essere posta a estrazione e filtrazione.

2) La seconda tecnica ricorre ad uno speciale "lettore" di piastre che prende il nome di *Densitometro* per leggere l'intensità delle macchie. Il densitometro può essere utilizzato per quantificare i

componenti di un campione in base all'intensità della fluorescenza o dell'assorbimento di luce UV.

È costituito da una sorgente luminosa, cioè una luce UV, la luce viene fatta passare attraverso un selettore di lunghezza d'onda chiamato *Monocromatore*. La luce viene fatta passare attraverso la piastra che intendiamo leggere cercando di indirizzarla selettivamente sulla macchia sulla quale vogliamo avere info quantitative. A questo punto tramite un *Rivelatore* che è in grado vedere la quantità di luce trattenuta e non, moltiplicando questa informazione e la invia al computer.
Tutto questo per trasformare l'info ottenuta cioè l'assorbimento della luce UV, in una info quantitativa.

CAPITOLO 8
PREPARAZIONE DEI CAMPIONI DELL'ANALISI

Eseguita la fase preliminare, bisogna effettuare un'*Analisi Strumentale*. Prima di procedere con l'analisi strumentale dobbiamo trattare il campione per liberarlo dalla matrice all'interno del quale esso è contenuto.

Matrice

È l'insieme dei composti interferenti o meno che accompagnano l'analita nel campione. L'alterazione del segnale prodotta dalla presenza della matrice nella sua globalità viene indicata come "effetto matrice". Le matrici che possiamo prelevare e portare in laboratorio, possono essere classificate sulla base dello stato di aggregazione della matrice stessa e quindi abbiamo:

- *Gas*: Aria ambiente (di lavoro), Atmosferica, Espirato, Spray (es: insetticidi).
- *Liquidi*: Acque potabili, Fluidi biologici, Birra, Vino, Olii, Caffè, Acque Reflue, Acqua salata.
- *Solidi*: Sabbia, Terreno, Reflui industriali, Residui d'incendio, Farmaci, Polimeri, Fiori, Insetti, Capelli.

Le matrici possono essere più o meno complesse in base alla lorocomposizione.

- *Matrici Semplici*: sono più facili da gestire in quanto la nostra conoscenza ed i dati storici sulla loro composizione ci permettono di fare previsioni sul loro comportamento, ad esempio: acqua potabile, aria indoor;
- *Matrici Complesse*: si definiscono complesse in quanto coesistono più variabili all'interno della loro totale composizione, ad esempio: reflui industriali, terrenifluidi biologici.

Interferente

È una specie chimica che in un'analisi chimica causa un errore sistematico dovuto ad un aumento, ad una attenuazione o alterazione del segnale analitico. Si considerano come interferenti quindi i componenti del campione che, per un motivo o un altro, modificano il segnale che l'analita darebbe in loro assenza. La variazione del segnale dell'analita a causa della presenza di un interferente può essere di tipo molto diverso:

- L'interferente può comportarsi analogamente all'analita perché il tipo di misura è poco selettivo (un analita infatti è spesso accompagnato da altre sostanze con proprietà molto simili cosicché lo strumento non riesce a distinguerle nettamente dall'analita ad esempio: alcaloidi di simile struttura). La risposta strumentale viene *esaltata*.
- L'interferente può reagire con l'analita. La risposta strumentale è *alterata*.
- L'interferente sottrae una parte dell'analita dallo stato in cui esso produce il segnale. (ad esempio: ione metallico in presenza di un agente fortemente complessante. La determinazione strumentale della concentrazione dello ione metallico libero fornisce un valore assai più basso di quello dello ione metallico totale). La risposta strumentale è *diminuita*.

Per fare in modo da minimizzare gli effetti matrice il campione da laboratorio necessita quasi sempre di essere sottoposto ad una serie di trattamenti, tali da convertire il campione o piuttosto l'analita nella forma più opportuna ai fini della determinazione analitica. Un metodo analitico si suddivide quindi, in diversi stadi:

- Pretrattamento del campione;
- Analisi chimica o strumentale;
- Identificazione e quantificazione.

Ognuno di questi tre stadi rappresenta un punto critico che deve essere attentamente valutato al fine di ottenere la massima selettività e sensibilità dell'analisi.

Pretrattamento del campione

Il pretrattamento o preparazione del campione è definito come l'insieme di procedure richieste per avere l'analita o gli analiti di interesse in forma determinabile. Il pretrattamento è un punto essenziale del metodo analitico, importante quanto la determinazione quali-quantitativa. La preparazione di un campione comprende convenzionalmente l'insieme di procedimenti quali:

- Solubilizzazione e/o distruzione del campione;
- Isolamento (eliminazione interferenze) dalla matrice, purificazione e arricchimento dei composti di interesse;
- Derivatizzazione.

La varietà delle matrici considerate fa sì che sia difficile enunciare regole valide per ogni tipo di campione. La selezione del metodo di pretrattamento più opportuno dipenderà strettamente:

1) Dalla natura chimica degli analiti di interesse (organica o inorganica; acida, basica o neutra; solubile in solvente acquoso o in solventi organici);
2) Dalla natura della matrice;
3) Dalla tecnica analitica prescelta: tecniche cromatografiche, tecniche spettroscopiche, tecniche elettrochimiche, tecniche volumetriche, saggi qualitativi.

È evidente ad esempio che se la tecnica è molto sensibile (es GC o GC-MS), si dovrà disporre di estratti particolarmente purificati e non sarà necessario avere dei recuperi (cioè quantità di analiti) particolarmente elevati. È chiaro che se, al contrario, l'estratto è destinato al solo esame in TLC non è necessaria una purificazione particolarmente raffinata, a vantaggio invece di un maggiore recupero di analita.

Solubilizzazione

La maggior parte delle misure analitiche viene eseguita su soluzioni (di solito acquose) dell'analita. La grande maggioranza delle analisi si effettuano quindi per via _umida_. Ciò significa che il campione, se non è già liquido, va portato in soluzione o quanto meno va solubilizzata la parte che contiene l'analita o gli analiti di interesse. Generalmente, quindi, il pretrattamento coincide o termina con uno stadio di solubilizzazione. In rari casi è possibile effettuare l'analisi sul campione tal quale, utilizzando tecniche non distruttive, ad esempio la spettrofotometria IR. Idealmente il solvente dovrebbe sciogliere:

- L'intero campione (cioè anche la matrice quando non si conosce la natura dell'analita);
- Rapidamente;
- In condizioni blande.

A volte però può essere utile, se si conosce esattamente la natura della matrice e dell'analita, operare in modo tale da solubilizzare solo l'analita tale da allontanarlo dal resto della matrice o viceversa.

> Mentre alcuni campioni si disciolgono facilmente in acqua o nelle soluzioni acquose di acidi e di basi comuni, altri richiedono potenti reagenti ed un preciso trattamento.

Precauzioni nella solubilizzazione

1) *Perdite di analita per volatilizzazione*

Un aspetto importante da considerare quando si disciolgono dei campioni è la possibilità che una parte di analita possa volatilizzare. Per esempio:

- L'acido borico (H_3BO_3), l'acido nitrico, e gli acidi alogenidrici vengono persi in seguito ad ebollizione di soluzioni acquose.
- Un gran numero di elementi formano cloruri volatili che vengono parzialmente o completamente perduti da soluzioni calde di acido cloridrico. Tra questi sono compresi i cloruri di stagno (IV), germanio (IV), antimonio (III), arsenico (III), e mercurio (II).
- L'acido fluoridrico reagisce con i silicati e con composti che contengono boro per produrre fluoruri volatili.

2) *Introduzione di un analita come contaminante del solvente*

La presenza della specie analita nel solvente, anche in piccole concentrazioni, può condurre ad un errore significativo, specialmente quando l'analita nel campione è presente solo in tracce.

3) *Introduzione di contaminanti derivanti dalla reazione del solvente con le pareti del recipiente*

Questa sorgente di errore si incontra spesso nelle decomposizioni che implicano fusioni ad alta temperatura e diventa particolarmente importante quando l'analita è presente solo in tracce.

Decomposizione del Campione

Si tratta di una tecnica di pretrattamento molto utilizzata per la determinazione di specie inorganiche (metalli, anioni), mentre non è adatta per la determinazione di specie organiche che subiscono degradazione chimica e termica. Per esempio, quando in un composto organico si devono determinare lo zolfo o gli alogeni, il campione deve essere sottoposto ad alte temperature e a potenti reagenti necessari a rompere i forti legami esistenti tra questi elementi ed il carbonio.

Allo stesso modo, di solito, per la determinazione dei metalli, sono richieste condizioni drastiche per demolire la componente organica mediante trasformazione di quest'ultima prevalentemente in CO_2, H_2O e ossidi di azoto. per via umida. La distruzione del materiale organico può avvenire:

- Per via secca (riscaldamento su fiamma, forno o muffola);
- Per via umida (digestione-mineralizzazione).

1) Distruzione del materiale per via Secca

È un processo di ossidazione di un campione organico con ossigeno o aria ad alta temperatura che lascia inalterata la componente inorganica per l'analisi. Il metodo per via secca è adatto ad esempio per tutti i metalli, eccezion fatta per Hg, As e Sb in quanto volatili: per tali tossici è necessario impiegare la distruzione per via umida, detta anche digestione. Si esegue ponendo il campione o:

- In un crogiuolo che viene riscaldato su fiamma fino a che tutti i materiali carbonacei siano stati ossidati a biossido di carbonio;
- In forno o stufa che riscaldata elettricamente è capace di raggiungere una temperatura massima compresa tra 140°C e 260°C;

- In Muffola (forno elettrico ad alto rendimento) che è capace di mantenere temperature controllate fino a 1100°C o più. Il forno a Muffola ha una struttura esterna in acciaio Inox ed è disponibile da 3, 5, 9, 15, 24, 40 litri e raggiunge una temperatura massima di 1100 °C o 1200 °C.
  Ha un'impostazione digitale della temperatura, T che può essere regolabile. Può essere programmato il tempo di accensione e della durata.

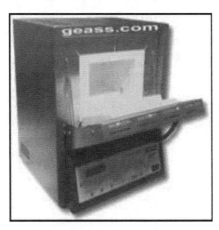

2) Distruzione del materiale organico per via umida: Digestione

È possibile la matrice organica da un campione contenente metalli attraverso la digestione. Il processo di digestione avviene all'interno di un contenitore nel quale sono introdotti il campione finemente suddiviso e i reattivi di solubilizzazione, eventualmente coadiuvati da reattivi di ossidazione. Generalmente sono utilizzati acidi puri o in miscela:

- Acido nitrico, esercita azione ossidante a caldo ed è in grado di rompere i legami glicosidici;
- Acido solforico, esercita azione ossidante e disidratante;
- Acido perclorico, esercita azione ossidante;
- Acqua regia ($HNO_3 + HCl$ 1:3), esercita azione ossidante molto forte;
- Acqua ossigenata, esercita azione ossidante.

La decomposizione della materia organica avviene ad opera dell'H_2SO_4/HNO_3 che ossidano il carbonio e l'idrogeno presenti nel campione rispettivamente a CO_2 e H_2O. Il destino dell'azoto dipenderà dal suo stato di combinazione nel campione originale:

- ammine e amidi sono trasformate quantitativamente in ioni ammonio (NH_4^+);
- gruppi -NO_2, forniscono azoto elementare e ossidi vari di azoto.

Procedura: Si aggiunge a un campione contenente una sostanza organica una miscela di H_2SO_4 e HNO_3. Si fa bollire la miscela per 20 minuti e più, finché tutte le particelle si sono sciolte e la soluzione ha un aspetto nero uniforme. Dopo la digestione si analizzano i costituenti del campione decomposto.

La scelta appropriata tra tutti i reagenti e le tecniche per decomporre e disciogliere i campioni analitici può rappresentare il punto critico per il successo di un'analisi, specie nel caso in cui:

- L'analita è presente solo in tracce;
- Siano implicate Sostanze Refrattarie, cioè un materiale resistente al calore e all'attacco di forti reagenti chimici.

Precauzioni nella digestione

- Le quantità di reagenti e di campione introdotte devono essere compatibili con il volume del sistema. Un occhio di riguardo va messo per l'analisi di matrici contenenti elevate quantità di sostanze organiche, in qual caso va considerata la liberazione di composti gassosi conseguenti alla digestione, che può provocare sovrapressioni:

$$(C, H, O) + O_2(\text{acido ossidante}) \rightarrow H_2O + CO_2$$

- Il volume dei gas liberati è ovviamente maggiore rispetto alla miscela campione-reagenti di partenza;
- Il contenuto di carbonio nei campioni è quindi un valore da tener presente nel progettare un pretrattamento per digestione umida.

La reazione di digestione può avvenire a temperatura controllata.

Lavorando in Sistema Chiuso è possibile raggiungere temperature superiori a quelle di ebollizione degli acidi a temperatura ambiente, con aumento delle proprietà solubilizzanti e ossidanti dei reagenti impiegati. Il sistema chiuso inoltre limita le perdite di campione per volatilizzazione.

2.1) Digestione umida assistita da Microonde (MOD)

Una variante più efficace della semplice digestione umida prevede l'utilizzo di microonde per il riscaldamento del sistema. L'uso dei forni a microonde per la decomposizione di campioni sia organici che inorganici è stato proposto per la prima volta nella metà degli anni '70. Le microonde hanno un intervallo di frequenza che va da 300MHz a 300GHz e ciò vuol dire che sono onde ad elevata dimensione e più lunga è l'onda, minore è l'energia che è contenuta all'interno di questa.

Queste onde sono solo in grado solo di determinare la rotazione delle molecole non partecipano direttamente all'eccitazione dei legami e non li rompono per formarne altre e quindi non hanno nessun ruolo nelle trasformazioni chimiche, ma possono avere un ruolo nell'introduzione di calore all'interno di un sistema chimico.

In genere nelle apparecchiature da laboratorio la frequenza utilizzata è quella a 2450MHz, pari ad una lunghezza d'onda di 12,25 cm. Le applicazioni delle microonde in un sistema chiuso consentono di solubilizzare il campione in maniera più efficiente e in tempi minori. Di solito, decomposizioni con microonde di campioni anche complessi possono essere realizzate in un tempo di 5-10 minuti. Gli stessi risultati richiedono diverse ore se raggiunti per riscaldamento su fiamma o su una piastra bollente.

La maggiore velocità di decomposizione è dovuta al diverso meccanismo con cui l'energia, nel riscaldamento tradizionale e nel riscaldamento mediante microonde, è trasferita alle molecole di soluzione. La propagazione del calore nel riscaldamento tradizionale avviene mediante *Conduzione*. Poiché i recipienti usati nel riscaldamento conduttivo sono in genere deboli conduttori, ci vuole tempo perché il recipiente si riscaldi e trasferisca poi il calore alla soluzione per conduzione. La maggiore velocità di decomposizione è dovuta al diverso meccanismo con cui l'energia, nel riscaldamento tradizionale e nel riscaldamento mediante microonde, è trasferita alle molecole di soluzione. Inoltre, a causa della *Convezione* all'interno della soluzione, solo una piccola parte del liquido viene mantenuta alla temperatura del recipiente e quindi al suo punto di ebollizione.

- Conduzione

È la trasmissione di calore che avviene per contatto, senza spostamento di materia; essa è caratteristica dei corpi solidi. Le particelle di un corpo allo stato solido sono disposte in modo ordinato le une vicine alle altre; quando vengono a contatto con una fonte di calore, ricevono energia che le fa vibrare più velocemente. A loro volta queste particelle cedono energia alle particelle più vicine che iniziano anch'esse a oscillare più rapidamente e così via. Sono buoni conduttori di calore tutti i metalli (rame, zinco, alluminio, …). Al contrario le sostanze attraverso le quali il calore si propaga lentamente vengono dette isolanti: ceramica, plastica, legno, polistirolo.

- Convezione

È la trasmissione di calore che avviene con spostamento di materia in un liquido o in un gas. La materia calda si sposta verso l'alto, mentre quella fredda verso il basso. L'acqua più calda e con densità minore sale verso l'alto prendendo il posto di quella più fredda con densità maggiore che scende verso il basso.

La digestione avviene generalmente in *Contenitori* di materiale inerte e trasparente alle microonde come il Teflon® o Politetrafluoroetilene (PTFE). Questi materiali devono anche essere termicamente stabili e resistenti all'attacco chimico da parte dei vari acidi usati per le decomposizioni.

Il Teflon® è un materiale quasi ideale per molti degli acidi comunemente usati per le dissoluzioni. Esso è trasparente alle microonde, ha un punto di fusione di circa 300°C ed è resistente all' attaccato degli acidi più comuni. Gli acidi solforico e fosforico, comunque, hanno punti di ebollizione superiori al punto di fusione del Teflon, il che vuol dire che possono portare alla fusione del contenitore e quindi bisogna aver cura di controllare la temperatura durante le decomposizioni. Per questi acidi, al posto dei contenitori in teflon, si usano a volte recipienti di quarzo o di vetro borosilicato.

Le digestioni con microonde possono essere eseguite in recipienti sia chiusi che aperti, ma sono preferibili i primi a causa delle pressioni più alte e quindi delle temperature più alte che si realizzano. Vantaggi dell'impiego dei recipienti chiusi per le decomposizioni con microonde sono:

- Temperature più alte, che si sviluppano in conseguenza delle più elevate pressioni (alte pressioni che possono diventare l'unico pericolo);
- Poiché sono evitate le perdite per evaporazione, si richiedono quantità minori di reagente, riducendo perciò l'interferenza da parte dei contaminanti del reagente;
- La perdita dei componenti volatili del campione è teoricamente eliminata;
- Le decomposizioni con microonde in recipienti chiusi sono facili da automatizzare, riducendo così il tempo operativo richiesto per preparare i campioni per l'analisi.

Il sistema appena descritto che è un sistema con un recipiente chiuso, è definito anche *Bomba per Microonde* proprio per dare l'idea che il sistema possa esplodere se inseriamo un'eccessiva quantità di composto solido da sottoporre alla digestione. È preferibile mettere all'interno del recipiente: il solido da sciogliere, l'acido che utilizzeremo per la digestione, ci sarà poi un tappo di chiusura che si deformerà qualora si generino delle pressioni troppo elevate.

Questa *Bomba per Microonde* risulta particolarmente utile per sciogliere materiali altamente refrattari che vengono decomposti in modo incompleto nei recipienti a pressione moderata.

Bomba per digestione a microonde rivestita con Teflon. Un tipico recipiente da 23 mL può essere usato per digerire fino a 1g di sostanza inorganica (o 0,1g di sostanza organica, che rilascia una grande quantità di CO_2 gassosa) in un volume che può arrivare a 15 mL di acido concentrato. Il contenitore esterno resiste fino a 250°C, ma raramente viene usato al di sopra di 50°C. Per pressioni interne superiori a 80atm il coperchio si deforma per evitare una esplosione.

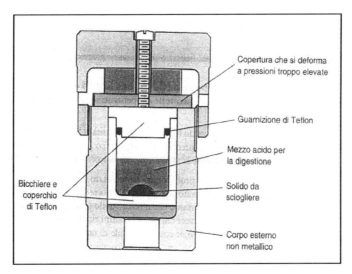

Spesso i sistemi di digestione con microonde esistenti in commercio prevedono la possibilità di trattare contemporaneamente più campioni, ciascuno nel proprio contenitore, e ciò abbrevia notevolmente i tempi di analisi.

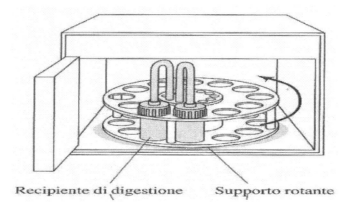

Il trattamento delle matrici organiche va effettuato con grande attenzione, visto l'innalzamento rapido di temperatura e pressione che si ha all'interno dei contenitori. Per evitare che si inneschino reazioni incontrollabili se non esplosive, generalmente è possibile controllare con dei sensori temperatura e pressione dei contenitori.

- Esempi di trattamento con microonde

La maggior parte delle matrici organiche può essere solubilizzata con acido nitrico concentrato 2mL sono sufficienti per la digestione di 100-200 mg di campione ad esempio di alimenti, bevande con alto contenuto di sostanze organiche (the, vino, birra), latte e alimenti a base di carboidrati (zuccheri, amidi, cellulosa, ecc.). Nei casi più difficoltosi (ad esempio, per la decomposizione di farine e prodotti da forno e in generale per alimenti con alto contenuto digrassi e proteine) è possibile addizionare degli ossidanti come acqua ossigenata, acido perclorico o solforico, ma sono necessarie particolari precauzioni per evitare reazioni esplosive. Questa nuova tecnica sta rimpiazzando i metodi convenzionali più vecchi, grazie al consistente guadagno economico derivante dal significativo risparmio di tempo e grazie alla possibilità di decomporre anche materiali organici refrattari.

Arricchimento, Separazione e Purificazione

Oltre alla dissoluzione della matrice organica, un'altra fase di pretrattamento arricchimento oppure separazione e purificazione. Si prefiggono essenzialmente lo scopo di:

- Incrementare (arricchire) la concentrazione assoluta della (o delle) specie da determinare, perché presenti in concentrazione troppo bassa rispetto alla sensibilità di rivelazione disponibile;

- Evitare interferenze da parte della matrice.

Ha lo scopo di incrementare la sensibilità con cui il rivelatore misura il componente di interesse. L'arricchimento riguarda spesso la diminuzione del contenuto di acqua che può creare difficoltà sia nel corso della separazione prodotta per esempio dalla colonna cromatografica che nella risposta del rivelatore.

Principi di Separazione

Le separazioni possono essere complete o parziali.

a) Una miscela di 4 componenti è completamente separata.
b) Separazione parziale: la specie A è isolata dal resto della miscela B, C e D.

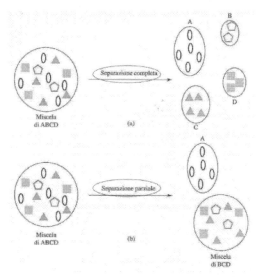

Il più semplice metodo di separazione di un composto rispetto al resto della matrice che lo costituisce, qualora avessimo a che fare con una matrice solida non organica e quindi non si può sottoporre a digestione, è la metodica di *Filtrazione e Decantazione*. La separazione dei componenti è molto più semplice nel caso di soluzioni *eterogenee* (dove una parte si solubilizza e una parte no) per i quali sono sufficienti metodi semplici quali:

- Decantazione
- Centrifugazione
- Filtrazione

Nel caso di soluzioni *omogenee* si utilizza:

- Distillazione
- Cromatografia

Decantazione e Centrifugazione

1) Decantazione (separazione grossolana)

Solitamente la decantazione è una tecnica usata per separare una fase solida da una liquida in un sistema eterogeneo. La decantazione viene usata qualora i componenti da separare costituiscano una *sospensione*. La decantazione sfrutta la differenza di peso specifico dei componenti che costituiscono il miscuglio. I più grandi e pesanti andranno sul fondo, i più leggeri si porteranno in superficie. Il metodo consiste nel lasciare riposare sul fondo del recipiente la parte più pesate fino a quando si sia separata e la parte sovrastante sia limpida.

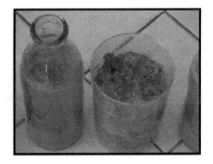 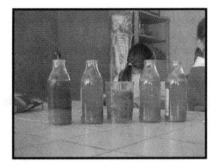

È applicabile per solidi di grossa granulometria che si separano spontaneamente dal liquido che deve essere limpido. Per quanto riguarda il procedimento si aspetta che il solido sedimenti per poi versare il liquido in un altro recipiente facendo attenzione che il solido rimanga sul fondo.

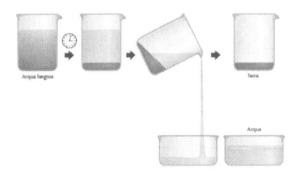

2) Centrifugazione

La centrifugazione sfrutta lo stesso principio della decantazione, con la differenza che tale processo è accelerato aumentando la *forza di gravità* agente sul miscuglio, facendo scendere i componenti più pesanti con maggior velocità. La miscela viene introdotta in contenitori di vetro o di plastica che vengono alloggiati in porta campioni posti all'interno della centrifuga.

Si applica fondamentalmente quando la sedimentazione è un processo lento e/o il solido ha granulometria molto fine (passa attraverso il filtro).

Filtrazione

È il metodo forse più usato per la separazione di un miscuglio solido-liquido, in quanto *permette di recuperare interamente la parte solida*. Processo di separazione di un solido, ad esempio un precipitato, dal liquido in cui si trova sospeso; si effettua facendo passare la sospensione attraverso un mezzo poroso permeabile ai liquidi. Il liquido puro che si ottiene dalla filtrazione della sospensione si chiama *Filtrato*, e il solido che si deposita sul filtro è detto *Residuo*. Sono impiegati vari tipi di *Filtri*: filtri granulari, come la sabbia e il carbone macinato; fogli di carta da filtro o filtri di materiale intessuto, come pezze di stoffa o setacci realizzati con fili metallici intrecciati; filtri rigidi e porosi, come quelli che si ottengono dalla creta o dai mattoni cotti a bassa temperatura.

3) Filtrazione per Gravità

La filtrazione per gravità, così definita perché sfrutta l'azione della gravità per separare il fluido dalla fase solida, che viene trattenuta su una carta da filtro, viene effettuata facendo passare la sospensione attraverso la carta filtrante fatta aderire alle pareti di un imbuto filtrante che può essere di dimensioni variabili.

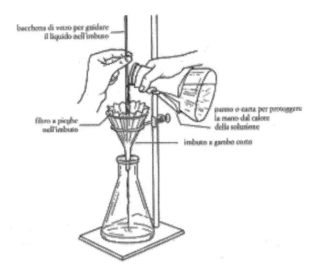

4) Filtrazione Buchner (per depressione)

Per aumentare la velocita di filtrazione, si può utilizzare la filtrazione per depressione. Questa tecnica richiede l'uso di una beuta da vuoto (beuta codata) e di un imbuto Buchner, speciale imbuto (di solito in porcellana) dotato di una piastra forata che sostiene il filtro. Mediante una pompa ad acqua o una pompa meccanica, si crea un voto parziale all'interno della beuta che provoca la rapida aspirazione del componente liquido della miscela attraverso la carta da filtro.

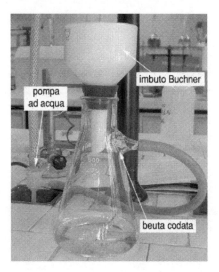

Metodi Chimici

Altra possibilità per separare composti è quella attraverso metodi chimici, come:

5) Precipitazione Selettiva

L'aggiunta di reagenti appropriati può convertire gli ioni interferenti in precipitati che possono essere allontanati per filtrazione. Le separazioni per precipitazione richiedono larghe differenze di solubilità (Kps) tra l'analita e le potenziali interferenze. Esistono per esempio numerosi reagenti organici selezionati per isolare vari ioni inorganici.

6) Ossidazione (riduzione selettiva)

Il campione è trattato con un agente ossidante o riducente che reagisce con alcuni degli ioni presenti: un cambiamento dello stato di ossidazione spesso facilita la separazione.

7) Mascheramento

Si aggiunge un agente complessante (es. EDTA). Se i complessi risultanti sono sufficientemente stabili, non potranno reagire con i reattivi aggiunti in un'operazione successiva. Esempio:

Ca^{+2} nelle acque naturali può essere misurato con un reagente chimico EDTA:

$$Ca^{+2} + EDTA^{4-} \rightarrow Ca(EDTA)^{2-}$$

Al^{+3} interferisce con questa analisi perché anch'esso reagisce con EDTA:

$$Al^{+3} + EDTA^{4-} \rightarrow Al(EDTA)^{-}$$

Perciò Al^{+3} viene mascherato trattando il campione con un eccesso di F^{-} per formare AlF_6^{-3} (esafluoroalluminato) che non interferisce nella misura del Ca^{+2} con EDTA:

$$AlF_6^{-3} + EDTA^{4-} \rightarrow NESSUNA\ REAZIONE$$

CAPITOLO 9
DISTILLAZIONE

Una volta ricevuta la nostra matrice separiamo, purifichiamo e pre-concentriamo. Per purificare utilizziamo metodiche come la Distillazione, Liofilizzazione e Cristallizzazione.

DISTILLAZIONE

Tecnica di separazione di due o più sostanze presenti in miscela, che sfrutta la differenza dei punti di ebollizione di tali sostanze (volatilità). Un esempio semplice di miscela binaria costituita da due liquidi con differente temperatura di ebollizione è una miscela costituita da acqua e alcol. Perché le sostanze presentano diverto punto di ebollizione? Perché all'interno di un liquido, entro il loro raggio d'azione, agiscono su ogni molecola delle Forze di attrazione Intramolecolari in tutte le direzioni e con la stessa intensità, il tutto è tradotto in un annullamento di queste forze.

Se, però, una molecola si trova in superficie, una parte delle forze non viene compensata, provocando una forza perpendicolare alla superficie del liquido. Le molecole di superficie vengono attratte verso l'interno, spingendo su quelle sottostanti e producendo una pressione. A sua volta, la forza di coesione fra le molecole fornisce una forza tangente alla superficie.

Il risultato è che si viene a generare una forza di attrazione tra tutte le molecole in superficie che vengono trattenute verso il basso e che fa sì che si generi il fenomeno della Tensione Superficiale che è la forza con cui le molecole in superficie si attirano l'un l'altra, opponendosi al fenomeno dell'evaporazione che è appunto un processo di superficie. Tanto più ci sono quindi delle interazioni di tipo polare tanto più la tensione superficiale è elevata. Questo spiega l'elevata temperatura di ebollizione dell'acqua.

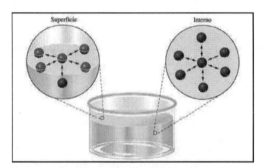

Quando poniamo la soluzione acquosa all'interno di un recipiente chiuso, avremo che una certa quantità di molecole che si trovano sulla superficie potranno passare nella fase di vapore. Una certa quantità di molecole può quindi esercitare una pressione sulla superficie del liquido che l'inverso della tensione superficiale e prende il nome di Tensione di vapore che non dipende dalla superficie e dalla quantità di liquido, ma dipende solo dalla temperatura e dalle forze di coesione del liquido.

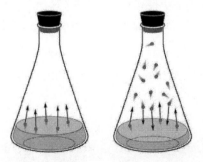

Quando la tensione di vapore del liquido eguaglia la pressione atmosferica, questo inizierà l'ebollizione ed il liquido evapora con formazione di bolle.

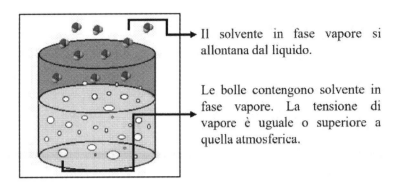

Il solvente in fase vapore si allontana dal liquido.

Le bolle contengono solvente in fase vapore. La tensione di vapore è uguale o superiore a quella atmosferica.

Continuando a riscaldare, la temperatura del liquido si mantiene costante perché l'energia fornita viene convertita in calore di evaporazione per cui aumenta la velocità di formazione delle bolle. La formazione delle bolle interessa l'intera massa del liquido, quindi l'ebollizione al contrario dell'evaporazione, non è solo un fenomeno di superficie. Si definisce quindi Punto di Ebollizione, la temperatura alla quale la tensione di vapore del liquido uguaglia o supera la pressione esercitata sulla sua superficie dall'aria.

Sulla base della differenza della temperatura di ebollizione di liquidi diversi, è possibile utilizzare delle metodiche di distillazione per separare i liquidi gli uni dagli altri. Possiamo distinguere:

1) Miscele Binarie
   i)   Completamente immiscibili;
   ii) Miscibili (miscele ideali e non ideali);
   iii) Parzialmente miscibili.
2) Miscele di più componenti
   i) Immiscibili e parzialmente miscibili;
   ii) Completamente miscibili.
   (IMPARARE IN SEGUITO COM'È COSTITUITA LA STRUTTURA PER LE VARIE DISTILLAZIONI)

Distillazione a corrente di vapore

Si applica quando i due componenti della miscela sono immiscibili. Ciascuno dei due componenti si trova praticamente allo stato puro ed esercita la propria tensione di vapore. La tensione di vapore risultante è, secondo la _Legge di Dalton_, data dalla somma delle tensioni di vapore delle sostanze pure, indipendentemente dal loro rapporto nella miscela:

$$P_A = P°_A \qquad P_B = P°_B$$

$$P = P°_A + P°_B$$

La distillazione in corrente di vapore è applicabile a composti che presentano le seguenti tre caratteristiche:

1) Tensione di vapore significativa a 100°C ($P° > 10$ torr).
2) Immiscibilità con l'acqua anche a temperature prossime ai 100°C.
3) Stabilità termica ed idrolitica a 100°C.

Il punto di ebollizione della miscela sarà la temperatura alla quale la somma delle tensioni di vapore dei due liquidi uguaglia la pressione atmosferica.

- Tale temperatura sarà più bassa di quella di ebollizione del componente più volatile.
- La temperatura rimarrà costante fino a quando tutto il componente meno volatile non è stato distillato quasi completamente, dopodiché si osserverà un aumento fino a raggiungere la temperatura di ebollizione del liquido rimasto in caldaia.

- Questa tecnica può essere quindi utilizzata quando si trattano Sostanze Termolabili (soluzioni soggette a decomposizione o alterazione per effetto del calore) o con temperature di ebollizione molto alte, purché esse, ovviamente, siano immiscibili con l'acqua.

La distillazione a corrente di vapore si esegue con una strumentazione costituita da un primo pallone che viene riempito con acqua distillata. Al di sotto di questo pallone si applicherà calore con un Becco Bunsen o con una piastra riscaldante in modo tale da trasferire energia a questa soluzione e portare in piena ebollizione questo liquido. Si ha una sorta di "caldaia" in cui mettiamo dell'acqua e si generà vapore a 100°C.

L'asta nel pallone è un termometro sul quale possiamo leggere il raggiungimento della temperatura di ebollizione e genererà vapore. Il vapore che viene raccolto da un tubo di raccolta che viene fatto confluire all'interno del secondo recipiente dove avremo posizionato la nostra miscela di acqua e olio essenziale. In questo caso la miscela entrerà in ebollizione attraverso un blando riscaldamento in quanto la tensione di vapore proveniente dalla "caldaia" e quindi dall'acqua si andrà a sommare alla tensione di vapore che generiamo con il piccolo riscaldamento della miscela e questo garantisce il raggiungimento della pressione atmosferica, con la miscela ebollirà senza un riscaldamento importante. Da qui il nome distillazione in corrente di vapore perché arriva la corrente di vapore dal primo recipiente garantendo l'ebollizione.

A questo punto i singoli costituenti della miscela entreranno in fase di vapore e quindi viaggeranno all'interno di un ulteriore raccordo entrando all'interno di una struttura. Entrerà in un refrigerante che è un sistema costituito da una cavità interna in cui passano i vapori della soluzione che è stata portata all'ebollizione. All'interno è presente anche una serpentina con l'acqua che entra dal basso ed esce dall'alto in modo da raffreddare costantemente la porzione interna del refrigerante che prendere il nome di Refrigerante a Canna ed è utilizzato per far si che i vapori che sono stati generati dalla nostra miscela, incontrando una superfice molto fredda ricondensano e quindi successivamente vengono raccolti in un ultimo recipiente nel quale ritroveremo le due soluzioni separare l'una dall'altra. Siamo riusciti così a separare la miscela senza riscaldamento elevato evitando i fenomeni di termodegradazione.

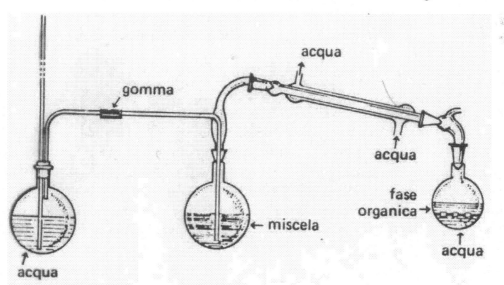

Distillazione semplice

Un'altra modalità di separazione di due liquidi però miscibili tra di loro è la distillazione semplice. Consiste nel riscaldare la soluzione a diverse temperature in modo da favorire l'allontanamento più basso-bollente e ad estendere dal successivo elemento della soluzione rappresentato dal liquido più alto-bollente. Una miscela ideale possiede le seguenti proprietà:

- Non si ha riscaldamento quando si mescolano i componenti perché completamente miscibili tra di loro;
- Non si ha variazione di volume quando si mescolano i componenti:
- La tensione di vapore di ciascun componente è uguale a quella della sostanza pura moltiplicata per la sua frazione molare nella soluzione (*Legge di Raoult*):

$$PA = P^{\circ}_A \cdot x_A$$

In questo caso:

- La composizione del vapore in equilibrio con il liquido dipende sia dalla temperatura che dalla composizione del liquido; ogni componente, infatti, interferisce con la tensione di vapore dell'altro.

La distillazione semplice:

- Consiste nel portare un liquido all'ebollizione e nel condensare per raffreddamento il vapore emesso;
- Può essere impiegata per la separazione di liquidi da solidi non volatili o nel recupero di un solvente organico da una miscela di sostanze non volatili;
- Può anche essere impiegata nella separazione di due liquidi che abbiano dei punti di ebollizione molto diversi. Quando le temperature di ebollizione dei solventi da purificare sono vicine, è necessario ricorrere alla distillazione frazionata.

Per la distillazione semplice la strumentazione è simile a quella per la distillazione a corrente di vapore.

1) Abbiamo un primo recipiente in cui poniamo la nostra miscela di due solventi completamente miscibili tra di loro e abbiamo bisogno di un bagno riscaldante. Come si può riscaldare una soluzione? Un primo metodo è quello di poggiare un recipiente sulla retina del treppiedi e riscaldare la base con un Becco Bunsen, ma come metodo è pericoloso perché richiede una fiamma libera. Per questo in laboratorio è preferibile eseguire il riscaldamento attraverso un Bagno riscaldante. In pratica si prende un recipiente all'interno del quale si può aggiungere un conduttore termico come l'olio minerale che ha un elevato punto di fumo.
2) Quindi si tiene questo recipiente in cui è presente dell'olio e immergiamo il pallone da riscaldare all'interno dell'olio. Il recipiente viene poi poggiato su una piastra riscaldante elettrica in modo tale che ci possa essere trasferimento di calore per conduzione.
3) La soluzione bollirà quando si è raggiunta la temperatura di ebollizione osserveta mediante un Termometro posto nella Testa di Claisen.
4) I vapori che vengono rilasciati dalla soluzione in ebollizione, vengono convogliati nel Refrigerante a canna grazie alla Testa di Claisen che fa in modo che non tutti i vapori entrino nel refrigerante.
5) Per effetto della gravità poi, il vapore condensato sottoforma di liquido precipita nel Pallone di Raccolta dove possiamo raccoglierlo e separarlo da eventuali altri liquidi presenti nella miscela da distillare.

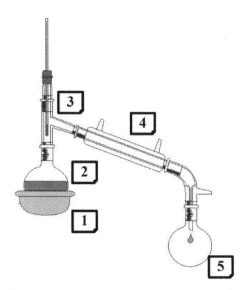

Il sistema appena descritto può essere trasformato in un sistema ancora più efficace, attraverso l'applicazione di una pompa da vuoto che fa si dà diminuire quella che è la pressione atmosferica. Questo fa diminuire anche la temperatura necessaria per far bollire la soluzione. Sulla base di questo principio funziona la distillazione a pressione ridotta, tramite uno strumento chiamato Rotavapor. Vi è una caldaia riscaldante in cui si aggiunge acqua, si immerge il pallone contenente la soluzione da separare nella caldaia ad acqua e si aspetta che ci sia un trasferimento di calore alla miscela. Raggiunti i 40°C a pressione atmosferica, il vapore passerà nel refrigerante dove condenserà e verrà raccolto sottoforma di goccioline nel pallone di raccolta.

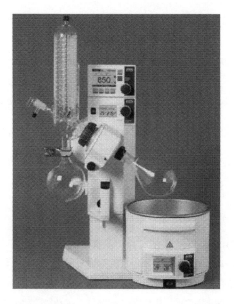

Distillazione frazionata

Una variazione rispetto alla distillazione semplice, decisamente più efficace perché consente la separazione di due liquidi con temperature di ebollizione confrontabili tra di loro è quella che prende il nome di distillazione frazionata. È un processo che consente di raccogliere porzioni di distillato di liquidi con punti di ebollizione non troppo differenti gli uni dagli altri e richiede per poter essere eseguita, l'ausilio di uno strumento chiamato Colonna di Rettifica ed è l'unica differenza con la distillazione semplice.

La colonna di rettifica presente al suo interno delle introflessioni che vanno a creare dei singoli pianti di distillazione (una sorta di piatti teorici della cromatografia) n cui in ogni singolo spazio tra un piano e il successivo avviene uno scambio in cui il vapore costituito dal componente più basso-bollente ed il liquido che andrebbe a ricondensare (perché incontra una superficie più fredda), si incontrano tra di loro, avviene uno scambio con il vapore che si arricchirà sempre di più del componente più basso-bollente che tenderà a salire verso la colonna mentre il liquido meno basso-bollente tenderà a rimanere nella parte inferiore della colonna. Un esempio semplice di colonna di rettifica è definita Colonna di Vigreux che è una colonna in vetro contenente numerose flessioni che fanno si che si creino i piani di distillazione dove avviene uno scambio tra il vapore del liquido più basso-bollente e il liquido che tende a ricondensare costituito dall'elemento più alto-bollente.

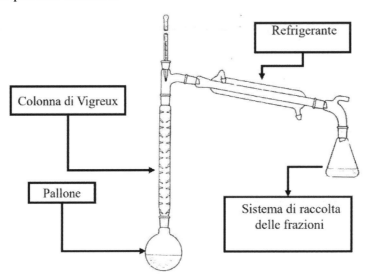

Distillazione a pressione ridotta

Il sistema appena descritto può essere trasformato in un sistema ancora più efficace, attraverso l'applicazione di una pompa da vuoto che fa si dà diminuire quella che è la pressione atmosferica. Il principale vantaggio di distillare a pressione ridotta invece che a pressione atmosferica consiste nel fatto che abbassando la pressione esterna si abbassa di conseguenza anche la temperatura di ebollizione.

- Si possono quindi distillare quelle sostanze che si alterano alla temperatura di ebollizione.

- È utile anche per quelle sostanze che hanno tensioni di vapore molto bassa e che, a pressione atmosferica, avrebbero temperature di ebollizione troppo alte.

Uno schema definitivo più complesso che possiamo immaginare, prevederà un pallone con all'interno la miscela da separare, con al di sotto una fonte di calore come il bagno riscaldante. Subito sopra al recipiente ci sarà il termometro e la testa di Claisen che conducono al refrigerante. In immagine vi è una colonna di rettifica di Vigreux in modo da esemplificare una distillazione frazionata a pressione ridotta. Tutto ciò che viene raccolto viene conferito all'interno del recipiente finale di raccolta. Ovviamente trattandosi di un sistema sottovuoto se noi vogliamo raccogliere delle frazioni del distillato senza interrompere l'aspirazione della pompa, dobbiamo aggiungere dei rubinetti che possono consentire di staccare per un attimo la pompa e quindi aprire il recipiente, raccogliere il liquido, ricollegarlo e mettere di nuovo la pompa nella fase di aspirazione.

Questo viene realizzato attraverso un ulteriore schema di rubinetti che fanno parte della distillazione frazionata a pressione ridotta. Rubinetti che prendono il nome di Triangolo di Perkin perhcé aatraverso 3 diversi rubinetti:

- Quello che congiunge al pallone di raccolta;
- Quello che congiunge alla pompa;

- Quello che mette in connessione la pompa ed il pallone di raccolta.

È possibile così decidere di raccogliere singole frazioni della miscela.

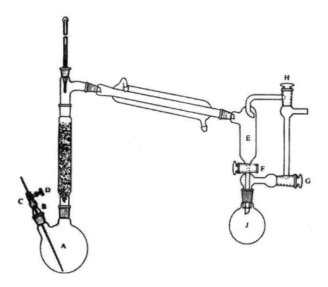

Liofilizzazione

Per allontanare l'acqua da un campione da una soluzione si utilizza la Liofilizzazione (o più correttamente, crio-essiccamento) è una tecnica particolare di essiccamento per sublimazione sottovuoto del ghiaccio ottenuto mediante preventivo congelamento di: soluzioni, sospensioni, tessuti animali o vegetali etc. La liofilizzazione è adatta a:

- Composti organici non volatili;
- volumi elevati perché rappresenta una modalità di pre-concentrazione;
- componenti inorganici.

Le condizioni del processo sono:

- Temperatura molto bassa per garantire il congelamento della soluzione
- Bassa pressione per avere la certezza di passare dalla fase solida a quella di vapore. La riduzione della pressione infatti, avviene tramite uno strumento dotato di una pompa aspirante più efficace di quella del Rotavapor.

Con la Liofilizzazione si eliminano in gran parte i fattori di alterazione e di denaturazione che intervengono, in grado diverso, nei metodi di essiccamento tradizionali. Il prodotto secco ottenuto, di forma Porosa e Friabile e possiede un carattere Liofilo cioè che ha affinità per l'acqua che gli permette di riformare rapidamente e integralmente la soluzione di partenza.

La liofilizzazione consiste fondamentalmente in una sublimazione. L'acqua del prodotto da seccare viene dapprima trasformata in ghiaccio e, quindi, vaporizzata direttamente senza passaggio intermedio per lo stato liquido. Al di sotto del Punto Triplo* l'acqua sublima, poiché il suo punto triplo è al di sotto della pressione atmosferica, il ghiaccio sublimerà solo a pressione ridotta e questo spiega perché la liofilizzazione va condotta sottovuoto.

*Il punto triplo è un particolare stato termodinamico determinato dai valori di temperatura e pressione in cui coesistono, in condizioni di equilibrio, tre fasi di aggregazione di una sostanza:[1] nel caso più comune, quelle solida, liquida e aeriforme.

Per poter congelare rapidamente una soluzione si utilizza una miscela frigorifera. Come si fa? Si prende un pezzetto di CO_2 solida (ghiaccio solido), si aggiunge acetone (CH_3-CO-CH_3), il mescolamento tra queste due sostanze da luogo ad una soluzione che ha una temperatura molto bassa di cira -78°C. Utilizzando questa miscela congelante, si prende il pallone, lo si immerge in questa miscela avendo cura di utilizzare un vetro Pirex che è resistente alle variazioni di temperatura, e immediatamente avremo ottenuto la fase di congelamento.

Il prodotto congelato si pone sottovuoto al di sotto quindi delle condizioni del punto triplo grazie a delle pompe. A questo punto il materiale da essiccare si pone nella camera di liofilizzazione (A) dove verrà raffreddato a una T_A che è in collegamento tramite un condotto di aspirazione con una camera (B) di raccolta dei vapori (B) che si formeranno quando alzeremo la temperatura e sarà portata a una temperatura T_B ancora più bassa della camera (A) e quindi poiché:

$$T_B < T_A$$

la tensione di vapore in (B) è inferiore alla tensione di vapore in (A):

$$P_B < P_A$$

Questa differenza di tensione di vapore fra i due recipienti è la *forza motrice* della liofilizzazione.

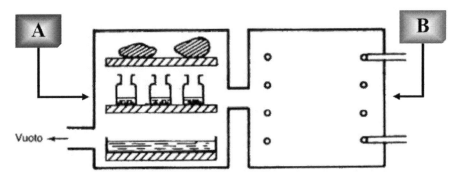

Essa provoca lo spostamento del vapore da (A) verso (B) dove questo si trasforma in ghiaccio. Questo sino a che tutto il ghiaccio di (A) si ritrova in (B) lasciando in (A) solo un *residuo secco*. L'insieme può essere messo sottovuoto, cosa che facilitare lo spostamento del vapore.

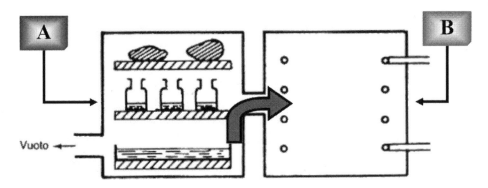

In (A) si ha sublimazione del ghiaccio accelerata dall'eliminazione del vapore man mano che si forma: questo è il recipiente di sublimazione o evaporazione.

In (B) si ha la solidificazione del vapore in ghiaccio: questo è il condensatore che gioca semplicemente il ruolo di trappola del vapore.

Lo spostamento del vapore da (A) verso (B) garantisce che tutto il materiale posto nella camera di liofilizzazione (A) resti come un solido friabile facilmente idrosolubili e quindi pre-concentrato pronto per l'analisi successiva.

Il vantaggio della liofilizzazione è che in realtà le molecole che si trovavano in soluzione disperse tra di loro una volta che vengono deprivate delle molecole di acqua, vanno ad occupare lo stesso volume che avevano nella soluzione originale. Togliendo l'acqua le molecole continuano a rimanere lontane nel residuo secco che è facilmente polverizzabile, diventa una polvere leggerissima che contiene dei leggerissimi piccoli canali creati dalla rimozione dell'acqua e quindi rimane solo l'aria. In questo modo si genera essiccamento senza riscaldare e schizzi.

Cristallizzazione

Consiste nell'ottenimento di cristalli di un composto puro rispetto alle impurezze contenute in esso. Supponiamo di avere una polvere nella quale abbiamo il 95% del nostro campione acido acetilsalicilico e dal 5% di impurezze e noi vogliamo ottenere un campione più puro in modo tale da limitare la presenza delle interferenze. Cosa si fa? Possiamo prendere la polvere e la solubilizziamo in un solvente a caldo avendo cura che il solvente selezionato sia in grado di dare una soluzione per riscaldamento ma che garantisca la ri-precipitazione della sostanza per raffreddamento. Per trovare il giusto solvente bisogna affrontare dellle prove di solubilità preliminare:

Si prende un po' campione che vogliamo cristallizzare e si vede se in acqua è possibile realizzare una soluzione a caldo in modo tale che una volta solubilizzato riscaldando per bene, lo si riporta a raffreddare e si aspetta la precipitazione soltanto del mio campione. Questo perché nella fase di riscaldamento il campione precipita ma lascia in soluzione quelle poche impurezze che lo accompagnavano in modo tale da passare dal 95% di purezza al 97% di purezza e così via attraverso una serie di procedure che prendono il nome di cristallizzazione frazionata. Possiamo infatti eseguire una singola fase di cristallizzazione o più cristallizzazioni per l'ottenimento di un campione sempre più ricco di nostro interesse e più povero di impurezze.

A questo concetto generale possiamo aggiungere che le impurezze potrebbero essere insolubili quando le andiamo a riscaldare. In questo caso si può filtrare a caldo che rappresenta un primo modo di eliminazione delle impurezze. La soluzione calda ottenuta si fa raffreddare e si otterrà una cristallizzazione perché satura del composto ed eventualmente non satura rispetto alle impurezze che si troveranno a concentrazione bassissima nella soluzione e non le troveremo nei cristalli a ri-precipitare.

Da un punto di vista pratica la cristallizzazione può essere sintetizzata in:

1) Scegliere il solvente opportuno, come qualora possibile l'acqua perché non è tossica, facilmente filtrabile e commercialmente disponibile. Oppure ricorrere a solventi organici che devono essere ottimi solventi a caldo e pessimi solventi a freddo.
2) Dissolvere la sostanza da purificare nel solvente all'ebollizione;
3) Filtrare a caldo la soluzione ottenuta per eliminare le impurezze insolubili;
4) Raffreddare la soluzione filtrata per ottenere dei cristalli;
5) Separare i cristalli dal liquido che prende il nome di acqua madre;
6) Lavare con il solvente i cristalli perché a temperatura ambiente il solvente non è in grado di dare solubilizzazione del nostro composto;
7) Essiccare i cristalli in stufa o essiccatore.

Scelta del Solvente è importante, dobbiamo infatti trovare un solvente che dia una buona solubilità a caldo e bassa a freddo. Si raffredda la soluzione al di sotto della temperatura ambiente con ghiaccio per facilitare la separazione del composto cristallino.

- Il solvente deve essere inerte, non deve reagire con la sostanza. Ad esempio non si usa mai l'alcool per cristallizzare un cloruro acido in quanto si otterrebbe l'estere;

- Le impurezze che accompagnano la sostanza devono essere rispetto ad essa o molto più o meno solubili nel solvente impiegato, in ogni caso devono avere una solubilità diversa dal nostro composto;
- Il solvente deve possedere una volatilità intermedia (T.eb. maggiore di 60°C ma minore 140°C) e comunque la sua temperatura di ebollizione deve essere minore della temperatura di fusione del soluto. Non si può usare l'etere dietilico perché da solo dà luogo ad evaporazione e ad un fenomeno di arrampicamento dei cristalli, cioè intorno alle pareti del recipiente si può avere la risalita dei cristalli e l'ottenimento di un gradiente di purezza dei cristalli di tipo differente. Da qui la scelta di un solvente a volatilità intermedia.

Dissoluzione dei cristalli Si procede aggiungendo alla sostanza circa una metà del solvente e successivamente si scalda quasi all'ebollizione: si aggiunge, poi, gradualmente il resto del solvente necessario alla completa dissoluzione. Se la soluzione bollente limpida non si filtra perché non si hanno impurezze insolubili a caldo; in caso contrario si filtra attraverso un filtro posto in imbuto riscaldato con il solvente all'ebollizione per evitare cristallizzazione della sostanza sul filtro freddo.

Filtrazione dei cristalli Per separare cristalli dalle acque madri si usa il Buchner col fondo di porcellana collegato con l'apposita beuta da vuoto. Il filtro di carta deve essere delle stesse dimensioni del fondo per evitare perdite. Il Buchner presenta dei vantaggi: grande rapidità e minimo pericolo di perdita. Per filtrazioni più accurate si usano i Gooch, col fondo di vetro poroso. Le acque madri non vanno mai buttate potendo servire nel caso che passi nel filtrato anche del solido.

Lavaggio ed essiccamento dei cristalli Dopo aver staccato il vuoto, si lavano i cristalli con piccoli volumi di solvente di cristallizzazione. L'essiccamento dei cristalli si esegue dapprima comprimendoli con una spatola quindi ponendoli sottovuoto e riscaldando per eliminare le ultime tracce di solvente. Il vuoto è necessario perché permette di eliminare agevolmente il solvente senza raggiungere temperature elevate che potrebbero provocare decomposizione. I cristalli vengono poi ad essiccamento, ponendo la polvere in stufa in modo tale che eventuali tracce del nostro solvente di cristallizzazione vengano allontanate per effetto termico oppure ponendo i cristalli in un essiccatore che non è nient'altro che una sorta di pentola dove sul fondo vengono aggiunte sostanze in grado di trattenere il solvente utilizzato per la cristallizzazione. Qualora avessimo utilizzato l'acqua come solvente di cristallizzazione sul fondo verranno messe delle anidridi in modo tale che l'acqua si sposti dalla superfice della polvere alle anidridi che fungono da adsorbenti.

Si ha così un campione ad elevata purezza e concentrazione, e ciò permetterà di procedere all'analisi senza avere delle interferenze.

CAPITOLO 10
TECNICHE DI ESTRAZIONE

È una tecnica per separare la novità di interesse dal materiale estraneo (es. eccipienti nel caso di un farmaco) ottenendo grado sufficiente di purificazione da permettere la sua determinazione. Le tecniche di estrazione si possono suddividere in base allo stato fisico del estraente:

- Estrazione liquido - liquido (LLE)
- Estrazione solido - liquido
- Spazio di testa statico (HS)
- Spazio di testa dinamico (purge & trap)(PAT)
- Estrazione in fase solida (SPE)
- Micro-estrazione in fase solida (SPME)
- Estrazione con microonde (MAE)

Estrazione liquido - liquido (LLE)

In questa estrazione abbiamo l'analita in soluzione ed effettuiamo la separazione del nostro analita utilizzando un altro solvente nel quale il campione sia più solubile. In genere questa estrazione è fatta tra acqua e un solvente organico. La condizione indispensabile nell'estrazione liquido-liquido è che due solventi che mettiamo a contatto siano *immiscibili* tra di loro. L'immiscibilità non è mai totale, ma per comodità la si considera tale quando solo il 3% dell'uno è solubile nell'altro. Quindi questa estrazione si basa sul concetto di *ripartire* (dividere) l'analita tra il solvente da cui si estrae e il solvente estraente.

Si definisce Legge di Ripartizione (Legge di Henry)

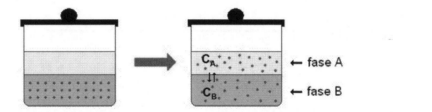

La quale stabilisce che se ad un sistema a due fasi liquide immiscibili tra loro A e B si aggiunge un terzo componente C (più o meno solubile in entrambe le fasi) quest'ultimo componente si distribuisce tra le due fasi fino al raggiungimento dell'equilibrio:

$$C_A \leftrightarrows C_B$$

L'equilibrio sarà tale che il rapporto tra le concentrazioni nei due componenti resti costante a temperatura costante:

$$\frac{C_A}{C_B} = \text{costante di distribuzione}$$

A e B = solventi immiscibili tra loro

C_A = concentrazioni della sostanza nel solvente A

C_B = concentrazioni della sostanza nel solvente B

K = coefficiente di ripartizione o di distribuzione

Il valore di K dipenderà dalla natura del soluto e da quella dei solventi edalle condizioni sperimentali (pH, aggiunta complessanti, ecc.).

Si definisce quindi Coefficiente di Ripartizione, il rapporto:

$$\frac{C_{\text{solv. organico}}}{C_{\text{solv. acquoso}}} = K$$

Il valore di K deve essere necessariamente maggiore di 1. Questo significherà che il termine al numeratore sarà maggiore del termine al denominatore e ciò vuol dire che la concentrazione di analita nel solvente estraente è maggiore della concentrazione di analita nel solvente da cui si estrae. Se era uguale a 1 vorrà dire che la concentrazione dell'analita nel solvente estraente è uguale alla concentrazione dell'analita da cui si estrae, per cui il soluto si ripartisce equamente tra le due fasi e non è possibile condurre l'estrazione.

Possiamo avere:

1.1 Estrazione (LLE) in discontinuo

Applicabile quando il composto da estrarre è più solubile nell'estraente che in acqua, cioè quando il coefficiente di ripartizione è elevato. Si effettua in imbuto separatore. Estrazione si esegue utilizzando un imbuto separatore, che ha una forma come una sorta di cono, un rubinetto e un tappo. All'interno si inseriscono sia la fase acquosa sia la fase organica e agitiamo aprendo di tanto in tanto il rubinetto per far "sfiatare" l'aria presente all'interno.

Dopo aver agitato lo riposizioniamo e osserviamo che si avrà una separazione delle fasi (con la fase acquosa che potrà stare sopra o sotto in funzione della densità del solvente organico). Alla fine si aprirà il rubinetto e faremo scendere la fase B. Se in basso è presente la fase A, facciamo scorrere la fase A, recuperiamo la fase B e la mettiamo da parte, rimettiamo la fase A nell'imbuto e ripetiamo l'estrazione.

La scelta del solvente dipenderà dalla solubilità in esso della sostanza da estrarre e dalla facilità con cui il solvente può essere allontanato senza comportare alterazioni per il soluto. I solventi organici più comuni sono:

- Etere dietilico (p.eb. 35 °C), Benzene, Esano, altri idrocarburi che sono *meno densi dell'H_2O*.
- Cloroformio, Diclorometano, Tetracloruro di carbonio che sono *più densi dell'H_2O*.

Altro fattore preso in considerazione nella scelta del solvente per l'estrazione va in base alla *Tossicità* e *Infiammabilità*.

Solvente	Bp (C°)	Infiammabilità	Tossicità	Commenti
n-Esano	69	++++	+	Per composti apolari, facilmente seccabile
N-Eptano	98	++++	+	Per composti apolari, facilmente seccabile
Benzene	80.1	+++	+++++	
Diclorometano	40	0	++	Facilmente seccabile, forma emulsioni
Cloroformio	61.7	0	++++	Facilmente seccabile, forma emulsioni
Etere etilico	34.5	++++	++	Buon solvente generale, assorbe molta acqua
Etile acetato	77.1	+	+	Per composti polari, assorbe acqua
2-butanolo	99.5	+++	+++	Per composti molto polari, altobollente

Il volume dell'imbuto separatore inoltre, dovrà essere circa il doppio della somma dei volumi delle soluzioni immiscibili tra di loro perché si viene a realizzare una tensione di vapore e per questo per evitare che si viene a formare troppa pressione all'interno dell'imbuto (per questo si sfiata l'imbuto) nella fase di dibattimento è necessario rispettare questo criterio.

Dibattendo energicamente si possono creare delle *Emulsioni,* cioè i due solventi quando entrano a contatto tra di loro inglobano bolle d'aria ed è per questo che non ritornano completamente separare. Condizione che può essere eliminata tramite:

- *Metodo Meccanico*: ad esempio, muovere con l'estremità di una bacchetta di vetro l'interfaccia tra l'emulsione e la fase liquida che si sta separando (entrerà così aria). Si può anche oscillare o ruotare l'imbuto con un cauto movimento rotatorio, così da creare dei piccoli vortici. Spesso ha effetto anche una filtrazione lenta attraverso uno strato compatto di lana di vetro posto in un imbuto di Hirsch o di Buchner.
- *Aumentare la concentrazione delle specie ioniche* si aggiunge un sale come cloruro di sodio, solfato di sodio o carbonato di potassio. Sono sostanze che non interferiscono con la natura chimica degli analiti ma che favoriscono l'incremento delle specie ioniche in soluzione favoriscono il distanziamento tra il solvente organico e la soluzione acquosa. Se si sta estraendo una soluzione alcalina si può aggiungere un po' di acido solforico diluito perché più è basica la soluzione più tenderà ad emulsionarsi. Questo però senza raggiungere la neutralizzazione completa o l'acidificazione, che potrebbero far cambiare la natura chimica di qualche componente del soluto.
- *Aggiungendo alcune gocce di un solvente terzo* come un alcol o un altro solvente organico tramite una pipetta pasteur. L'aggiunta va fatta all'interfaccia tra l'emulsione e il liquido.
- *Lasciare la miscela a riposo* per qualche tempo perché si abbia una separazione soddisfacente.

La completezza dell'estrazione dipende non solo dal coefficiente di ripartizione ma anche dal volume delle fasi usate. La completezza dell'estrazione è misurata dalla concentrazione W di soluto rimasto in fase acquosa dopo una estrazione. Usando:

- un volume (V) di fase acquosa
- e un volume (S) di fase organica.

Si dimostra che a parità di fase organica usata l'estrazione risulta più completa se il solvente viene ripartito in diverse aliquote.

Efficienza Estrattiva

In termini di capacità di estrarre quantitativamente più composti, dobbiamo procedere a valutare quella che l'equazione che ci dice quantitativamente come viene separato un composto quando eseguiamo la nostra operazione. Esiste infatti una relazione che noi possiamo utilizzare per stabilire, conoscendo il coefficiente di ripartizione di un determinato composto, quanto di questo ne troveremo nel solvente organico e quanto ne troveremo in fase acquosa a seguito di un procedimento di estrazione in discontinuo.

Immaginiamo di utilizzare una soluzione acquosa di un determinato volume che chiameremo W e di utilizzare un solvente organico (come l'aceto di etile, cloroformio etc.), di utilizzare un determinato volume (ad esempio 100ml) che chiameremo S. Possiamo andare a dimostrare qual è la quantità di composto che viene estratto dalla nostra fase cloroformica in una singola estrazione.

- **K** è il coefficiente di ripartizione, cioè la concentrazione del composto in un solvente e nell'altro;
- W_1/v è la concentrazione del composto in acqua;
- $(W_0-W_1)/S$ è la concentrazione del composto nella fase organica;
- W_1 = quantità di soluto che resta nella soluzione acquosa dopo la prima estrazione;
- v = volume della soluzione acquosa;
- W_0 = grammi di composto organico da estrarre;
- S = ml di solvente organico.

Praticamente è una K al contrario dato che normalmente con la concentrazione del composto nel solvente organico al numerato e la concentrazione del composto nel solvente acquoso al denominatore.

$$K = \frac{W_1/v}{(W_0 - W_1)/S}$$

$$W_1/v = \frac{KW_0 - KW_1}{S}$$

$$\frac{W_1}{v} + \frac{KW_1}{S} = \frac{KW_0}{S}$$

$$W_1 \frac{S}{v} + K \frac{W_1 \cancel{S}}{\cancel{S}} = \frac{KW_0 \cancel{S}}{\cancel{S}}$$

$$W_1 \left(\frac{S}{v} + K \right) = KW_0$$

$$W_1 = \frac{K}{\left(\frac{S}{v} + K \right)} W_0$$

$$W_1 = W_0 \frac{Kv}{S + Kv}$$

Nel 4° passaggio ci troviamo **S** al numeratore perché si deve eliminare.

Nel 6° passaggio si porta W_1 in evidenza.

Nell'8° passaggio si avrà la formula finale per calcolare W_1.

Attraverso un ragionamento in pratica, siamo riusciti ad ottenere un'equazione che ci consente di quantizzare l'efficienza del processo estrattivo stabilendo in una sola fase di estrazione qual è la quantità di sostanza che metteremo in acqua. L'unica informazione di cui abbiamo bisogno è **K**.

Se eseguiamo una seconda estrazione, indichiamo con W_2 la quantità di soluto che resta nella soluzione acquosa dopo la seconda estrazione, avremo:

$$K = \frac{W_2 / v}{(W_1 - W_2)/S}$$

Noi dobbiamo conoscere W_2, che sarà uguale a:

$$W_2 = W_1 \frac{K \cdot v}{Kv + S} = W_0 \left(\frac{K \cdot v}{Kv + S}\right)^2$$

Se effettueremo altre estrazioni, la quantità del composto organico che resta nella soluzione acquosa sarà:

$$W_n = W_0 \left(\frac{K \cdot v}{KV + S}\right)^n$$

Dove **n** è il numero di estrazioni effettuate.

Una volta terminata l'estrazione della fase acquosa con solventi organici, poiché l'immiscibilità totale non esiste, solitamente prima di allontanare il solvente (attraverso distillazione), si sottopone la fase organica estraente complessiva ad un *Trattamento di Anidrificazione*. Questo perché nel solvente organico sono rimaste delle molecole di acqua pari fino al 3% del volume che possono dare luogo a interferenze. Il tutto avviene mediante l'utilizzo di un *agente essiccante*, cioè un *anidrificante*. Come si fa? Si prende la fase organica, si versa in una beuta e si aggiunge sottoforma di polvere un *sale* che sia in grado di assorbire e trattenere sulla sua superfice le molecole di acqua. Un agente essiccante viene scelto sulla base delle seguenti considerazioni:

- non deve reagire chimicamente con il composto organico;
- deve esercitare un'azione essiccante rapida ed efficiente;
- non deve sciogliersi nel liquido;
- deve essere economico;
- non deve catalizzare eventuali reazioni chimiche del composto organico.

Comuni agenti essiccanti per le sostanze organiche	
Alcooli	Carbonato di potassio, solfato di magnesio o solfato di calcio anidro, ossido di calcio
Alogenuri alchilici Alogenuri arilici	Cloruro di calcio anidro*, solfato di magnesio o solfato di calcio anidro, anidride fosforica
Idrocarburi saturi ed aromatici; Eteri	Cloruro di calcio anidro, solfato di calcio anidro, anidride fosforica
Aldeidi	Solfato di calcio anidro, solfato di magnesio o solfato di sodio anidro
Chetoni	Solfato di calcio anidro, solfato di magnesio o solfato di sodio anidro**, carbonato di potassio anidro
Basi organiche (ammine)	Idrossido di sodio o di potassio solido, ossido di calcio o ossido di bario
Acidi organici	Solfato di calcio anidro, solfato di magnesio o solfato di sodio anidro

*=si trasforma in ESAIDRATO

**=si trasforma in DECAIDRATO

1.1 Estrazione liquido-liquido (LLE): Metodica di Staudinger

È una metodica sistematica che viene utilizzata per separare ed estrarre i componenti delle matrice anche se queste sono molto complesse. È possibile eseguire una separazione preliminare di campioni complessi in più frazioni con caratteristiche chimico-fisiche diverse, attraverso più studi. Lo schema a cascata prevede diversi stadi, in cui ogni volta si ottengono frazioni con caratteristiche chimico-fisiche diverse.

Per allontanare dalla miscela eventuali composti liquidi si procede attraverso distillazione a 100°C, che permette l'allontanamento del componente volatile (es. etanolo) e raccoglierlo a parte. Avremo così una frazione molto volatile (M.V.) e una frazione poco volatile (P.V.).

Raccolti i composti volatili si effettua una valutazione della solubilità, aggiungendo ai composti: acqua ed etere. Si otterranno per i composti M.V:

1) composti solubili in etere e insolubili in acqua;
2) composti solubili in etere e solubili in acqua;

Esempio di composti M.V. sono i composti organici come gli idrocarburi facilmente allontanabili e gli esteri.

Per i composti P.V:

1) composti solubili in etere e insolubili in acqua;
2) composti solubili in etere e in acqua;
3) composti insolubili in etere e solubili in acqua;
4) composti insolubili in etere e insolubili in acqua.

Esempio di composti M.V. sono i composti organici come gli idrocarburi facilmente allontanabili e gli esteri. Esempio invece di composti M.V.2 solubili sia in etere che in acqua e dotati di buona volatilità sono gli alcoli.

Smistamento di una miscela di sostanze organiche secondo la sistematica di Staudinger

Sostanze molto volatili (M.V.)

- M.V.1 = Sostanze solubili in etere, poco solubili o insolubili in acqua
- M.V.2 = Sostanze solubili in etere ed in acqua

Sostanze poco volatili (P.V.)

- P.V.1 = Sostanze solubili in etere, poco o niente solubili in acqua
- P.V.2 = Sostanze solubili in etere ed in acqua
- P.V.3 = Sostanze solubili in acqua e insolubili in etere
- P.V.4 = Sostanze poco solubili o insolubili in etere ed in acqua

M.V.1 Sostanze solubili in etere, poco solubili o insolubili in acqua

Appartengono a questo gruppo i composti tipicamente organici quali: gli idrocarburi e i loro derivati alogenati, gli eteri ed esteri a basso peso molecolare e alcooli, aldeidi e chetoni contenenti da 4 a 6 atomi di carbonio.

M.V.2 Sostanze solubili in etere e in acqua

Appartengono a questo gruppo quelle sostanze organiche che hanno una certa polarità ed un peso molecolare basso. Per esempio si possono trovare: alcoli, aldeidi, chetoni, ammine ed acidi.

Queste ultime due classi di composti non si potranno mai trovare insieme nella fase volatile in quanto, se fossero stati presenti nella miscela iniziale, avrebbero formato un sale non volatile e di conseguenza in fase volatile si sarebbe trovato solo quel composto che era in eccesso.

P.V.1 Sostanze solubili in etere, poco o niente solubili in acqua (gruppo più numeroso)

In questo gruppo si trovano numerosissime sostanze organiche aventi carattere debolmente polare quali: gli idrocarburi superiori, i loro derivati alogenati o nitrati, tutte le altre sostanze a carattere neutro, insieme ad essi si trovano le sostanze aventi un certo carattere polare ed un peso molecolare non troppo basso. Per esempio acidi carbossilici, alcoli, fenoli ed ammine. La scarsa solubilità in acqua di quest'ultime è dovuta alla grandezza del radicale organico in esso presente.

P.V.2 Sostanze solubili nell'etere e nell'acqua

Si trovano in questo gruppo le sostanze polifunzionali in cui parte polare e non polare si compensano.

P.V.3 Sostanze solubili in acqua ed insolubili in etere

Appartengono a questo gruppo le sostanze aventi tipico comportamento minerale come per esempio: i sali degli acidi e delle basi organiche, gli acidi solfonici, i composti poliossidrilati come gli idrati di carbonio, gli acidi policarbossilici e idrossipolicarbossilici.

P.V.4 Sostanze poco solubili o insolubili in etere e in acqua

Si trovano in questo gruppo composti tipicamente organici aventi peso molecolare molto elevato; per esempio: l'amido, la cellulosa, i polimeri, alcune anilidi, ecc.

SI può sfruttare la reattività delle molecole per poterle separare, individuando:

- Sostanze a carattere fortemente acido;
- Sostanze a carattere acido;

- Sostanze a carattere debolmente acido (facendole reagire con solventi basici (carbonato, bicaebonato e idrossido di sodio);
- Sostanze a carattere basico (facendole reagire con HCl);
- Sostanze a carattere neutro.

Nell'estrazione liquido-liquido quindi, variando il pH o intervenendo con dei contro-ioni o dei complessanti, è possibile separare i composti gli uni dagli altri in ragione delle caratteristiche dei loro gruppi funzionali. Come:

Nelle tecniche di Estrazione Liquido-Liquido si può:

- variare il pH;
- aggiungere contro ioni;
- formare complessi.

Separazione estrattiva mediante variazione di pH

Reazione acida: acidi liberi e loro derivati, polifenoli, acidi dicarbossilici, si sciolgono nelle basi dando luogo a reazioni di salificazione, formando i sali solubili nel mezzo acquoso:

$$HX + NaHCO_3 \rightarrow NaX + H_2O + CO_2$$

$$HX + Na_2CO_3 \rightarrow NaX + NaHCO_3$$

$$HX + NaOH \rightarrow NaX + H_2O$$

$$H_2CO_3 + H_2O \rightarrow H_3O^+ + HCO_3 \qquad Ka_1 = 4.3 \times 10^{-7}$$

$$HCO_3^- + H_2O \rightarrow H_3O^+ + CO_3^{2-} \qquad Ka_2 = 4.3 \times 10^{-11}$$

L'acido più forte sposta dai suoi sali l'acido più debole quindi le sostanze capaci di spostare l'acido carbonico dai bicarbonati sono gli acidi più forti (carbossilici alifatici ed aromatici, e acidi solfonici). Quindi per trattamento con $NaHCO_3$, Na_2CO_3, $NaOH$, nell'ordine descritto sarà possibile differenziare gli acidi in base alla loro differente forza acida.

Una volta completata la fase di separazione, possiamo aggiungere alla soluzione HCl per ri-acidificare la soluzione. Aggiungendo HCl quindi, si ripristina così l'acido di partenza che in soluzione acquosa, non essendo più solubile, formerà un precipitato che potrà essere recuperato per filtrazione o successiva estrazione con opportuno solvente.

Una volta terminato l'allontanamento di tutti i composti a diverso carattere acido come ad esempio gli acidi carbossilici e i fenoli, possiamo cercare di recuperare in soluzione acquosa invece quei composti che presentavano un carattere basico effettuando l'estrazione dal solvente organico e una soluzione di HCl. In questo caso il soluto che è una base, reagisce con HCl dando luogo alla formazione del sale dell'ammina che è solubile nella soluzione acquosa, venendo così separato dagli altri composti del solvente organico perché sarà portato quantitativamente nella soluzione acquosa.

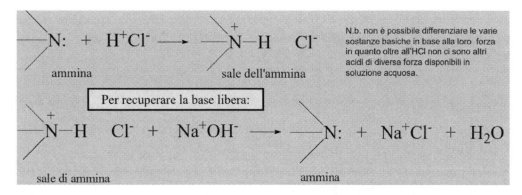

Ricapitolando:

1) *Sostanze a carattere fortemente acido*

Vi appartengono quelle sostanze che si sciolgono in una soluzione satura di NaHCO3 più di quanto non si sciolgono in acqua. Cioè quegli acidi con $Ka > 10^{-7}$, come ad esempio: acidi carbossilici, acidi solfonici e fenoli polisostituiti con gruppi elettronattrattori.

2) *Sostanze a carattere acido*

Si sciolgono in una soluzione di Na_2CO_3 2N, cioè acidi con Ka tra 10^{-7} e 10^{-11}, come: fenoli sostituiti, barbiturici.

3) *Sostanze a carattere debolmente acido*

Si sciolgono in una soluzione di NaOH 2N, cioè con $Ka < 10^{-11}$, come: fenoli, acidi idrossammici, immidi.

4) *Sostanze a carattere basico*

Queste sostanze danno sali con HCl 2N

5) *Sostanze a carattere neutro*

Non sono capaci di dare sali né con le soluzioni acquose alcaline né con quelle acide. In questo sottogruppo si trovano oltre agli idrocarburi ed ai loro alogeni derivati anche gli alcoli, le aldeidi, i chetoni e gli esteri a PM non troppo basso, i nitro-composti aromatici, le ammidi ed i composti aventi carattere acido o basico poco pronunciato.

Descritta la metodica di Staudinger, possiamo procedere ad una estrazione quantitativa di una miscela costituita da: *Glucosio*, *Fenacetina* e *Acido Benzoico*. Se si osservano le strutture di questi composti ci rendiamo conto che il Glucosio è solubile in acqua in ragione dell'elevata presenza dei gruppi ossidrilici. I gruppi organici Fenacetina e Acido Benzoico non sono solubili in acqua ma in solvente organico.

Si prende la polvere di questi 3 composti , si versa nell'imbuto separatore e si aggiunge H_2O e un solvente organico. Cosa ci aspettiamo? Che in acqua passi il glucosio e nel solvente organico otterremo Fenacetina e Acido Benzoico. Abbiamo quindi eseguito quantitativamente una separazione. Dalla soluzione acquosa recupereremo il glucosio rimuovendo l'acqua tramite distillazione o liofilizzazione.

La soluzione organica invece, contenente Fenacetina e Acido Benzoico verrà trattata -poiché l'acido benzoico contiene il gruppo carbossilico- con una soluzione alcalina come il carbonato (o bicarbonato), perché gli acidi carbossilici sono solubili in carbonato (o inbicarbonato o ancora in NaOH). La reazione tra acido benzoico e carbonato porta al sale sodico dell'acido benzoico, mentre la fenacetina non regisce e resta nel diclorometano (solvente organico). La fenacetina si recupera invece, allontanando il diclorometano tramite distillazione a pressione ridotta con Rotavapor.

Supponiamo invece di avere una miscela costituita da *Glucosio, Fenacetina* e *p-Nitroanilina*. Il glucosio e la attraversa lo stesso processo. Nell'imbuto separatore avremo quindi fenacetina e p-nitroanilina che tratteremo con HCl che reagirà con l'ammina aromatica per trasformarla nel corrispondente *sale cloroidrato* che sarà solubile in HCl. In diclorometano rimarrà la fenacetina che tratteremo con la distillazione a pressione ridotta in modo tale da allontanare il diclorometano e avere una polvere solo di fenacetina.

Nella beuta contenente il sale cloroidrato della p-nitroanilina, si può variare le condizioni di pH riportando la piena alcalinità trasformando il cloroidrato nell'*ammina libera*. L'ammina libera non è solubile in acqua e darà luogo ad un precipitato che si filtrerà e laverà con acqua, ottenendo così dei cristalli separati di glucosio, fenacetina e p-nitroanilina tramite la metodica di Staudinger.

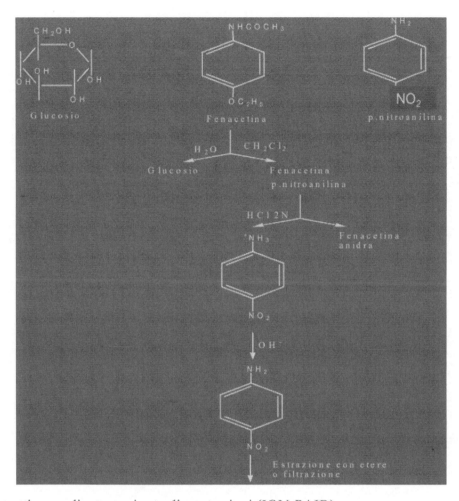

Separazione estrattiva mediante aggiunta di contro ioni (ION-PAIR)

Quando si vuole portare una molecola ionizzata in un solvente organico apolare per alcuni analiti si può ricorrere alla tecnica della estrazione della "coppia ionica" (ion-pair). Il trucco consiste nell'aggiungere un contro-ione caratterizzato da una porzione idrofobica molto pronunciata, capace di mascherare (una volta formato il legame ionico con la controparte) le cariche opposte ravvicinate del composto ionico venutosi a creare.

Mediante aggiunta nella soluzione acquosa di ioni disegno posto, si formano specie neutre relativamente meno polari ed estraibili con diclorometano o solventi con analoghe caratteristiche di polarità. Ad esempio se dovessimo estrarre in cloruro di metilene uno ione carbossilato, basta aggiungere un sale di ammonio quaternario, come il bromuro di tetrabutilammonio ed agitare. La coppia ionica ione carbossilato - tetrabutilammonio passerà nel solvente organico.

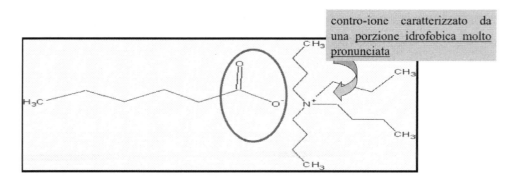

Altra possibilità di mascherare molecole ad elevata polarità e facilitarne la solubilizzazione nel solvente organico è l'impiego di *Eteri Corona* che sono composti eterei. In particolare gli atomi di ossigeno di questi composti possono fungere da coordinatori di complessi al cui centro viene portato uno ione metallico. Nel complesso *dibenzo-30-corona-10*, in cui K^+ è avvolto da 10 atomi di ossigeno ed in grado di complessare fortemente il potassio facendo sì che la parte esterna del complesso sia lipofilo e quindi in grado di essere trasportato in un solvente diverso.

Svantaggi LLE

L'estrazione con solvente tradizionale, pur garantendo ottime prestazioni, presenta alcuni inconvenienti tra cui:

- Necessita di volumi di solvente relativamente grandi, che possono causare problemi per la loro tossicità ed il loro smaltimento.
- I solventi devono essere immiscibili, quindi la scelta del solvente di estrazione è limitata. ☐Possono formarsi emulsioni.
- Introduzione di sostanze inquinanti con il solvente.
- Perdita nelle successive fasi di concentrazione delle componenti più volatili. ☐Difficoltà nell'ottenere un estratto privo di residui altobollenti di matrice.
- La maggior parte delle estrazioni non è adattabile all'automazione ma viene eseguita manualmente, per cui risulta piuttosto lenta e laboriosa.

2. Estrazione (LLE) in continuo

In considerazione degli svantaggi legati alla tecnica estrattiva Liquido-Liquido in discontinuo sopra elencati, sono state sviluppate alcune varianti come appunto l'estrazione in continuo, caratterizzate dall'utilizzo di piccole quantità di solvente di estrazione. Tale tecnica risulta necessaria soprattutto quando il composto da estrarre è più solubile in acqua che nell'estraente, cioè quando il coefficiente di ripartizione tra solvente organico ed acqua è piccolo.

$$\frac{C_{solv.\ organico}}{C_{solv.\ acquoso}} = K$$

Per l'estrazione in continuo si usano strumenti detti *Estrattori* che consentono di effettuare lunghi cicli di estrazione in modalità semiautomatica con buoni recuperi attraverso un sistema ciclico di ebollizione, condensazione e ricaduta del solvente di estrazione. Si divide in:

- Estrazione L-L per spostamento verso il basso

Estrazione in continuo di liquidi mediante solventi più pesanti dell'acqua come ad esempio cloroformio e diclorometano. Il solvente estraente è più denso rispetto al liquido che viene estratto. Le goccioline più dense del solvente, cadendo attraverso la colonna di liquido estraggono l'analita. Quando il livello del liquido è sufficientemente alto, il solvente estraente viene spinto, attraverso il tubo di ritorno, alla riserva del solvente. In questo modo l'analita viene lentamente trasferito dal liquido più leggero al liquido più denso nella riserva.

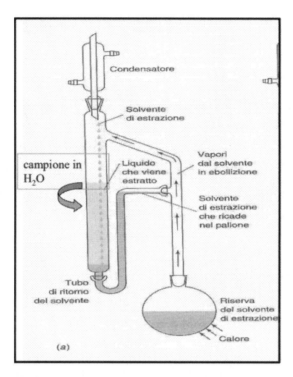

• Estrazione L-L per spostamento verso l'alto

Estrazione in continuo di liquidi mediante solventi più leggeri dell'acqua, come benzene o etere. Il solvente estraente è meno denso rispetto al liquido che viene estratto. Le goccioline meno dense del solvente, convogliate attraverso un setto poroso nella fase da estrarre, risalendo attraverso il liquido estraggono l'analita. Quando il livello del liquido è sufficientemente alto, il solvente estraente viene spinto, attraverso il tubo di ritorno, alla riserva del solvente. In questo modo l'analita viene lentamente trasferito dal liquido più denso al liquido meno denso nella riserva.

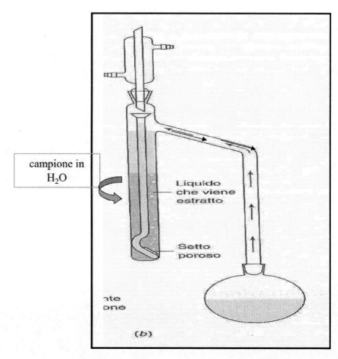

Estrazione Solido-Liquido

L'estrazione solido-liquido è un'operazione che consente la separazione di uno o più componenti presenti in una fase solida per mezzo di una fase liquida o solvente. Gli obiettivi di questa operazione possono essere quelli di: eliminare dalla fase solida un componente indesiderato (_Lavaggio_), o di allontanare da una fase solida un componente di interesse (_Lisciviazione_).

Esempi di applicazione di questa operazione in campo alimentare sono l'estrazione di: zucchero da barbabietole, oli vegetali da semi, oli essenziali da piante officinali, caffeina e teina da caffè e da tè.

Il solido deve essere pre-trattato prima dell'estrazione infatti deve essere triturato/macinato perché particelle più piccole offrono una superficie di contatto con il solvente estraente maggiore. Inoltre valutato il rapporto quantitativo tra solvente matrice per ottimizzare la procedura analitica.

Altro fattore sono i tempi di contatto che devono essere sufficienti per il passaggio dell'analita dalla matrice al solvente e infine la temperatura che può facilitare l'estrazione perché la aumenta la cinetica delle particelle e quindi favorisce il contatto tra solvente estraente la matrice.

La tecnica più utilizzata è l'estrazione mediante percolazione attraverso un letto solido stazionario e può essere _continua_ o _discontinua_.

Sistema di estrazione a singolo stadio in Discontinuo

Quando l'estrazione è condotta in un estrattore a singolo stadio la matrice è messa in contatto con solvente puro per un tempo tale da raggiungere l'equilibrio. Il solvente può essere pompato attraverso la fase solida oppure la fase solida è immersa nel solvente con o senza agitazione. Raggiunto l'equilibrio la fase liquida è fatta drenare dai solidi. La soluzione che si ottiene è detta _Estratto_, la fase solida è detta _Matrice Esausta_.

Estrazione solido-liquido in Continuo

Questo processo è in genere adoperato per isolare gli analiti da Matrici Solide (ad esempio: tessuti secchi di piante, funghi, alghe, filtri, ecc.). In questa estrazione viene utilizzato uno strumento chiamato _Soxhlet_.

Si mette nel pallone il solvente estraente, nel corpo centrale cioè l'estrattore, poniamo al suo interno un _ditale poroso_ che può essere di carta o di vetro al cui interno mettiamo il nostro solido frantumato. Il solvente viene riscaldato dalla piastra, evaporando. Il vapore poi salirà fino al refrigerante dove entrerà a contatto con le pareti mantenute fredde dall'acqua esterna. Condensando, percola nel ditale estraendo gli analiti fino a riempire livello del sifone. Ritorna così nel pallone alla base con conseguente concentrazione degli analiti. Attraverso poi distillazione allontaniamo l'analita dal solvente, rimanendo così nel pallone solo l'analita solido.

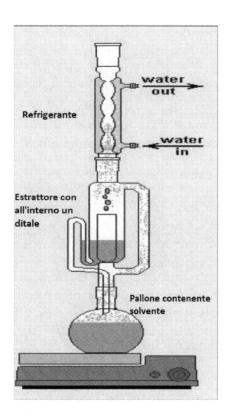

Estrazione assistita con Microonde (MAE)

È una tecnica di estrazione rapida ed efficiente basata sull'impiego di microonde per riscaldare la miscela campione/solvente allo scopo di facilitare e velocizzare l'estrazione dell'analita. A differenza delle fonti di calore tradizionali, che agiscono su una superficie, dal quale il calore si diffonde verso gli strati interni del corpo per conduzione e convezione, una fonte di calore a microonde agisce sull'intero volume (se il mezzo è omogeneo) o su centri riscaldanti localizzati, costituiti dalle molecole polari presenti nel prodotto. Inoltre, mentre il riscaldamento tradizionale è richiesto un certo tempo per riscaldare il recipiente prima che il calore venga trasferito alla soluzione, le microonde riscaldano direttamente la soluzione e il gradiente di temperatura viene mantenuto al minimo.

Più in dettaglio l'energia delle microonde è assorbita dal campione mediante due meccanismi: la conduzione ionica e la rotazione dei dipoli.

- Conduzione Ionica è la migrazione conduttiva degli ioni presenti nelle soluzioni sotto l'effetto di un campo elettromagnetico. Tale migrazione è influenzata da parametri quali la concentrazione, la mobilità degli ioni e la temperatura della soluzione. La resistenza che la soluzione oppone al libero flusso di ioni produce un attrito che svolge calore.
- Rotazione dei Dipoli consiste nell'allineamento delle molecole che hanno momenti di dipolo non nulli, sotto l'effetto di un campo magnetico. Poiché il campo applicato è oscillante, i dipoli si muovono rapidamente con il risultato di un "attrito molecolare".

Le apparecchiature dedicate:

- Sono dotate di software che permettono di monitorare molteplici parametri per il controllo di erogazione dell'energia;
- Sono costruiti con standard di sicurezza adeguati a garantire condizioni di lavoro sicure;
- Garantiscono la riproducibilità dei processi sperimentati.

I materiali che costituiscono i reattori devono essere trasparenti alle microonde: Quarzo, alcuni vetri speciali (Pirex), la maggior parte delle plastiche

La misura della temperatura può essere effettuata tramite fibra ottica oppure attraverso sensori IR. I reattori possono essere chiusi e funzionare sotto pressione, consentendo di aumentare la temperatura di esercizio al di sopra di quella di ebollizione del solvente impiegato. Consentono di condurre esperimenti su quantità di reagenti variabili dall'ordine delle millimoli a quello delle moli.

Generalmente si distinguono 2 tipi di meccanismi di estrazione:

1) Il campione è immerso in una soluzione che assorbe fortemente l'energia.
2) Il campione possiede un'elevata capacità di assorbire le radiazioni elettromagnetiche: l'estrazione è effettuata in un solvente trasparente alle microonde che permetterà di riscaldare non la soluzione ma direttamente il campione.

La procedura prevede bassi volumi del solvente circa 10-40 mL, una temperatura di estrazione di 80-150 °C e un tempo di estrazione di 10-30 min.

Tecniche di estrazione-preconcentrazione sono:

- Spazio di testa statico (HS)
- Spazio di testa dinamico (purge & trap o PAT)
- Estrazione in fase solida (SPE)
- Micro-estrazione in fase solida (SPME)
- Estrazione con microonde (MAE)

La tecnica dello spazio di testa statico è un'estrazione in fase gassosa dedicata all'estrazione e pre-concentrazione dei composti organici volatili (COV o VOC). Per COV (dall'inglese VOC "Volatile Organic Compounds") si intende un'insieme di classi di sostanze organiche, caratterizzate da un'elevata tensione di vapore a temperatura ambiente e da un punto di ebollizione che va da un limite inferiore di 50-100 °C a un limite superiore di 240-260 °C. I COV, esposti all'aria, abbandonano lo stato fisico liquido o solido in cui si trovano passando allo stato aeriforme e ciò permette di prelevarali e pre-concentrarli. Questi composti sono quindi presenti in atmosfera in fase vapore. I COV comprendono un ampio spettro di composti chimici, con comportamenti chimici e fisici diversi: idrocarburi (alifatici, aromatici tra cui il benzene), idrocarburi che presentano eteroatomi quali azoto e zolfo, composti ossigenati (alcoli, aldeidi, chetoni, acidi, eteri) e specie chimiche alogenate (es. clorofluorocarburi: CFC).

I COV sono utilizzati come solventi organici per dissolvere materie prime (prodotti o materiali di rifiuto, senza subire trasformazioni chimiche), o come agente di pulizia per dissolvere contaminanti, come mezzo di dispersione e correttore di viscosità.

Sebbene la *formaldeide* e *alcune aldeidi* siano dei composti organici volatili, queste sostanze vengono considerate a parte in quanto, per la loro elevata reattività e tossicità, devono essere monitorate con metodologie diverse da quelle applicate per i COV.

Problema dei COV è la tossicità che è in funzione della quantità e della qualità dei componenti individuali. Parte dei COV, infatti, risultano essere non tossici, specie se presenti a livelli molto inferiori rispetti ai valori delle linee guida. Altri invece come il benzene e l'1,3-butadiene sono cancerogeni.

Quindi per riportare dati di tossicità bisogna riferirsi ai singoli componenti della miscela sotto osservazione. Tra i COV cancerogeni ci sono gli idrocarburi aromatici in particolare il *Benzene* e alcuni dei suoi derivati più diffusi, costituiscono la classe di inquinanti nota come *BTEX* che sta per: Benzene, Toluene, Etilbenzene e Xileni).

Il Benzene è stato classificato dall'IARC (International Agency for Research on Cancer) come agente cancerogeno del gruppo 1 (cancerogeni umani). La sua cancerogenicità è legata al suo comportamento da agente intercalante: esso infatti "scivola" trai nucleotidi di un acido nucleico (come il DNA) provocando errori di lettura o scrittura del codice genetico e ciò danneggia la sintesi proteica e rende incontrollata la riproduzione cellulare (portando al cancro). Danneggia soprattutto le cellule germinali.

Il Benzene normalmente viene metabolizzato a livello epatico da Citocromo P450, in particolare dal *CYP2E1* che ha la capacità di far avvenire una reazione di epossidazione del benzene. L'epossido (che il metabolita del benzene è un ciclo a 3 termini con un atomo di ossigeno ed è fortemente reattivo, il che vuol dire che questo composto è molto pericoloso perché non solo può intercalarsi nelle basi del DNA, ma può addirittura reagire con le posizioni più nucleofile della sequenza del DNA, in particolare la posizione 7 della Guanina o nelle posizioni 1 e 3 dell'Adenina, dando luogo ad un legame covalente tra la base azotata e l'epossido. Questa reazione è una reazione di Alchilazione del DNA ED è una delle motivazioni dell'elevata mutazione del patrimonio genetico, che sono alla base quindi dei fenomeni di cancerogenesi.

L'epossido può essere neutralizzato dal nostro organismo, tramite una molecola detossificante che è il *Glutatione* che è un tripeptide si lega agli epossidi e li "apre" formando un derivato del benzene chiamato *Acido S-fenilmercapturico*.

Benzene ossido

Dal punto di vista atmosferico, i COV possono avere in due tipologie:

- Naturali

Sono anche detti *Composti biogenici (BVOC)*, esempi possono essere: gas metano, terpeni (imonene, sabinene, ecc.) biosintetizzati dagli organismi a partire dall'Acetil-CoA che vengono prodotti da molte piante. Sono i componenti principali delle resine e degli oli essenziali delle piante, miscele di sostanze che conferiscono a ogni fiore o pianta un caratteristico odore o aroma.

- Antropiche

Derivano dalla nostra attività sul pianeta e derivano dalla combustione incompleta di prodotti derivanti dal petrolio. Le emissioni principali di questi contaminanti, dunque, provengono dai: tubi di scappamento dei veicoli (in particolar modo diesel), dalle industrie, dal riscaldamento domestico.

Anche le bombolette spray (insetticidi, cosmetici, ecc.), le colle, i prodotti di pulizia (detergenti, decapanti, smacchiatori, diluenti, alcool da ardere, acqua ragia, ecc.), costituiscono delle fonti permanenti d'emissione di COV. Il loro impiego comporta un'emissione istantanea di COV nell'atmosfera. L'importanza che hanno le emissioni di composti organici volatili (COV), a livello ambientale risiede, soprattutto, nel fatto che possono dar luogo a una serie di trasformazioni chimico-fisiche il cui effetto in aree urbane e nella troposfera globale, è quello di produrre: un aumento di ozono, deposizioni acide, formazione di ossidanti fotochimici secondo cinetiche relative alla struttura chimica dei singoli composti.

A causa dell'elevata presenza dei COV nell'atmosfera in ragione della loro tossicità, è stato pubblicato nel 2004 un D.M. che recepisce nel nostro ordinamento la *Direttiva n°1999/13/CE* relativa alla limitazione delle emissioni di composti organici volatili di talune attività industriali.

I solventi (la maggior parte dei quali sono COV) trovano largo impiego nell'industria, essendo utilizzati in un rilevante numero di cicli produttivi in quantità e con metodologie diverse. Sono infatti impiegati sia come materie prime sia come componenti di vernici, diluenti, collanti ed inchiostri.

A causa della cancerogenicità di composti come il diclorometano, forme alogenate, ed altre sostanze *è strettamente necessario monitorare i COV dispersi nell'ambiente*. Sia la Environmental Protection Agency (E.P.A.) americana che la Comunità Europea hanno ritenuto prioritario *includere i COV nell'elenco degli inquinanti atmosferici*.

I COV sono analizzati principalmente con sistemi di *«purge and trap» accoppiati alla gascromatografia capillare*, utilizzando vari rivelatori quali l'ECD, FID (rivelatore a ionizzazione di fiamma), PID e l'MS nel caso si debba procedere al riconoscimento ed alla conferma della struttura dei composti in esame. In alternativa ai sistemi di «purge and trap» vi è un altro sistema come ad esempio lo *Spazio di testa (HS)* e la *Microestrazione in fase solida (SPME)*.

Spazio di testa statico (Head Space o HS) e Spazio di testa dinamico (purge and trap o PAT) sono tecniche basate sulla gas-phase extraction, per l'analisi della frazione volatile di matrici solide o liquide, in soluzioni omogenee e/o in fase eterogenea. Queste tecniche vengono utilizzate per l'isolamento di composti volatili o facilmente volatilizzabili, presenti anche in tracce nel campione, che vengono poi analizzati mediante GC. Le tecniche possono essere utilizzate per analizzare:

- *Acqua*: Analizzando i COV da acque potabili, di scarico e sotterranee.
- *Aria*: Analizzando i COV liberati da sorgenti inquinanti tra cui il traffico veicolare, il riscaldamento domestico, le emissioni industriali, ecc.
- *Matrici solide*: Terreni, sedimenti, fanghi.
- *Alimenti*: Ricercando i composti inquinanti in campioni di natura diversa come liquidi (bevande, oli), semi-solidi (creme, formaggi), solidi (carte e plastiche per imballi, alimenti in polvere, pane, caffè).
- *Polimeri*: Studio dei materiali da impegnare nel confezionamento in relazione ad eventuali rischi di cessione di plastificanti o di monomeri residui. Studio delle conseguenze dell'invecchiamento dei contenitori sugli alimenti.

Spazio di testa statico (Head Space o HS)

Si basa sulla Legge di Henry. Henry scoprì che la quantità di gas che si scioglie in una data quantità di liquido, a temperatura costante, è direttamente proporzionale alla pressione parziale del gas sopra la soluzione. Pertanto a temperatura costante, il rapporto tra la concentrazione di un prodotto volatile presente nella fase liquida e rispettivamente nella fase gassosa a contatto con essa è costante.

Si può alterare la condizione di scambio, intervenendo sulla temperatura. Infatti la concentrazione di saturazione che possiamo realizzare all'interno di un liquido dipende dalla costante di Henry (K) e la pressione parziale del gas. Poiché la temperatura è direttamente proporzionale alla pressione del gas, aumentando la temperatura faremo aumentare la pressione parziale del gas e quindi si potrà, in fase di vapore, una maggiore quantità di composti perché maggiore sarà la concentrazione di saturazione realizzata. In parole povera basta innalzare la temperatura del sistema chiuso, favorendo l'arricchimento dei composti volatili nella fase di vapore.

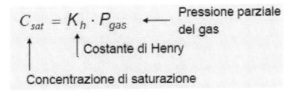

$$C_{sat} = K_h \cdot P_{gas} \longleftarrow \text{Pressione parziale del gas}$$

Costante di Henry

Concentrazione di saturazione

- **C_sat** = concentrazione di saturazione espressa come massa di soluto per unità di volume (PV) che non è altro che la frazione molare del gas nella soluzione;
- **K_h** = costante della legge di Henry, caratteristica della coppia soluto- solvente, dipendente dalla temperatura;
- **P_gas** = pressione parziale del gas sovrastante la soluzione.

Questa tecnica viene effettuata ponendo il campione in apposite *"vials"*, sia in soluzione o disperso in un solvente relativamente poco volatile e con scarse possibilità di generare interferenze. La vial viene riempita solo parzialmente, in modo che si possa generare una porzione gassosa superiore (spazio di testa) in equilibrio con il liquido sottostante.

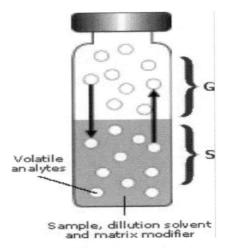

La vial viene poi immersa in un bagno *termostatato*. Il campione è cioè riscaldato a una temperatura tale da favorire il passaggio dei composti in fase vapore, permettendo il raggiungimento dell'equilibrio tra i composti volatili presenti nella matrice e quelli nella fase vapore, senza provocarne la degradazione. Lo spazio di testa si satura quindi di componenti volatili inizialmente presenti nel campione.

Si preleva con una siringa a tenuta di gas attraverso un *setto poroso*, un volume prefissato della fase gassosa che viene poi iniettato in un *gascromatografo*. La colonna cromatografica viene riscaldata per dare inizio alla separazione e successiva rilevazione mediante rivelatori specifici o analisi in spettrometria di massa. L' analisi quantitativa tramite la cromatografia permette di risalire alla quantità di analita disciolto nella fase liquida. Questa tecnica accoppiata alla GC prende la sigla di *HS-GC*.

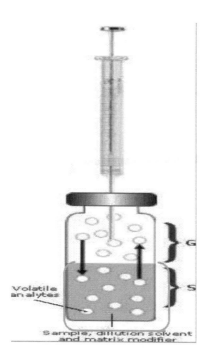

Da un punto di vista operativo:

- Nel momento in cui il campione viene preparato per l'analisi dello spazio di testa, bisogna curare che durante eventuali fasi di frantumazione e mescolamento, non vengano perdute sostanze volatili;
- Si deve mantenere l'equilibrio di ripartizione riscaldando per un tempo sufficientemente lungo e ad una temperatura appropriata (solitamente 80-90°per circa 1ora) per raggiungere la massima percentuale di recupero;
- Ad alte temperature l'analita potrebbe degradarsi e/o le contaminazioni reattive potrebbero reagire con l'analita del campione;
- Alcune matrici solide (sabbie) presentano scarsa interazione con gli analiti: questi ultimi sono Rilasciati facilmente, per riscaldamento, nello spazio di testa;
- Nel caso di campioni argillosi o ricchi di sostanza organica, invece, l'interazione tra analiti e matrice ostacola la diffusione nello spazio di testa;
- L'estrazione potrebbe essere non completamente esaustiva, soprattutto per i composti poco volatili;
- Bisogna controllare ogni interferenza che possa derivare dal setto di gomma;
- È necessario un ambiente pulito e sgombro di tutte le altre fonti possibili di composti volatili, come i solventi di laboratorio.

Il metodo di analisi consente la determinazione dei composti organo-alogenati volatili (_VOX_) presenti in campioni di acque potabili, sotterranei, superficiali e di altri campioni liquidi il metodo di riferimento è il _Metodo Istisan 2000/14 pt.1 pg.15_ vengono considerati anali t gli annali ti considerati sono: trialometani (es. il cloroformio) e gli organo alogenati di sintesi (es. il tricloroetano).

Spazio di testa dinamico (Purge and Trap o PAT)

L'analisi dei Composti Organici Volatili (VOC) mediante la Tecnica dello "Spazio di Testa Statico" è ormai una tecnica consolidata. Tuttavia tale tecnica tradizionale, non consente il raggiungimento per molti composti della sensibilità richiesta dalle normative vigenti che impone limiti di accettabilità molto ridotti, soprattutto nelle acque di consumo umano: es. 0,5 mg/L per il cloruro di vinile e 3 mg /L per l'1,2 dicloroetano.

Si rende quindi necessario ricorrere ad una variante dello Spazio di testa che pre-concentra il campione prima dell'introduzione del campione nel GC. Tale tecnica utilizza lo *Spazio di Testa Dinamico* conosciuta con il termine *Purge and Trap*.

Principi del metodo

1) I composti più o meno volatili sono estratti in continuo a temperatura controllata da un campione liquido mediante gorgogliamento di un gas inerte e puro (quale He o N2) direttamente all'interno della matrice liquida.
2) Gli analiti presenti nella fase gassosa (in equilibrio dinamico con la matrice) sono spostati in continuo dal gas inerte e concentrati su una trappola di adsorbimento.
3) Gli analiti vengono successivamente portati via dalla trappola mediante desorbimento termico, per poi raggiungere un gascromatografo come campione concentrato per essere qui separato e rilevato nei singoli analiti.

Vantaggi

- Maggiore resa nella fase di estrazione (la tecnica ha lo scopo di rimuovere il 100% dell'analita dal campione - una rimozione quantitativa di analiti polari da matrici polari può tuttavia risultare difficile).
- Condensazione e concentrazione del campione a livelli ottimali permette di raggiungere sensibilità dell'ordine dei ppb (μg/L) e dei ppt (ng/L).
- Migliori efficienza e risoluzione dell'analisi gascromatografica.
- Maggiore riproducibilità e certezza del metodo.

Sequenza operativa Purge and Trap

1) *Estrazione degli analiti volatili dalla matrice (fase di Purge)*

Un gas inerte (N2 o He) viene fatto gorgogliare per un certo tempo nel campione disperso in ambiente acquoso a temperatura controllata (impostata dall'operatore in funzione delle esigenze analitiche) per effettuare fase di Purge, cioè l'eliminazione dei composti organici volatili dalla fase acquosa alla fase vapore.

2) *Condensazione e concentrazione degli analiti (fase di Trap)*

I soluti volatili vengono trascinati dal gas di purging che circola in un circuito chiuso mediante una pompa, in una trappola contenente uno o più materiali adsorbenti, mantenuta a bassa temperatura (attraverso azoto liquido o CO_2) che trattiene i soluti volatili i quali vengono così concentrati.

Le cartucce costituenti le trappole possono essere impaccate con letti multipli di diversi materiali adsorbenti per intrappolare una vasta gamma di composti (polari e apolari, alto e basso PM). Per esempio:

- L'adsorbente *più debole* potrebbe essere un Fenilmetilpolisilossano non polare;

- L'adsorbente *intermedio* potrebbe essere il polimero del 2,6 difenil-p-fenilen ossido ad elevata stabilità cioè il *Tenax*;
- L'adsorbente *più forte* potrebbe essere costituito da setacci molecolari in carbonio.

I materiali adsorbenti possono essere anche delle *Resine polimeriche porose* come l'Amberlite, il Cromosorb e il Tenax appunto.

Tenax

3) *Eliminazione umidità*

Può essere effettuata la rimozione dell'acqua in modo preventivo attraverso l'utilizzo di una trappola chimica.

4) *Desorbimento termico*

Nell'ultima fase i soluti volatili intrappolati e concentrati nella trappola vengono recuperati mediante desorbimento termico facendo aumentare rapidamente la Temperatura della trappola (fino a 800°C) e portati verso il GC. I soluti volatili sono desorbiti in ordine di volatilità e di interazione con l'adsorbente in funzione del flusso del gas e del programma di temperatura.

5) *Analisi GC*

Gli analiti desorbiti fluiscono nella colonna cromatografica, dove vengono concentrati per intrappolamento a freddo. Dopo il desorbimento completo dalla trappola, la colonna cromatografica viene riscaldata per dare inizio alla separazione e successiva rilevazione mediante rivelatori specifici o l'analisi in spettrometria di massa. Il collegamento idoneo è con colonne capillari di diametro compreso tra 0,15 e 0,53 mm.

Strumentazione: Sono accoppiabili a tutti i cromatografi in pochissimi minuti e consentono all'operatore, qualora lo desideri, di continuare a lavorare con la configurazione originale del proprio strumento. Lo strumento poi è stato anche automatizzato tramite un autocampionatore permette l'analisi di un grande numero di campioni.

La differenza sostanziale tra una tecnica cromatografica e una tecnica estrattiva su fase solida è relativa alla modalità con la quale si esegue l'eluizione all'interno della cartuccia.

Processo di estrazione che coinvolge un liquido ed una fase solida. Il campione passa attraverso un piccolo volume di fase stazionaria solida impaccata in una *cartuccia (o colonnina)*. Utilizzando un piccolo volume di solvente, gli analiti sono separati secondo quanto ciascuno di essi è ripartito o adsorbito dalla fase stazionaria. L'obiettivo è: ritenere l'analita sulla fase solida o eluirlo rapidamente. Questa procedura si basa sugli stessi principi della ritenzione in cromatografia liquida, cioè:

- Adsorbimento;
- Affinità;
- Esclusione molecolare;
- Scambio ionico.

La tecnica si adatta quindi al recupero di microcomponenti di polarità bassa, media ed elevata in funzione del tipo di adsorbente utilizzato. Si sfrutta la distribuzione dell'analita tra una fase liquida S(liq.), ed una fase solida (S) insolubile nella soluzione con la quale è posta a contatto.

$$S(liq.) \rightleftarrows S$$

Il campione in soluzione è fatto fluire attraverso una colonna impaccata con un adsorbente solido. Dopo il contatto per un tempo opportuno, il soluto, che è rimasto ancorato alla fase solida, può essere recuperato utilizzando piccoli volumi di un'opportuna soluzione estraente.

L'estrazione in fase solida (SPE) è una tecnica di preparazione del campione usata per isolare (purificazione) e/o per concentrare (arricchimento) gli analiti di interesse. L'ampia scelta di fasi adsorbenti e delle dimensioni delle colonnine rende possibile ottimizzare tale tecnica in funzione del problema specifico dell'utilizzatore.

Le *colonnine* utilizzate sono in genere in polipropilene o in teflon (tetrafluoroetilene-se è richiesto un rilascio di composti organici pari a zero) a forma di siringa (tipo usato in ambito sanitario) con setti porosi per trattenere il materiale adsorbente. Le operazioni per l'SPE avvengono con questa sequenza:

1) *Condizionamento*: La colonna viene lavata, cioè condizionata, con lo stesso solvente che verrà utilizzato per eluire l'analita impiegando un volume corrispondente a 5-10 volte il volume della fase stazionaria. Il condizionamento serve per far bagnare imbibire la FM con la FM utilizzata come primo eluente.
2) *Carica dell'analita*: L'analita (con la matrice) viene caricato in colonna con un solvente appropriato (a basso potere eluente) incapace, cioè, di far eluire dalla colonna gran parte dei componenti il campione.
3) *Rimozione delle impurezze*: La colonna viene "lavata" con uno o più solventi che faranno eluire le impurezze lasciando l'analita in colonna (o viceversa). Questo passaggio richiede una buona conoscenza delle proprietà chimico-fisiche dell'analita, della matrice e dell'adsorbente.
4) *Eluizione*: L'analita viene eluito con una piccola quantità di un appropriato solvente. La fase di eluizione avviene con poco solvente perché la SPE e utilizzata oltre che per purificare anche per concentrare il campione, Infatti più solvente viene utilizzato minore sarà concentrato il campione e ciò permetterà un'analisi successiva migliore.

111

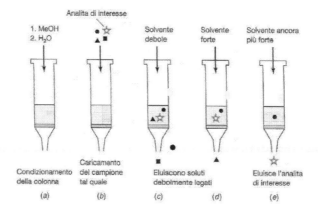

Nell'estrazione in fase solida il campione è considerato composto da soluto e matrice. Durante l'estrazione tre simultanee interazioni devono essere considerate:

- Soluto-Fase;
- Soluto-Matrice;
- Fase-Matrice.

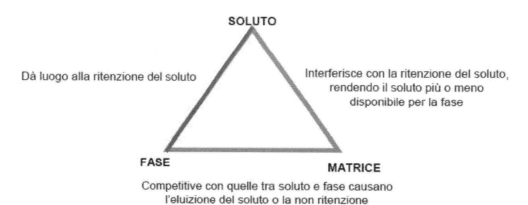

Fattori principali che influenzano la selettività dell'isolamento dell'analita

- Tipo di materiale (FASE) che costituisce l'impaccamento della cartuccia: Dobbiamo infatti scegliere un adsorbente che sia affine e selettivo per al composto che vogliamo trattenere inizialmente. Questo parametro è quello che maggiormente influenza la selettività e l'efficienza della separazione.

- Composizione della fase mobile: Non si hanno tantissimi solventi, inoltre dobbiamo prendere in considerazione il fatto che il solvente che sceglieremo per ultimo cioè quello in grado di effettuare l'eluizione del composto, deve dare un'ottima solubilità della sostanza che vogliamo determinare e deve essere più affine al nostro composto rispetto all'adsorbente.

- Velocità di flusso: Una velocità di flusso troppo elevata non lascia tempo sufficiente al raggiungimento dell'equilibrio tra la fase estraente e il solvente che scorre attraverso essa. Il solvente, quindi potrebbe passare attraverso la matrice senza entrare in contatto con l'intera sua superficie.

- Capacità dell'adsorbente di trattenere il composto: Matrici del campione sporche potrebbero comportare una riduzione della capacità di carico per il campione nei gel non selettivi. Ad esempio se per estrarre un campione da una matrice contenente grandi quantità di materiali lipofili utilizziamo una quantità di gel ottadecile piccola, la capacità del gel potrebbe essere superata.

Abbiamo Ad assorbenti naturali (Carbone ed Allumina), Carboni Grafitati (GBC), Resine Polimeriche (Amberlite, Tenax), Gel di Silice e Gel di Silice Modificato, Polimeri a stampo molecolare, Gel di immuno-affinità.

Carbone Attivo

Il carbone attivo è un carbone vegetale abitualmente prodotto dal guscio di noce di cocco, che viene finemente suddiviso per massimizzare la superficie di scambio adsorbente. È in grado di adsorbire la quasi totalità di sostanze volatili aerodisperse particolarmente le apolari o mediamente polari. Tra gli svantaggi: Sensibilità all'umidità (la capacità adsorbente decresce con l'umidità).

Carboni Grafitati-GBC (Carbotrap,Carbopack o Carbograph)

I GCB vengono sottoposti ad un esclusivo trattamento termico ad altissima temperatura in atmosfera inerte. Questo processo consente di eliminare composti ossigenati e sostanze organiche catramose e conferisce al carbone la tipica struttura lamellare della grafite. I GCB sono adsorbenti sostanzialmente non porosi, omogenei e non specifici, con un'area superficiale compresa fra 5 e 240 m^2/g. Per le loro esclusive proprietà adsorbenti vengono utilizzati anche come fasi stazionarie in cromatografia gas-solido e in cromatografia gas-liquido-solido, per la purificazione del campione e per pre-concentrare composti organici volatili da matrici liquide o gassose. Le caratteristiche esclusive che contraddistinguono i neri di carbone grafitato sono:

- Inerzia chimica
- Resistenza termica e meccanica
- Idrofobicità
- Non porosità
- Elevata non specificità
- Omogeneità della struttura cristallina

Particolarmente indicati per il campionamento di Fenoli, Cloroaniline e Carbammati, Triazine, Erbicidi, Pesticidi Organoclorurati.

Resine Polimeriche Porose

Pur appartenendo ad un'unica categoria, sono estremamente differenti tra loro. Le più comuni sono costituite da copolimeri stirene-divinilbenzene in una struttura tridimensionale di catene di idrocarburi (es. Amberlite, Tenax).

Gel di Silice Modificati

I materiali attualmente in uso sono a fase chimicamente legata al supporto di gel di silice. Si distinguono le seguenti fasi:

- *A superfice Polare* permettendo una SPE a Fase Diretta o Normale che consente di trattenere sulla superficie adsorbente i composti polari. Questi gel di silice trattengono gli analiti attraverso interazioni tra gruppi polari. Fasi polari con gruppi -NH_2, adsorbono composti organici con gruppi funzionali acidi e basici. Il lavaggio della colonna viene spesso effettuato con un solvente organico di modesta polarità, come il cloruro di metilene privo di alcol. I composti polari sono quindi eluiti con metanolo o miscele di metanolo e tampone acido (per i composti basici) o metanolo e tampone basico (per i composti acidi).

- *A superfice Apolare* permettendo una SPE a Fase Inversa che consente di trattenere i composti apolari o poco polari purché essi siano nella forma non ionizzata, attraverso interazioni di van der Waals.
- *Con Siti Carichi* consentendo SPE e Scambio Ionico permettendo interazioni di scambio ionico tra analiti con gruppi carichi (-) o (+) e gruppi funzionali di segno opposto dell'adsorbente.

Polimeri a stampo Molecolare

I polimeri a stampo molecolare (MIPs) sono *resine sintetiche altamente ramificate* che presentano al loro interno siti selettivi per il riconoscimento molecolare. Vengono sintetizzati in modo abbastanza semplice lasciando *polimerizzare i monomeri funzionali* in presenza di una molecola modello per la quale i componenti del polimero hanno una certa affinità e che agisce da stampo. Quando il modello viene rimosso, sul polimero rimane "impressa" la forma della molecola modello e di eventuali gruppi funzionali ad essi legati che sono in grado di legare le molecole bersaglio, composti con struttura uguale o molto simile a quella usata come stampo. Il comportamento di questi polimeri è simile a quello degli anticorpi, per questo sono anche definiti *anticorpi sintetici*.

Gel di Immuno-affinità

Questi adsorbenti sono costituiti da ligandi immobilizzati, che hanno un'elevata affinità per un particolare analita. Ci sono esempi in cui è stata indotta la produzione di anticorpi per un particolare analita. Vari tipi di manipolazione chimica permettono questo tipo di immobilizzazione e la cromatografia di affinità si è ben affermata in ambito biochimico. Tali immunoglobuline sono state poi legate alla superficie di una matrice SPE.

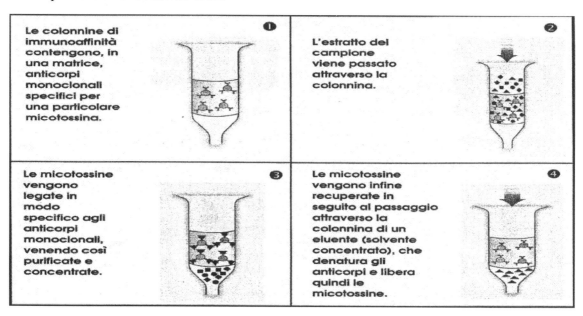

Si procede poi con l'analisi HPLC.

Per campioni di acqua di grandi dimensioni (superiori a 10L) si possono usare membrane la cui fase adsorbente è costituita da *politetrafluoroetilene (PTFE)* legato con silice e altre resine in un filtro di 0,5 mm di spessore. La membrana a forma di disco sottile è montata all'interno di una struttura di plastica fissata sulla punta di una siringa. Per eseguire l'estrazione si costringe la soluzione che si trova all'interno della siringa a passare attraverso la membrana.

I vantaggi dell'estrazione in fase solida (SPE) rispetto all'estrazione liquido/liquido sono:

- Rapida preparazione del campione.
- Elevato recupero di analiti senza formazione di emulsioni. Sebbene i recuperi siano generalmente buoni, in questo tipo di analisi è preferibile utilizzare uno standard interno cioè una sostanza di cui si conosce la natura e la concentrazione che poniamo all'interno del campione per compensare le eventuali perdite per assorbimento irreversibile nel mezzo di estrazione.
- La fase solida è immiscibile con i solventi e perciò, dopo aver caricato il campione, può essere utilizzata tutta una serie di condizioni di lavaggio per rimuovere i componenti interferenti, avendo a disposizione un'ampia gamma di solventi di lavaggio.
- La natura chimica dell'adsorbente può essere variata in modo tale che esso sia selettivo per un particolare gruppo funzionale dell'analita.
- Un campione diluito in un grande volume di soluzione può essere intrappolato nella colonna (inchiodato) e così concentrato.
- Sono necessari soltanto piccoli volumi di solvente sia per il lavaggio sia per l'eluizione (risparmio di solventi tossici e di materiale).
- Il costo delle colonne può essere ammortizzato risparmiando nell'acquisto e nello smaltimento del solvente.
- Possibilità di automazione dell'intero processo.

È una tecnica d'estrazione/concentrazione di contaminanti (presenti anche in tracce) in matrici solide, liquide o gassose in soluzioni omogenee e/o in fase eterogenea, che non richiede l'uso di solventi e per questo è detta _Solvent Free_. Il componente fondamentale è un piccolo capillare di _Fibre di Silice fusa_ rivestita da un polimero sotto forma di pellicola (film di liquido non volatile) simile alle fasi stazionarie usate in gascromatografia. La tecnica prevede la ripartizione dell'analita tra il campione (soluzione, spazio di testa) ed il polimero che riveste la silice fusa.

La fibra di diversa lunghezza (generalmente 1cm) e diverso spessore (generalmente diametro 100 μm) è saldata alla parte terminale di un tubicino sottile di acciaio all'interno di un sistema a "siringa" protetto da un rivestimento anch'esso in acciaio.

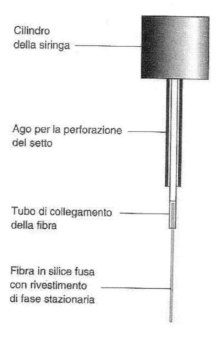

Il piccolo diametro e la simmetria cilindrica della fibra permettono di incorporare la fibra stessa nell'iniettore del sistema cromatografico.

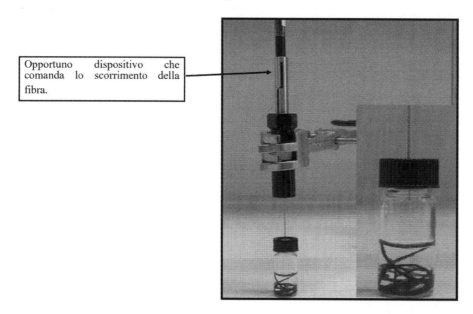

L'SPME prevede due processi fondamentali: Procedura di Estrazione (e pre-concentrazione) e Procedura di Desorbimento.

Perforare il setto del porta-campione con l'ago metallico. Esporre la fibra (mediante spinta dello stantuffo) alla soluzione campione o allo spazio di testa per un tempo prefissato. La soluzione campione è posta sotto agitazione e.m. e, in alcuni casi, riscaldata. Ritrarre la fibra ed estrarre l'ago.

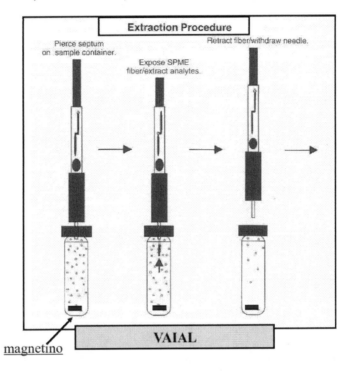

L'estrazione può essere effettuata o immergendo la fibra direttamente nel campione liquido e questa è la comune estrazione anche chiamata *Direct-SPME* o esponendo la fibra nello spazio di testa del campione, cioè nella fase vapore sovrastante il campione e in questo caso parleremo della *Head Space-SPME*.

Head Space-SPME

Preferibile per campioni solidi o matrici liquide complesse (es. acque di scarico contenenti grassi, oli, sostanze umiche, etc.) dove il maggior numero di composti interferenti potrebbero inibire i centri di adsorbimento della fibra. Nella Head space-SPME gli analiti però devono poter essere rilasciati facilmente dal campione nello spazio di testa, devono quindi avere una certa volatilità.

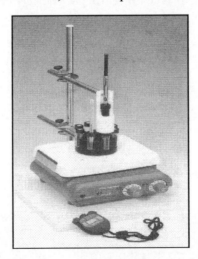

Perforare il setto dell'iniettore del cromatografo con l'ago metallico. Esporre la fibra riscaldata al gas di trasporto (GC) o al flusso di solvente (HPLC) per un tempo prefissato per ottenere il desorbimento degli analiti. Ritrarre la fibra ed estrarre l'ago.

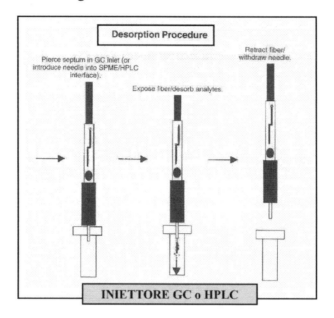

In GC i composti volatili e semivolatili possono essere desorbiti tra 150 e 250°C in poche frazioni di secondo. La fibra comunque non può essere riscaldata oltre i 300°C, poiché si avrebbero perdite di fase adsorbente.

Le fibre devono avere una lunghezza 1 o 2 cm, chimicamente inerti e stabile ad alta temperatura (< 300 °C). Le fibre sono rivestite con una fase polimerica simile a quelle utilizzate per colonne gascromatografiche: rivestimenti di varia polarità, con spessori variabili da 7 a 10 mm. Il differente spessore permette di assorbire quantità diverse di analita sulla superficie polimerica.

La scelta del rivestimento dipende dalla natura dell'analita o dalla natura della matrice. Scegliendo in maniera opportuna l'adsorbente (e lo spessore) è possibile eliminare le interferenze di matrice. In genere, la polarità del rivestimento dovrebbe essere confrontabile con quella dei componenti del campione.

Il principio su cui si basa l'SPME è la *Ripartizione*, si instaurano degli equilibri:

- Tra l'analita nel campione e il rivestimento polimerico che ricopre la fibra di silice (Direct-SPME);
- Tra l'analita nel campione, la fase vapore sopra il campione e il polimero che ricopre la fibra di silice (HS-SPME).

Matrici solide (suoli o sedimenti) presentano particolari problemi poichè i composti di interesse non possono essere estratti direttamente ma devono essere prima rilasciati o in fase acquosa o nello spazio di testa per essere poi pre-concentrati sulla fibra.

Tra i vantaggi della SPME abbiamo:

- Tecnica solvent free
- Semplicità: La semplicità fa di questa tecnica un'efficace alternativa ai metodi di estrazione tradizionali.
- Rapidità: L'equilibrio può essere raggiunto in soli 2-30 minuti (dipende dall'analita). Riduzione dei tempi di preparazione dei campioni fino al 70%.

- Sensibilità: Si possono determinare concentrazioni dell'ordine dei ppb.
- Economicità: Le fibre sono riutilizzabili (il tempo di vita delle fibre dipende dalle condizioni d'uso. Comunque è stato verificato che in condizioni non troppo drastiche, possono essere riutilizzate per più di 100 estrazioni) e non ci sono costi per solventi.
- Versatilità: Le siringhe possono essere utilizzate in combinazione con qualunque GC o GC-MS con iniettori split/splitless o on-column e con HPLC con la possibilità di ricorrere a sistemi di introduzione della fibra completamente automatizzati.

Applicazioni delle SPME è valida per analisi ambientali e degli alimenti, analisi di droghe, analisi cliniche etc. perché si presta semplicemente sulla base del suo principio alla pre-concentrazione della sostanza e della sua successiva analisi.

CAPITOLO 11
RIVELATORI IN HPLC e GC

I rivelatori sfruttano alcune caratteristiche dei vari anali t per evidenziare la loro presenza nella FM. il rivelatore è collegato ad un registratore che converte l'informazione che arriva dal rivelatore in qualcosa di visibile cioè un *cromatogramma* che è un grafico dove sull'asse delle ordinate abbiamo il valore di una certa grandezza dell'analita che andremo a misurare e sull'asse delle ascisse il *tempo di ritenzione* che è tempo che ciascun analita presente nella miscela campione, impiega ad attraversare la FS. Cioè il tempo che impiega da quando viene iniettato ah quando esce dalla colonna. Un buon rivelatore deve essere:

- Universale/selettivo: A seconda delle applicazioni, un rivelatore deve misurare: tutti i componenti chimici che escono dalla colonna (universale)E solo un gruppo specifico di componenti (selettivo). La selettività è tanto maggiore quanto minore è il numero di composti ai quali risponde. L'opposto si ha con un rivelatore universale. Il rivelatore universale ideale è quello che dà esattamente la stessa risposta a qualsiasi composto.
- Sensibile: La sensibilità di un rivelatore è tanto maggiore quanto minore la quantità del soluto che riesce a rivelare. Deve "vedere" cioè piccole quantità di campione (nanogrammi o picogrammi).
- Preciso/Riproducibile: Un rivelatore deve dare un segnale uguale se due analiti identici in uguali quantità passano attraverso il rivelatore, indipendentemente dal tempo in cui viene fatta l'analisi.
- Rapido: Dopo aver attraversato la colonna i rivelatori devono rispondere istantaneamente all'uscita del soluto dalla colonna.
- Versatile: Non deve essere sensibile ai cambiamenti di composizione della fase mobile (eluizione a gradiente), al flusso ed alla temperatura.
- Semplice: Semplicità d'uso e di costruzione.
- Programmabile: Possibilmente si deve poter variare la caratteristica di rilevazione per ottimizzare la sensibilità a composti differenti (es. lunghezza d'onda UV)
- Non distruttivo: Non deve causare la distruzione del soluto

Devono inoltre assicurare Basso Disturbo (Noise) e Bassa Deriva (Drift). I frastagliamenti prendono il nome di disturbo (o rumore di fondo). Il rivelatore ci deve assicurare che questa linea di base presenti il più basso disturbo possibile per evitare di scambiare per picco una parte del rumore di fondo. Altro problema che può accadere è la deriva, soprattutto quando operiamo ingrediente dove c'è un cambio della FM, si può verificare la deriva che invece che mantenersi parallela è obliqua. Questo ci crea problemi nell'analisi quantitativa perché viene effettuata misurando dei parametri partendo dalla base, in caso di deriva avremo dei valori alterati.

HPLC

HPLC Sta per cromatografia liquida ad alta prestazione (o pressione) i cui principi base sono gli stessi, ciò che cambia è la tecnologia avanzata che permette di avere risultati migliori in termini di separazione, tempo e quantità di analita da separare. L'apparecchio è così costituito: ci sono una o più pompe (in genere ne sono due) che prelevano il solvente da contenitori e lo iniettano nella colonna d'acciaio all'interno della quale è costituita la FS. All'uscita della colonna la FM passa attraverso un sistema di rivelazione di ciò che è contenuto nella FM. Il rivelatore che poi è collegato a un registratore che trasferisce l'informazione che arriva dal rivelatore in qualcosa di visibile per riconoscere componenti della fase mobile.

Questa cromatografia è detta liquida perché la FM e liquida, mentre detta ad *elevata prestazione* perché la FS in colonna ha una granulometria molto fine che aumenta la superficie di contatto tra FS e FM permettendo un impaccamento più omogeneo e quindi una prestazione migliore in termini di separazione degli analiti. Con questa granulometria così fine della FS c'è bisogno che la FM sia fatta fluire *ad alta pressione* perché attraverso colonne con impaccamento a granulometria così fine, il flusso dell'eluente FM diventa molto lento. Ciò viene permesso dalle pompe ad elevata pressione.

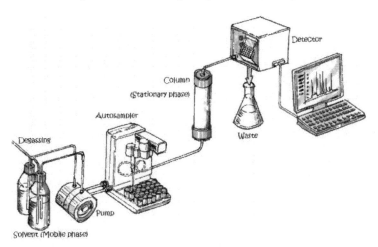

Rivelatori in HPLC

I rivelatori più largamente utilizzati in HPLC sono basati su misure di assorbanza nella regione dell'UV o del Visibile cioè rivelatori selettivi. Abbiamo:

Rivelatori UV a lunghezza d'onda fissa

Furono i primi rivelatori e si basano sull'assorbimento della luce UV da parte dell'analita. I rivelatori a lunghezza d'onda fissa fanno generalmente uso delle righe spettrali a 254 e 280 nm originate da una sorgente a mercurio, perché molti gruppi funzionali organici assorbono in questa regione.

Rivelatori a lunghezza d'onda variabile

Sono il "miglioramento" dei rivelatori a lunghezza d'onda fissa. Hanno innanzitutto una buona sensibilità, inoltre i primi rivelatori permettevano di operare ad una lunghezza d'onda costante, di solito 254nm, questi invece possono essere regolati in modo tale da operare in qualsiasi lunghezza d'onda nell'intervallo UV/visibile.

Rivelatori ad indice di rifrazione

È un rivelatore che misura un parametro chiamato indice di rifrazione n. L'indice di rifrazione è la variazione dell'angolo di incidenza che un raggio di luce subisce passando da un composto ad un altro. Ciò vuol dire che qualsiasi sia la molecola all'interno di una soluzione, in ragione della sua geometria molecolare, sarà in grado di deviare la luce inviata vero questo campione di un determinato angolo. L'indice di rifrazione è dato dal rapporto tra la velocità della luce nel vuoto (c) e la velocità della luce (v) nel materiale:

$$n = c \, / \, v$$

un rivelatore di questo tipo è formato da una parte centrale che è una cella a flusso che ritroviamo in tutti i rivelatori ma nei rivelatori indice di rifrazione è costituito da due sezioni: questa cella è investita continuamente da una radiazione fornita da una lampada a tungsteno. Succede che quando nella FM non c'è alcun analita osserveremo sul cromatogramma una linea piatta perché non c'è differenza tra l'indice di rifrazione di ciò che passa all'interno della *cella di riferimento* (dove passa la FM pura) e l'indice differenza di rifrazione di ciò che esce dalla *cella campione* (dove passa la FM in uscita). Se nella cella campione passa la FM contenente un analita che si è separato lungo la colonna, ci sarà una differenza di indice di rifrazione della FM pura e di quella contenente l'analita e ciò comporterà un picco sul cromatogramma. Tra i vantaggi del rivelatore indice di rifrazione c'è il fatto che è un rivelatore universale cioè qualsiasi sostanza che passa attraverso la cella campione generale differenza di indice di rifrazione rispetto alla semplice FM, è universale perché utilizzato per zuccheri, trigliceridi e polimeri. Ha lo svantaggio della sensibilità (inferiore all'UV) mentre è più sensibile alle variazioni di T. È utilizzabile solo per campioni ad elevata concentrazione.

L'HPLC e la GC sono spesso accoppiati a tecniche di rivelazione altamente selettive. Questi metodi sono anche detti, dalla traduzione del termine inglese, *metodi ifenati* (da hyphen: lineetta di collegamento, cioè il trattino che separa le sigle) e sono: la Spettrometria di Massa e la Spettrometria IR. E quindi avremo:

- HPLC/MS e HPLC/IR
- GC/MS e GC/IR

È una tecnologia molto sofisticata e costosa perché permette di identificare anche il PM del composto.

Rivelatore a spettrometria di massa

Questo rivelatore impiega uno spettrometro di massa. L'analita che fuoriesce dalla colonna, è ionizzato e/o frammentato e si ottiene il suo spettro m/z. L'interfacciamento HPLC-MS (e GC-MS) è ormai più che consolidato. Il riconoscimento degli analiti è aiutato dai database di spettri di massa che possono contenere fino a 250.000 sostanze diverse. Il potere diagnostico per la LC-MS (e GC-MS) si accoppia con una sensibilità elevatissima (fino a 1 pg di analita) e permette quindi il consumo di quantità bassissime di campione.

GC

La GC e caratterizzata dal fatto che la FM è un gas che fluisce attraverso la colonna in cui è posta la FS, fungendo da trasportatore delle sostanze che vogliamo analizzare. Il fatto che la FM sia un gas determina delle variazioni strumentali perché ci sarà un erogatore del gas di trasporto cioè una bombola di gas che è collegata allo strumento vero e proprio attraverso una *trappola* che serve per purificare ulteriormente il gas. Abbiamo poi l'iniettore, la colonna, il rivelatore e infine il registratore. In GC la FM cioè il gas non interagisce con l'analita, ma ha la sola funzione di trasporto. Quindi tutta la separazione dipende dalle caratteristiche chimico-fisiche della sola FS e dalla T. Poiché la temperatura è fondamentale, in GC le colonne sono termostatate. La GC è meno universale dell'HPLC perché dal momento che utilizziamo un gas come FM, gli analiti devono essere in grado di essere vaporizzati per poter essere trasportati dal gas, cioè devono essere *volatili*.

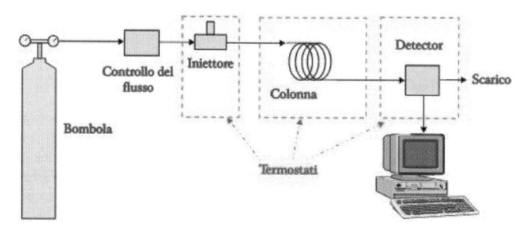

Rivelatori GC

Uno dei punti di forza della tecnica GC è la grande varietà dei rivelatori disponibili. Alcuni sono: aspecifici e quindi di uso generale (universali), altri sono invece molto specifici (selettivi). I rivelatori utilizzati in gascromatografia sono molto diversi da quelli impiegati nella cromatografia liquida. Essi sono di tipo differenziale, cioè sfruttano il fatto che quando un componente passa attraverso il rivelatore, si ha una variazione delle proprietà del gas di trasporto. Questa variazione viene generalmente rappresentata come un segnale elettrico in funzione del tempo.

I rivelatori in GC oltre ai requisiti generali visti precedentemente, devono poter operare alle diverse temperature ($0°C – 400°C$). Inoltre operano con intervalli di linearità molto variabili tra loro: per alcuni, infatti l'intervallo è grande ($FID=10^7$), per altri inferiore ($ECD=10^4$). Per valori superiori a quelli compresi nell'intervallo lineare la linea tende ad incurvarsi ed i rivelatori non danno più una risposta proporzionale.

Rivelatori a conducibilità termica (TCD-Thermal Conductivity Detector)

Il rivelatore più universale è quello a conducibilità termica (la conducibilità termica misura la capacità di una sostanza di trasportare calore da una zona calda ad una fredda). Un TCD, è costituito da due filamenti (delle resistenze) costituiti da leghe speciali (platino, oro, tungsteno) riscaldati elettricamente e mantenuti a temperatura costante. _Su uno scorre il gas di trasporto puro, sull'altro scorre il gas in uscita dalla colonna_. La temperatura del filamento a potenza elettrica costante dipende dalla conducibilità termica del gas che lo circonda e quindi dalla sua composizione.

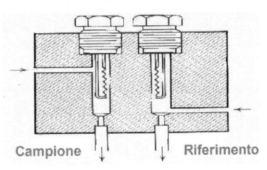

Campione   Riferimento

L'elio è il gas di trasporto comunemente usato con il rivelatore a conducibilità termica: infatti, la sua elevata conducibilità termica (seconda solo a quella di H_2) fa sì che qualunque analita mescolato all'elio abbassi la conducibilità del flusso di gas. Quando gli analiti emergono dalla colonna cromatografica l'eluato fluisce sul filamento caldo di tungsteno, la conducibilità del flusso di gas diminuisce, il filamento si riscalda. Tale variazione di temperatura si riflette in una variazione di resistenza, che viene amplificata e rappresenta il segnale del detector.

La presenza di una sostanza/analita nel gas quindi, fa variare la sua conducibilità termica e quindi varia anche la quantità di calore che può scambiare con la resistenza che si verrà a trovare ad una temperatura diversa da quella lambita dal gas puro. Il segnale fornito dal rivelatore è direttamente proporzionale alla concentrazione delle sostanze presenti nel gas in uscita dalla colonna.

Tra i _vantaggi_ di questo rivelatore ci sono: selettività universale, buona stabilità, l'unico in GC che non è distruttivo e ha un range dinamico di 4 ordini di grandezza. Tra gli _svantaggi_ vi è il fatto che non è sensibile.

Rivelatore a ionizzazione di fiamma (FID)

E il rivelatore più antico e maggiormente utilizzato. È caratterizzata dal fatto che l'eluato cioè ciò che esce dalla colonna, entra nel rivelatore dov'è presente una fiamma aria/idrogeno che _pirolizza_ (cioè brucia) gli analiti contenuti all'interno del gas. Questa combustione degli analiti produce ioni ed elettroni con conseguente aumento della conducibilità. Gli ioni che vengono raccolti sulla superficie del detector producendo una corrente elettrica che, rappresenta il segnale del detector. La corrente elettrica avrà un'intensità proporzionale alla quantità della sostanza bruciata. Un rivelatore a ionizzazione di fiamma è un rivelatore:

- Molto sensibile (riesce a rilevare sostanze presenti in quantità comprese tra 10^{-5} e 10^{-11} g)
- Robusto (il suo limite di rivelabilità resta basso anche dopo molte ore di lavoro) pressoché universale per i composti organici, insensibile ai composti inorganici.

Ma è *distruttivo* in quanto il campione viene pirolizzato.

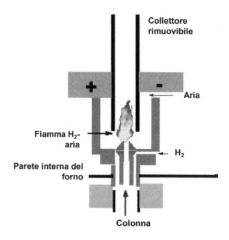

In assenza di composti organici, si formano soltanto radicali liberi H, OH, O. Il gas di trasporto: azoto (inerte), genera una debole corrente di fondo. Il potenziale tra gli elettrodi (300 V) deve essere alto in modo da catturare tutte le cariche senza provocare ulteriori ionizzazioni.

Il rivelatore è sensibile soprattutto a composti idrocarburici. Non è sensibile ai composti inorganici, ai gas non combustibili (N_2, Ar, Ne, ecc..) e all'H_2O. Queste sostanze, cioè non vengono rivelate nelle condizioni di lavoro del FID in quanto non generano specie cariche e quindi non danno corrente elettrica nel campo elettrico applicato. Queste proprietà rendono il rivelatore di uso generale ed utile per l'analisi di campioni organici, inclusi quelli contaminati di H_2O e ossidi di azoto e di zolfo. Poiché non è sensibile all'acqua è quindi molto utile per l'analisi di componenti in traccia in campioni a base acquosa.

Rivelatore fotometrico a fiamma (FPD - Flame Photometric Detector)

L'FPD è un dispositivo dotato di elevata specificità per elementi quali lo zolfo ed il fosforo. L'FPD è in pratica un FID cui sono stati applicati un filtro per lo zolfo (S) o/e fosforo (P). Il rivelatore a fiamma fotometrica sfrutta l'emissione di una radiazione di *chemiluminescenza* prodotta dalla combustione in fiamma di idrogeno di composti contenenti zolfo e fosforo.

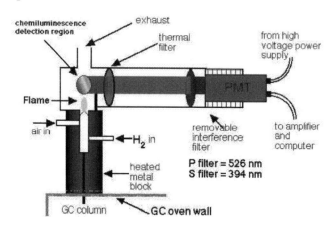

Le sostanze contenenti zolfo o fosforo, bruciando in una fiamma prodotta da idrogeno miscelato con il gas vettore e aria, si decompongono formando ioni radicalici a base di zolfo e fosforo ad esempio HPO_4^{2-}.

Il campione decomposto entra successivamente in una seconda fiamma, l'elevata temperatura eccita le molecole con conseguente _emissione di radiazioni di determinata lunghezza d'onda (chemiluminescenza)._

Le radiazioni caratteristiche emesse da queste due specie che si trovano a _394 nm per lo zolfo_ e _a 528 nm per il fosforo_ vengono selezionate da un _filtro_ interferenziale e raccolte da un tubo fotomoltiplicatore che ne misura l'intensità, correlata alla concentrazione della specie determinate.

La sensibilità di questo rivelatore è a livello di subnanogrammi ed è circa 10^4 maggiore rispetto ad analoghe sostanze non contenenti S o P. Questo rivelatore viene utilizzato ad esempio per la determinazione: di residui di pesticidi contenenti gruppi fosforati e per il monitoraggio di inquinanti nell'aria, quali solfuro di idrogeno, diossido di zolfo.

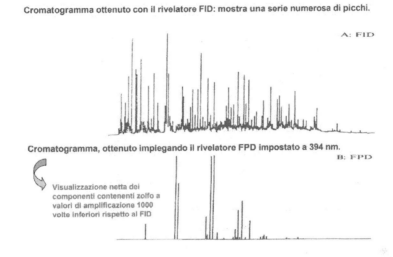

Cromatogramma ottenuto con il rivelatore FID: mostra una serie numerosa di picchi.

A: FID

Cromatogramma, ottenuto impiegando il rivelatore FPD impostato a 394 nm.

B: FPD

Visualizzazione netta dei componenti contenenti zolfo a valori di amplificazione 1000 volte inferiori rispetto al FID

Rivelatore per azoto – fosforo (NPD - Nitrogen Phosphorus Detector)

Anche in questo tipo di rivelatore si basa sul funzionamento della fiamma, solo che in questo caso è presente una perla di Rubidio (cioè un sale), che è in grado di dare luogo a ionizzazione e quindi a generazione costante di cariche negative. La presenza nella fiamma di vapori di sostanze che contengono azoto o fosforo provoca in modo tuttora sconosciuto un notevole squilibrio nella ionizzazione del sale alcalino (acquisendo elettroni), con alterazione della corrente elettrica registrata. Questo rivelatore è circa di due ordini di grandezza più sensibile per composti azotati o fosforati rispetto al rivelatore a ionizzazione di fiamma. La sua risposta a N e P e 10^4 - 10^6 volte maggiore della risposta al carbonio. È impiegato nella determinazione di pesticidi ed erbicidi sia fosforati che azotati.

Rivelatore a cattura di elettroni (ECD, electron Capture Detector)

È un rivelatore particolarmente sensibile ai composti elettronegativi: composti contenenti alogeni, carbonili coniugati, nitriti, nitrocomposti e composti organometallici, cioè composti elettron-attrattori. In genere queste molecole sarebbero scarsamente visibili con altri detector: ad esempio molti composti alogenati oltre a non bruciare sono addirittura estinguenti della fiamma, e porrebbero dei problemi ad un FID. Il rivelatore a cattura di elettroni (ECD) è diventato uno dei rivelatori più usati per campioni ambientali poiché esso risponde in maniera selettiva ai composti organici contenenti alogeni, fosforo, azoto ed è quindi molto utilizzato per la determinazione di tracce di: Pesticidi, erbicidi e alogenoderivati organici (es. Policlorobifenili).

Il gas che entra nel rivelatore viene ionizzato da elettroni ad alta energia a messi da una lamina contenente e ^{63}Ni radioattivo. La ionizzazione genera un flusso di elettroni (cariche negative) che resta stazionario/costante fino a quando all'interno del gas non sono contenuti (all'uscita della colonna) gli analiti. Gli analiti catturano gli elettroni modificando l'intensità della corrente stazionaria che viene misurata all'interno del rivelatore. La variazione di corrente misurata sarà sempre proporzionale alla concentrazione dell'analita.

Il metodo è molto sensibile tanto che è possibile rivelare composti eluiti presenti in quantità dell'ordine di 10^{-13} g; Il range dinamico è alquanto limitato con un tratto lineare di circa tre ordini di grandezza quindi fino a concentrazioni di 10-10g. Campioni più concentrati devono essere diluiti. L'ECD è poco sensibile invece agli idrocarburi, agli alcoli e ai chetoni.

Rivelatore a Fotoionizzazione (PID)

In questo tipo di rivelatore, la ionizzazione delle molecole separate dalla colonna gascromatografica è provocata da una sorgente di radiazioni ultraviolette (ad esempio una lampada a scarica di idrogeno) che produce forte emissione nell'UV. Queste radiazioni producono la ionizzazione dei soluti:

$$RH + hv \rightarrow RH^+ + e^-$$

- RH è una qualunque sostanza organica (prevalentemente aromatica o insatura)
- hv è un fotone che deve avere un'energia maggiore di quella indispensabile per ionizzare RH.

Adiacenti alla sorgente vi sono due elettrodi a cui è applicata una differenza di potenziale. A seguito della ionizzazione, tra gli elettrodi si produce un incremento di corrente proporzionale alla concentrazione dei soluti che viene registrata.

Questo rivelatore di notevole sensibilità è sensibile a composti aromatici e insaturi mentre possiede scarsa risposta a idrocarburi saturi e composti alogenati. Tipicamente la radiazione non è in grado di ionizzare i componenti dell'aria (N_2, O_2, CO_2, H_2O).

GC-MS

Come rivelatore per un gascromatografo si può utilizzare uno spettrometro di massa. L'accoppiamento di queste due tecniche fornisce un potentissimo metodo di indagine per l'analisi di miscele complesse, in quanto combina le grandi capacità di separazione della GC con la capacità di identificazione e caratterizzazione della struttura delle molecole tipica della spettrometria di massa. Tutti i rivelatori finora esaminati *segnalano l'uscita di un soluto dalla colonna*, ma non danno indicazioni (se non estremamente generiche) *sull'identità* del soluto che viene eluito. Con la maggior parte degli altri rivelatori (all'infuori dello spettrofotometro IR) l'unica informazione qualitativa ottenibile è il *tempo di ritenzione*, il quale non porta però ad individuare univocamente l'identità della sostanza: due sostanze diverse possono avere lo stesso comportamento cromatografico con un certo tipo di colonna cromatografica e quindi presentare lo stesso t_R.

Lo spettrometro di massa invece, oltre a segnalare l'eluizione di un soluto, ne fornisce anche lo spettro di massa, dal quale si può risalire all'identità della sostanza.

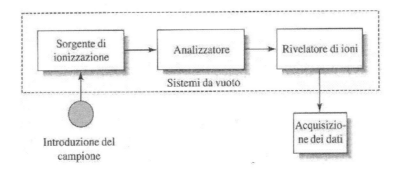

1. Il campione entra nella sorgente di ionizzazione dopo l'interfaccia.
2. Le molecole del campione vengono convertite in ioni e spesso vengono frammentate nella sorgente di ionizzazione.
3. Gli ioni, quindi, passano in un analizzatore dove vengono separati sulla base del loro rapporto massa/carica.
4. Successivamente, gli ioni separati colpiscono un rivelatore di ioni, dove producono un segnale elettrico che viene registrato e diagrammato dal sistema di acquisizione dei dati.

Per poter accoppiare con efficacia ciò che esce dalla GC a ciò che deve entrare nello strumento della MS, vi è un pezzo di vetro posto tra le due strumentazioni il tutto collegato ad una pompa da vuoto. Cosa avviene? Si ha una prima restrizione dello spazio di passaggio che porta la quale provoca una caduta di pressione ad un incremento della velocità di flusso del gas. Subito dopo è seguito da vetro sinterizzato cioè un vetro portato ad una temperatura prossima a quella dell'ebollizione. Il gas entra quindi in un capillare con pareti porose, all'esterno del capillare si mantiene una depressione generata da una pompa da vuoto, il gas di trasporto, diffonde all'esterno attraverso i pori del capillare, e viene così in parte eliminato.

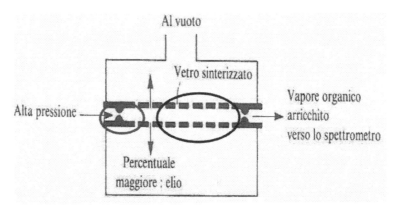

I dati possono essere analizzati dal sistema di acquisizione dati in diversi modi:

1) Le abbondanze degli ioni in ciascuno spettro possono essere sommate, e diagrammate in funzione del tempo, per avere il cromatogramma degli ioni (TIC = total ion chromatogram).
2) Può essere visualizzato lo spettro di massa ad un particolare tempo durante il cromatogramma per identificare le specie che vengono eluite a quel tempo.

Individuazione del composto può avvenire anche mediante raffronto con banche dati. In pratica su richiesta dell'operatore il calcolatore (lo strumento) è in grado di _cercare nella libreria gli spettri_ che si avvicinano maggiormente a quello della sostanza incognita analizzata, eseguendo così delle prove di identificazione.

Il calcolatore, nello spettro della sostanza incognita _individua le masse corrispondenti ai picchi più intensi,_ va quindi a cercare nella libreria se esistano spettri che siano simili a quello incognito sulla base delle masse corrispondenti _ai sei picchi_ più intensi ed alla loro intensità relativa.

Generalmente consiste nel legare chimicamente alla specie chimica da determinare un raggruppamento chimico che fornisce alla specie in esame nuove caratteristiche chimico-fisiche allo scopo ad esempio di:

- Rendere i composti capaci di assorbire le radiazioni visibili od UV;
- In GC: Rendere più volatili i composti poco volatili o poco stabili nelle condizioni di temperatura necessarie per l'analisi gascromatografia;
- Migliorare i limiti di rivelabilità.

In generale si indica con:

- R-H la generica struttura dell'analita;
- D-X il reagente derivatizzante.

La reazione che può essere schematizzata come segue:

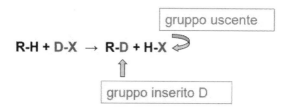

La reazione deve essere rapida perché deve avvenire potenzialmente tra l'intervallo di tempo che va dalla fase in colonna al rivelatore. Ciò è difficile perché il tempo che il campione passa dalla colonna al rivelatore è molto basso, per questo molto spesso la derivatizzazione viene effettuata pre-colonna, cioè prima di iniettare il campione. Inoltre non deve dare origine a riarrangiamenti o alterazioni strutturali durante la formazione dei derivati, deve essere completa (le rese delle reazioni di derivatizzazione devono essere del 90-100 % perché non ci sia perdita di campione) e deve generare prodotti di reazione stabili.

Le reazioni vengono normalmente effettuate in piccole fiale in cui viene introdotto il campione da derivatizzare e ad esso si aggiunge la soluzione del reagente derivatizzante. Con tale procedimento si possono trattare volumi anche molto piccoli di campione utilizzando fiale chiuse con una valvola o con un setto poroso forabile con l'ago delle siringhe con cui vengono introdotti sia il campione che il derivatizzante.

Il problema della derivatizzazione (in cromatografia) in generale, è che si rischia di avere una separazione non molto efficiente, in quanto anche se si parte da una serie di componenti con strutture molto diverse, aggiungendo alle molecole delle varie specie lo stesso raggruppamento si tende a conferire ad esse proprietà simili e quindi a rendere molto simile il loro comportamento cromatografico.

La derivatizzazione quindi consente di visualizzare gli analiti ma quando eseguita pre-colonna da problemi di tempo di ritenzione perché tutti i composti iniziano a fluire verso il tempo di ritenzione del derivatizzante aggiunto, e quindi si viene a creare un comportamento cromatografico difficile (soprattutto in HPLC) e quindi i composti sono difficili da separare.

Le tecniche di derivatizzazione sono divise in due gruppi:

- Derivatizzazione pre-column

La reazione di derivatizzazione può essere eseguita direttamente sul campione da analizzare iniettando poi la miscela di reazione nella colonna cromatografica.

PRO:

1) È sufficiente far avvenire la reazione in una provetta con tappo a tenutain un termostato.
2) Non ci sono limitazioni per quanto riguarda la scelta del solvente.
3) Le condizioni di reazione non sono restrittive, vale a dire che ci si può avvalere anche di una reazione lenta.

CONTRO:

1) la riproducibilità è bassa (resa variabile).
2) l'iniezione di un campione complesso può causare la presenza di segnali dovuti all'eccesso dell'agente derivatizzante per spingere la resa.

- Derivatizzazione post-column

In alternativa la derivatizzazione può essere compiuta dopo la separazione cromatografica, prima della rivelazione. In questo tipo di derivatizzazione tra colonna e rivelatore si inserisce un condotto aggiuntivo costituito da un tubo di arrivo ed una pompa peristaltica che miscela, con i vari componenti del campione separati dalla colonna, il reagente necessario a derivatizzarli.

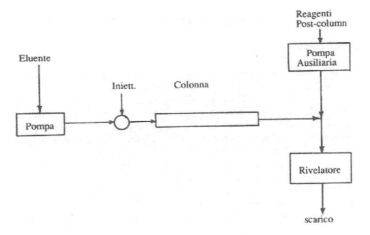

Se la reazione è *lenta*, il tempo durante il quale l'agente derivatizzante e il componente sono a contatto nel corso dell'avanzamento della FM, *non è sufficiente a rendere completa la reazione*. Si può ovviare a tale inconveniente prolungando il tratto in uscita e aumentando quindi il tempo di contatto tra il reagente ed i soluti. *Tuttavia questo allungamento di percorso può provocare l'allargamento dei picchi cromatografici per diffusione longitudinale.*

Derivatizzazione di acidi

Il Derivatizzante più comune a carattere acido è il *Bromuro di Fenacile (o Bromo acetofenone)*.

R-COOH + Br-CH₂-CO-C₆H₅ → R-COO-CH₂-CO-C₆H₅ + HBr

Reagisce abbastanza rapidamente con gli acidi carbossilici (circa 15 minuti riscaldando a 80°C) dando un derivato *fenacilico* che presenta un forte assorbimento nell'UV (dovuto alla presenza di un anello benzenico coniugato con un gruppo carbonilico). Poichè la reazione provoca liberazione di HBr, la reazione viene effettuata in ambiente debolmente basico e come agente basificante si utilizza NaHCO₃. Si utilizza il rivelatore UV a 254 nm per visualizzare tutti gli acidi carbossilici di piccola dimensione (es. acido acetico).

Questo tipo di derivatizzazione trova applicazione molto nel settore enologico poiché il vino contiene diversi acidi carbossilici (tartarico, malico, succinico ecc.). Questi composti non assorbono nell'UV-Visibile in quanto non hanno raggruppamenti cromofori con assorbività molare sufficientemente elevata. Pertanto sarebbe difficile riuscire a dosarli con un rivelatore spettrofotometrico UV-Vis, che è uno dei più diffusi, anche se fossero in concentrazioni elevate (dell'ordine di g/L).

Derivatizzazione di basi

Il derivatizzante a carattere basico più utilizzato è il *Cloruro di dinitrobenzoile (DNBCl)*.

Il composto reagisce con amine primarie e secondarie dando *amidi con forte assorbimento nell'UV*. La reazione avviene in circa 20 min a 70°C in ambiente reso basico con idrogenocarbonato di sodio o con trietilamina allo scopo di neutralizzare l'HCl che si forma. Poiché impiega 20 min ed è quindi lenta, la reazione non è adatta per la derivatizzazione post-column.

Derivatizzazione in gascromatografia

La derivatizzazione in gascromatografia viene effettuata principalmente per ottenere un:

- *Incremento della* volatilità che viene ottenuto tramite tecniche come alchilazione, acilazione che sono tecniche che portano alla formazione di esteri perché gli esteri rispetto agli acidi carbossilici sono composti fortemente volatilizzabili e termicamente stabili e quindi consentono alle reazioni in GC.
- *Incremento di sensibilità* da parte dei rivelatori (Es rivelatore a cattura di elettroni ECD sensibile ai composti che presentano atomi elettronegativi).

CAPITOLO 12
VALIDAZIONE

Quando vengono applicati metodi analitici, la qualità dei risultati, nonché la qualità delle prestazioni e degli strumenti usati, deve essere valutata costantemente. Le principale attività coinvolta è appunto la validazione e può essere applicata ai campioni, metodi, strumenti e dati.

Validare un metodo analitico significa mettere in atto tutte le procedure necessarie per dimostrare in modo oggettivo che il metodo applicato è adatto allo scopo per il quale si esegue l'analisi ed è tale, quindi da eseguire le operazioni per le quali è stato sviluppato, in modo affidabile e riproducibile.

Per garantire che ci sia un modo univoco per effettuare queste verifiche, esiste un organismo chiamato _Eurachem_ che è una rete di organizzazioni, fondata nel 1989, con lo scopo di promuovere la qualità nella Chimica Analitica in Europa.

Per ottenere una "oggettività" dei risultati, la verifica è eseguita da prove di laboratorio (es. valutare che funzioni la bilancia o che la vetreria utilizzata sia tarata in modo corretto) ed attaverso analisi statistiche per capire se i dati ottenuti hanno un senso. Tutti gli esperimenti di validazione utilizzati per dimostrare o trarre conclusioni sulla validità del metodo, devono essere documentati in una relazione chiamata Rapporto di Validazione.

La validazione determina quindi l'adeguatezza delle metodiche analitiche e quindi il attendibilità dei risultati affinché i dati siano accettabili. I laboratori e i singoli analisti devono periodicamente dimostrare la validità dei metodi e delle tecniche da loro usate. Viene spesso eseguita dall'analista ma può anche essere compiuta dal personale supervisore.

Quando validare un metodo?

- Per i metodi non normalizzati (no standard methods): per i metodi sviluppati e/o progettati dal laboratorio;
- per i metodi normalizzati ma utilizzati al di fuori del proprio scopo e campo di applicazione prefissato (metodi interni): nel caso di estensioni e modifiche di metodi normalizzati.

Ovviamente un laboratorio deve confermare che può correttamente eseguire i metodi normalizzati prima di metterli in opera. Questo processo è anche chiamato Validazione Secondaria, cioè la verifica dei risultati ottenuti con l'uso routinario del metodo.

In pratica un metodo si considera validato quando è adeguato per l'uso a cui è destinato, fornisce dati analitici utili in determinate situazioni, risponde alle richieste poste dal problema analitico considerato, assicura il livello di prestazioni prestabilito e permette di ottenere ciò che ci si aspetta di ottenere.

In linea generale quando un metodo viene sottoposto a validazione è necessario porsi le seguenti domande:

- Quali parametri si devono scegliere e controllare?
- Quali procedimenti devono essere usati per valutare un particolare parametro?
- Quali sono i criteri con cui giudicare i valori di un parametro? I requisiti che il metodo analitico deve soddisfare si definiscono in base a: requisiti prescrittivi, raccomandazioni di organismi nazionali o internazionali o di società scientifiche, prestazioni analitiche di altri laboratori e giudizio professionale.

In accordo a quanto previsto dalle linee guida internazionali (IUPAC Technical Report 2002, EURACHEM 1998) le caratteristiche da valutare durante la fase di validazione di un metodo sono:

- Specificità
- Accuratezza
- Precisione
- Limite di rivelabilità (LOD)
- Limite di quantificabilità (LOQ)
- Linearità
- Sensibilità
- Robustezza

Non bisogna valutarli tutti, perché l'operatore sceglie e valuta quelli significativi per il metodo. La scelta sarà funzione della tipologia del metodo in esame, allo scopo di minimizzare l'impegno necessario alla validazione.

La validazione di un metodo analitico deve prevedere le seguenti modalità operative: predisposizione del piano della validazione che definisce i requisiti da soddisfare per l'applicazione prevista, descrizione accurata del metodo da sottoporre a validazione, redazione e esecuzione del programma operativo. Il tutto viene riportato nel Rapporto di Validazione.

Se i risultati soddisfano i requisiti, il metodo è dichiarato idoneo. In caso contrario se l'esito è negativo, vengono discusse le azioni necessarie come nell'esempio di una bilancia, la sua pulizia e taratura. La validazione del metodo analitico si conclude con la stima dell'incertezza di misura (parametro che consente di stimare l'attendibilità del dato) da associare al risultato analitico.

Ci sono diversi modi per validare i metodi analitici. I metodi più comuni comprendono:

- Analisi di materiali standard di riferimento: quando disponibili (i materiali di riferimento certificati (CRM) sono prodotti da enti internazionali riconosciuti. Una importante sorgente di questi standard è l'Istituto Nazionale degli Standard e della Tecnologia (NIST).
- Analisi mediante campioni sintetici che simulano la composizione chimica dei campioni da analizzare.

Stabilito un piano di validazione cioè cosa vogliamo determinare, procediamo con la valutazione dei singoli parametri che costituiscono il Rapporto di Validazione:

Specificità

È quindi la capacità di determinare un singolo analita o una classe di analiti nella matrice di interesse senza interferenze. In generale, la specificità riguarda l'abilità di un procedimento di misurare soltanto ciò che si vuol misurare anche in presenza di molti composti affini dal punto di vista chimico-fisico (Omologhi cioè una serie di composti dove ogni membro differisce dal successivo di un termine costante come un gruppo $-CH_2$, Analoghi, oppure Metaboliti). Questo parametro è quasi sempre il primo che l'analista deve controllare e solo una verifica positiva consente di continuare il lavoro di messa a punto o di validazione del metodo.

I metodi più efficaci per la valutazione del grado di specificità consistono nel:

- Ricostruire le matrici dei campioni senza l'analita di interesse e valutare la risposta del procedimento per scoprire interferenze o sovrapposizioni con quella dell'analita stesso (ad es. in caso di una analisi cromatografica, si verifica l'assenza di picchi con lo stesso tempo di ritenzione nel profilo cromatografico della matrice priva dell'analita);
- Analizzare materiali di riferimento, cioè materiale riconosciuto dal NIST che ci fornisce un campione quanto più simile al campione che stiamo analizzando in modo tale che quando eseguiamo il metodo senza interferenze, avremo la risposta specifica del singolo campione.
- La specificità può essere valutata analizzando, con lo stesso metodo di analisi, campioni prima e dopo fortificazione cioè aggiungendo sospetti interferenti (possibilmente a diversa concentrazione, valutando se gli interferenti portano a risultati significativamente differenti.

Quando si esegue la metodica cromatografica, possiamo prendere in considerazione il parametro della Risoluzione che è la capacità di ottenere dei picchi distanti/separati gli uni dagli altri e sufficientemente stretti, in modo da garantire da non avere una loro sovrapposizione nella metodica cromatografica. Viene ritenuta sufficiente in un metodo analitico una risoluzione tra il composto di interesse e quello interferente non inferiore a 1.5. La risoluzione R_S è data dal rapporto della differenza del tempo di ritenzione tra due analiti e la somma tra le due ampiezze dei picchi dei due analiti.

$$R_S = \frac{2\Delta t}{W_1 + W_2} = \frac{2[(t_R)_2 - (t_R)_1]}{W_1 + W_2}$$

La risoluzione, dipende dalla distanza tra i massimi dei picchi (selettività al numeratore) e dall'ampiezza dei picchi (efficienza al denominatore).

Accuratezza

È il grado di concordanza tra la media dei risultati ottenuti nelle misurazioni e il valore reale/vero che si sta cercando di determinare. Il metodo è tanto più accurato quanto più il valore trovatosi avvicina al "vero". L'accuratezza del metodo analitico può essere valutata analizzando materiali di riferimento certificati (CRM) prodotti da enti internazionali riconosciuti (es. NIST) e per i quali è nota la concentrazione dell'elemento di interesse. Il risultato della verifica è tanto più affidabile quanto più la matrice del materiale certificato è simile a quella campione in esame. In mancanza di CRM sono reperibili in commercio campioni sui quali sono state eseguite analisi in circuiti interlaboratorio e per i quali sono disponibili valori di consenso (RM, materiali di riferimento). Se non si dispone né di CRM né di RM, l'esattezza del metodo può essere stimata determinando il recupero analitico di quantità note dell'elemento aggiunte ai campioni in esame o a loro miscele.

L'accuratezza viene di solito espressa in termini di Errore Assoluto, cioè di quanto si sbaglia nell'esecuzione della misurazione. È dato dalla differenza tra il valore sperimentale (osservato) xi e il valore "vero" (teorico) xt:

$$E = xi - xt$$

L'esattezza del metodo può essere stimata, anche, determinando la Percentuale di Recupero (Recovery %) che è il rapporto tra:

$$\text{Recupero \%} = \frac{\text{risultato trovato (sperimentale)}}{\text{risultato teorico (valore atteso)}} \times 100$$

I criteri di accettabilità per la % di recupero, possono essere diversi in rapporto alla complessità del metodo e alle concentrazioni di analita da determinare. Ad esempio:

133

- Nel caso della determinazione di componenti maggiori (quando i costituenti sono presenti in un intervallo di peso relativo compreso tra l' 1% e il 100%) in matrici non complesse, la % di recupero è ritenuta accettabile se compresa tra il 95-105%.
- Nel caso invece di determinazioni di componenti in tracce (1 ppb-100 ppm) in matrici complesse, sono considerati accettabili i seguenti valori che variano in relazione alle concentrazioni dell'analita da determinare (valori accettati dalla Comunità Europea– ACCREDIA):

Conc.(µg/Kg)	Recupero medio %
<1	50-120
1-10	70-110
>10	80-110

Quindi savremo una % di recupero tra l'80-110% se abbiamo un campione con più di 10ppm, 70-110% per campioni tra 1-10ppm e una % di recupero di 50-120% per campioni maggiori di 1ppb. Rispettando questi parametri stabiliamo se il nostro metodo è validato.

Precisone

È espressa come la concordanza di una serie di dati che sono stati ottenuti da una stessa procedura e nelle medesime condizioni sperimentali. Le considerazioni più importanti che scaturiscono da questa definizione sono sinteticamente tre:

- La precisione non dipende dal valore di riferimento accettato (o valore "vero") e può essere valutata ripetendo più volte il procedimento analitico senza conoscere il contenuto dell'analita in esame;
- I risultati devono essere indipendenti, intendendo che tutte le fasi di un procedimento analitico devono essere eseguite in modo indipendente dagli altri;
- Le condizioni in cui i risultati sono ottenuti devono essere ben specificate.

La precisione si esprime in termini di Ripetibilità (o Precisione Intra-analisi) e Riproducibilità (o Precisione Inter-laboratorio). La ripetibilitaà può essere:

- Ripetibilità RIstretta
- Ripetibilità intermedia

Ripetibilità RIstretta

Indica il grado di concordanza fra risultati di prove indipendenti ottenuti in intervalli di tempo brevi con lo stesso metodo, su materiali identici, nello stesso laboratorio, dallo stesso operatore e usando la stessa apparecchiatura. La ripetibilità ristretta deve essere quindi intesa come precisione ottenuta nelle condizioni in cui tutti i fattori sono mantenuti costanti.

Le misure sono ottenute analizzando lo stesso campione per un minimo di dieci volte. Dato che la precisione può variare con la concentrazione, di queste 10 misurazioni è opportuno analizzare almeno tre campioni a concentrazione bassa, media e alta, rispetto all'intervallo di concentrazioni di interesse avendo però matenuto sempre lo stesso risultato.

Ripetibilità Intermedia

È così definita la ripetibilità valutata in condizioni in cui uno o più parametri variano nel corso delle misure, escluso il materiale su cui si effettuano le prove, il metodo ed il laboratorio. Tra i parametri variabili (quelli cioè che potrebbero influenzare i risultati delle misure) possono essere compresi, per esempio: il tempo di misura, la temperatura del laboratorio, la serie di reagenti, lo stato di taratura degli strumenti di misurazione impiegati, gli operatori e gli strumenti (se il laboratorio ne possiede più di uno). <u>Esistono quindi diverse ripetibilità intermedie a seconda che sia un solo fattore a variare o più di uno.</u>

Per poter valutare la precisione del metodo, andiamo a valutare parametri come:

- Deviazione media
- Deviazione relativa
- Deviazione standard
- Coefficiente di variazione
- Range

Deviazione Media (o scarto medio) d_m

È data dal rapporto tra la somma di tutti i valori diviso il numero di misurazioni:

$$d_m = \frac{\sum |(x_i - \overline{x})|}{N}$$

dove: $\overline{x}$ = media delle misure
x_i = misura singola
N = numero delle misure

Deviazione (o scarto) Relativa % o ‰ (dalla media o dalla mediana) d_r

È data dal rapporto tra la deviazione media e la media dei valori per 100 o per 1000.

$$d_r = \frac{d_m}{\overline{X}} \times 100$$

$$d_r = \frac{d_m}{\overline{X}} \times 1000$$

dove: $\overline{X}$ = media delle misure
d_m = deviazione media

Deviazione Standard

Indica in poche parole quanto ogni valore sia lontana dalla media dei valori ed è calcolata come la radice quadrata della varianza cioè la somma degli scarti al quadrato diviso N. Quanto più piccola è la deviazione standard tanto più sottile e alta è la curva a campana e quindi più precisa sarà la misura. Viceversa quanto più grande è la deviazione standard tanto più larga e bassa è la curva a campana e quindi mendo precisa sarà la misura.

$$\sigma = \sqrt{\frac{\sum_{i=1}^{n} (X_i - \overline{X})^2}{n-1}}$$

Dove: $\bar{x}$ = media del set finito di dati

$x_i - \bar{x}$ = deviazione individuale dalla media

N = numero di misure effettuate

N - 1 = gradi di libertà ovvero il numero di osservazioni (N) di cui è composto il campione, meno 1 (cioè: gradi libertà = N-1).

Oltre alla Deviazione media, percentuale e standard, la precisione di un set di misure può essere espresso come Coefficiente di Variazione (CV) che per un insieme di misure è dato dalla deviazione standard (s) diviso la media delle misura (x):

$$CV = s/\bar{x}$$

generalmente il Coefficiente di Variazione viene espresso come percentuale della media.

(CV) % (o deviazione standard relativa % (RSD %): **CV(%) = (s/x) x 100**

Le deviazioni standard relative spesso forniscono una rappresentazione più chiara della qualità dei dati rispetto alle deviazioni standard assolute.

Ad esempio, supponiamo che un campione contenga circa 50 mg di rame e che la deviazione standard di una determinazione di rame sia 2 mg. Il CV, per il campione di 50 mg con una deviazione standard S = 2, sarà:

CV = (S/X) x 100 = (2/50) x 100 = 4%

Per un campione contenente solo 10 mg con una S sempre pari a 2, il CV:

CV = (S/X) x 100 = (2/10) x 100 = 20%

In qualsiasi caso, comunque, il criterio secondo cui solitamente la precisione sarà considerata accettabile è quello di avere un (CV)% minore o uguale al 3%.

Range (o Campo o Intervallo di variazione o Estensione)

È la differenza tra il valore osservato più alto e quello più alto. Ad esempio il range del seguente set di dati:

15,3 - 15,4 - 15,6 - 15,8 - 16,0 → Range = 16,0-15,3 = 0,7

Riproducibilità (o Precisione Inter-laboratorio)

Indica la precisione valutata in condizioni in cui i risultati delle prove sono ottenuti con lo stesso metodo su entità di prova identiche, in laboratori differenti, da operatori diversi, usando apparecchiature diverse. Aliquote dello stesso campione vengono analizzate, quindi da diversi analisti, in differenti laboratori, in tempi diversi, utilizzando reagenti e strumenti propri di ciascun laboratorio. Vengono cambiate cioè il maggior numero di condizioni quali: tempo, operatore, strumento e laboratorio.

La riproducibilità, quindi, non può essere stimata nell'ambito di un solo laboratorio ma viene determinata attraverso circuiti interlaboratorio.

Per stimare la riproducibilità, di solito si selezionano almeno 5-10 laboratori diversi e quest'analisi verrà ripetuta più volte 6-10 per orgni laboratorio. Ciascun laboratorio analizza i campioni con tale procedura e riporta i suoi risultati calcolando il valore della deviazione standard e del CV% delle misure ottenute in modo da stimare l'errore sulla riproducibilità. Se tutti i risultati sono "simili" (test statistici) e non vi sono errori sistematici gravi, allora il metodo viene considerato riproducibile.

Quando viene richiesto un confronto tra due distinte serie di dati ripetuti in laboratori diversi, il primo passo consiste generalmente nel confrontare le rispettive precisioni utilizzando l'F test che misura la precisione dei diversi laboratori e richiede un rapporto tra la Deviazione Standard al quadrado di un laboratorio fratto la deviazione standard al quadrato dell'altro laboratorio.

F calcolato viene confrontato con i valori di F tabulati a un livello di affidibilità del 95%. Se il valore di F_{calc} è maggiore del valore di F_{tab} allora la differenza nella varianza o precisione viene considerata statisticamente significativa, si può cioè affermare che i due metodi forniscono risultati significativamente diversi.

Limite di Rivelabilità LOD o LOQ

LOD: È la più bassa concentrazione di analita in un campione che può essere rivelata nelle condizioni sperimentali del metodo, ma non necessariamente quantificata. Durante la validazione di un metodo analitico è necessario stabilire il limite di rivelabilità solo se devono essere analizzati campioni a bassa concentrazione, vicina a questo limite.

In modo più approssimativo il LOD viene spesso definito come la concentrazione di analita che fornisce un segnale pari a 2 o 3 volte il rumore di fondo per non essere scsmbiato proprio con quest'ultimo.

$$S/N = 3$$

dove:

S = segnale campione

N = noise (viene calcolato come livello di rumore da picco a picco della linea di fondo).

LOQ: È la più bassa concentrazione di analita in un campione che può essere determinata quantitativamente con accettabile livello diprecisione ed accuratezza nelle condizioni sperimentali del metodo. La valutazione del limite di quantificabilità si effettua utilizzando soluzioni a concentrazioni decrescente dell'analita in esame. Normalmente si calcola come multiplo del valore di LOD:

$$LOQ = 3 \times LOD$$

Linearità

È la capacità di un metodo analitico di dare risultati direttamente proporzionali alla concentrazione dell'analita. I metodi di chimica analitica si possono suddividere in:

- *Assoluti*: permettono di ricavare direttamente il dato senza dover eseguire operazioni di calibrazione. Tali metodi comportano una reazione chimica con equilibrio completamente (o quasi) spostato a destra. I metodi assoluti sono relativamente pochi: metodi gravimetrici, volumetrici, elettrogravimetrici, coulombometrici.
- *Comparativi*: richiedono la calibrazione mediante soluzioni standard. In genere la maggior parte dei metodi strumentali è di tipo comparativo. Viene misurata una proprietà fisica (es.

assorbimento o emissione di luce, conducibilità) o chimica (ossidabilità o riducibilità) che dipende dalla natura (analisi qualitativa) e dalla concentrazione (analisi quantitativa).

I metodi comparativi si basano su una relazione matematica tra il parametro misurato (risposta o segnale) e la concentrazione dell'analita.

Una necessità fondamentale, quindi, è che sia nota la proporzionalità tra: La grandezza misurata X come la Risposta che è Variabile Dipendente e la quantità di analita presente come la concentrazione che è una Variabile Indipendente. Idealmente ci dovrebbe essere una relazione lineare tra le due variabili.

Per verificare questo è necessario costruire un diagramma di calibrazione (o di dispersione) analizzando campioni a concentrazione nota e riportando in grafico la risposta analitica (segnale misurato: assorbanza, corrente, tensione, area di un picco, ecc.) in funzione delle quantità note di analita.

I metodi per la calibrazione possono essere suddivisi in due gruppi:

- *Metodo degli Standard Interni*
- *Metodo degli Standard Esterni*

Metodo degli Standard Esterni

Vengono analizzati separatamente dal campione. Una serie di standard di questo tipo è costituita da unità che contengono quantità note e differenti di analita. Gli standard esterni vengono utilizzati per costruire le curve di calibrazione o di standardizzazione che si ottengono riportando in grafico la grandezza misurata (segnale strumentale) per una serie di soluzioni di standard a concentrazione nota.

Curva (o retta) di taratura (o Riferimento)

Il metodo della curva di calibrazione con standard esterni può essere utilizzato quando: i componenti della matrice del campione inclusi tutti i reagenti necessari per la preparazione del campione, non causano interferenza e quando si conosce la composizione della matrice.

Per costruire una retta di taratura relativa all'analita da determinare è innanzitutto necessario:

- Preparare una serie di campioni contenenti quantità note di analita, (campioni standard) tali da coprire un opportuno intervallo di concentrazioni. I campioni standard devono essere trattati nello stesso modo in cui verrà trattata la soluzione campione.
- Misurare per ciascun campione standard la risposta del procedimento analitico prescelto.
- Costruire un grafico riportando il segnale misurato in funzione della quantità del campione analizzato.
- Tracciare una retta passante per i punti (Metodo Grafico) oppure calcolare la retta migliore attraverso i Minimi Quadrati.

Ptima del metodo dei minimi quadrati dobbiamo stabilire che tra i diverdsi standard realizzati è possibile avere un'Associazione Positiva cioè al crescere della concentrazione cresce la risposta del segnale, Associazione Negativa cioè aumentando la concentrazione diminuisce la risposta del rivelatore oppure un'Assenza di Associazione

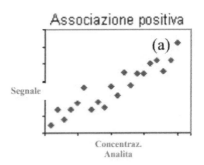

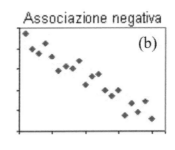

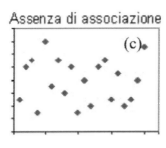

Il grado di dispersione dei valori ottenuti, rispetto ad una retta, può essere determinato dal Coefficiente di Correlazione r.

Coefficiente di Correlazione r

Il coefficiente di correlazione si può calcolare con l'aiuto di un software statistico o manualmente applicando ad esempio il coefficiente di correlazione di Pearson:

$$n\ Sx_1y_1 - Sx_1y_1$$

dove:
n = numero di punti
x = variabile indipendente
(concentrazione)
y = variabile dipendente (es.
assorbanza, area picco…)

Il coefficiente di correlazione r,che misura il grado di dispersione dei valori ottenuti rispetto ad una retta, può assumere valori compresi fra -1 e +1.

- I valori positivi indicano l'esistenza di una correlazione lineare positiva;
- I valori negativi indicano una correlazione negativa;
- I valori prossimi a ± 1 si ottengono quando la correlazione (positiva o negativa) è massima, cioè perfettamente lineare (tutti i punti cadono esattamente sulla retta);
- Il coefficiente di correlazione tende a zero man mano che i valori si disperdono sempre più;
- Il valore 0 indica assenza di correlazione.

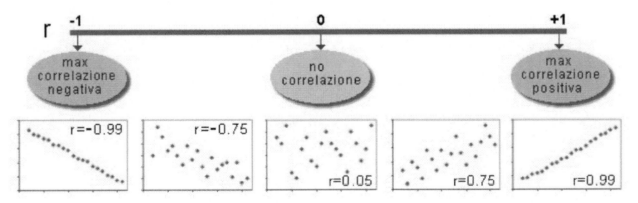

La linearità sarà considerata accettabile se, dallo studio di regressione lineare, si avrà un coefficiente di correlazione r maggiore o uguale a 0.99. r è anche uno <u>Strumento Diagnostico</u>: se ad esempio per un metodo consolidato r diminuisce improvvisamente (o lentamente) dopo che il metodo è stato adottato, significa che si è verificato un errore di procedura.

Quando le variabili in studio hanno fra loro una relazione lineare, i punti del diagramma a dispersione tendono a disporsi secondo una linea retta.

Come per la direzione e la forza, anche per la forma è possibile utilizzare l'occhio come strumento per individuare la retta corrispondente (Metodo Grafico). Tuttavia, l'occhio non è un buono strumento a questo scopo; entrano in gioco fattori soggettivi, e a partire dallo stesso diagramma ciascuno di noi potrebbe individuare rette diverse rappresentative della nuvola di punti.

Per tracciare la retta migliore che rappresenta i risultati sperimentali i quali non sono mai allineati perfettamente è necessario usare metodi obiettivi avvalendosi di opportuni test statistici.

Il <u>Metodo dei Minimi Quadrati</u> ad esempio permette di ottenere un'equazione per la retta.

Metodo dei Minimi Quadrati

Il metodo dei minimi quadrati è una tecnica statistica che permette di trovare la "migliore retta" che passa attraverso i punti corrispondenti ai dati sperimentali. La retta generata con il metodo dei minimi quadrati è quella che minimizza la somma dei quadrati dei residui (o deviazioni), dove per residuo (o deviazione) si intende la distanza di ogni punto sperimentale dalla retta supposta ideale.

In un set di dati sperimentali alcune deviazioni sono positive, altre negative. Per minimizzare la grandezza delle deviazioni indipendentemente dal segno, si elevano al quadrato le deviazioni stesse per avere numeri positivi:

$$di^2 = (yi-y)^2$$

Il metodo è infatti chiamato metodo dei minimi quadrati poiché si minimizzano i quadrati delle deviazioni.

La maggior parte delle curve di calibrazione in chimica è lineare, ed è descritta dall'equazione:

$$y = ax * b$$

dove:

y = variabile dipendente (segnale misurato)

x = variabile indipendente (concentrazione dell'analita)

a (m, p) = coefficiente angolare (pendenza della retta di calibrazione)

b = intercetta sull'asse y (segnale dello strumento per un bianco)

I calcoli sono normalmente eseguiti per mezzo di software commerciali.

La costruzione di una retta di taratura permette di definire <u>l'intervallo di linearità (o intervallo dinamico lineare)</u> di un metodo analitico che è dato dall'intervallo di concentrazione di analita nel quale la risposta è linearmente proporzionale alla variazione di concentrazione dell'analita. All'interno di questo intervallo possiamo calcolare la concentrazione di analita.

Metodo dello Standard Interno

Quando la matrice solida o liquida del campione è incognita o molto complessa è utile ricorrere ai metodi che sfruttano standard aggiunti: Metodo degli Standard Interni. Caratteristiche dello standard interno: dal punto di vista chimico deve essere sufficientemente diverso dall'analita, in modo da poter essere determinato, nel medesimo esperimento, senza interferire nella misura dell'analita, deve avere però un comportamento analogo all'analita, in modo che il suo recupero rifletta quello dell'analita stesso (deve ad esempio eluire quanto più vicino possibile all'analita), deve essere chimicamente stabile nelle condizioni analitiche impiegate e infine non deve reagire con l'analita e neppure con gli altri componenti del campione.

Scelto opportunamente lo standard interno, una quantità fissa di uno standard interno accuratamente misurata viene introdotta: in ciascuno standard, in tutti i campioni in esame e nei bianchi. Con questo metodo si analizza una serie di miscele standard contenenti la stessa quantità dello standard interno, ma quantità variabili del composto che interessa, e si determinano le aree dei picchi.

Il parametro analitico di risposta non sarà più quello del solo analita, ma il rapporto tra il segnale (aree o altezze del picco) dell'analita (Ai) e quello quello dello standard interno (As).

Si costruisce il grafico riportando in ascissa la concentrazione di analita e in ordinata il rapporto tra il segnale misurato per l'analita rispetto a quello dello standard interno (ad esempio nel caso della cromatografia si fa il rapporto tra le aree dei picchi). Quindi si aggiunge la stessa quantità di standard interno al campione e si effettua la misura. Dal rapporto **segnale analita nel campione / segnale standard interno**, tramite l'equazione della curva di calibrazione, si determina la concentrazione della specie in esame nel campione stesso.

Attraverso questo metodo migliora notevolmente l'accuratezza del risultato e possiamo costruire rette di calibrazione anche per l'identificazione di composti di interesse tossicologico in tracce nell'ordine delle ppm, ppb. Per far questo abbiamo bisogno di metodi Sensibili.

Sensibilità

La sensibilità del metodo indica quanto esso è sensibile ad una piccola variazione di concentrazione di un analita. La definizione più semplice di sensibilità, accettata dalla IUPAC, è la sensibilità di calibrazione, cioè la pendenza della curva di calibrazione in corrispondenza della concentrazione a cui si sta lavorando (e può essere funzione del metodo stesso o del modo in cui è stata tarata la strumentazione). Maggiore è la pendenza, maggiore sarà la sensibilità della risposta.

Robustezza

Misura la capacità del metodo analitico di non essere influenzato da piccole variazioni dei parametri sperimentali punto un metodo si dice robusto quando fornisce risultati riproducibili anche senza un controllo rigoroso delle condizioni sperimentali. Nel caso di un gascromatografo possiamo variare temperatura, flusso, composizione del solvente, concentrazione, pH, lunghezza d'onda del rivelatore etc. Un metodo cromatografico, quindi, risulterà robusto se esso continua a fornire risultati accettabili quando vengono fatte delle piccole variazioni dei parametri suddetti.

La Validazione del Metodo analitico si conclude con la stima dell'Inertezza di misura da associare al risultato analitico.

Carta di Controllo

Occorre stabilire procedure idonee a mantenere il metodo sotto controllo statistico, cioè nelle condizioni di validazione definite in partenza. Una carta di controllo permette di stabilire quando una proprietà monitorata si allontana pericolosamente da un valore voluto.

ACQUA

L'acqua è senza dubbio la sostanza più comune e più diffusa nell'ambiente (circa il 70% della superficie terrestre è occupata da acqua). Oltre ad essere utilizzata come fonte di vita per vegetali e animali, viene impiegata nelle fabbriche e nelle industrie.

Attravero il Ciclo dell'acqua, quest'ultima può raggiungere il mare non solo attraversofiumi, ma anche passando dal suolo, dopo essersi infiltrata ed aver raggiunto una falda acquifera. Si può quindi facilmente intuire che l'acqua si può inquinare non solo tramite i fiumi ma anche con i prodotti inquinanti del suolo.

Sebbene vi sia una grossa quantità di acqua sulla, la distribuzione di acqua nei terreni, di acque di superficie e di caduta delle piogge, non è omogenea e molte zone sono attualmente senza risorse di acqua disponibile. In tempi recenti inoltre, con l'avvento dell'industrializzazione, sono notevolmente aumentate le quantità di acqua prelevate (milioni ditonnellate d'acqua dolce) per esigenze di raffreddamento degli impianti e di servizio. Di conseguenza la quantità e qualità della stessa acqua che viene restituita al ciclo base risulta profondamente alterata (inquinamento).

Numerose sono le possibili classificazioni delle acque, tra queste:

1) Classificazione Idrologica
2) Classificazione Chimica
3) Classificazione di Utenza

Classificazione idrologica

Le acque naturali possono essere classificate in:

- Meteoriche cioè piogge e nevi, notevoli come fonte di approvvigionamento, ma considerate scarsamente potabili, perché povere di sali e ricche di gas disciolti, non sempre igienicamente sicure, specie se hanno attraversato strati di atmosfera più o meno inquinata;
- Superficiali che possono essere dolci (fiumi, laghi e ghiacciai) o salate (mari): le prime sono spesso usate per l'approvvigionamento l'approvvigionamento idrico, non presentano però requisiti di potabilità ideali, in quanto facilmente esposte a pericoli di contaminazione. Le acque marine solo in casi eccezionali sono utilizzabili, dato l'altissimo costo di potabilizzazione;
- Telluriche che possono provenirc da falde freatiche o da falde profonde Queste ultime sono le migliori, perché prima di emergere hanno percorso strati di terreno che le hanno purificate (autodepurazione mediante adsorbimento). Le falde freatiche sono più superficiali e i processi di autodepurazione dell'acqua non sono sempre garantiti.

Classificazione chimica

Dal punto di vista chimico le acque possono essere classificate in base al residuo fisso (contenuto totale di sostanze non volatili), alla durezza (contenuto di sali "indurenti" espresso in gradi francesi °F) e in base ai componenti chimici che risultano prevalenti nella loro composizione.

Le acque potabili generalmente rientrano nell'intervallo di durezza 4-30 °F, mentre la direttiva CE sulle acque da destinare al consumo umano consiglia un intervallo di 15-50 °F.

Classificazione di utenza

Le acque possono essere suddivise in relazione all'uso a cui sono destinate in: acqua per consumo umano (potabile), acqua per irrigazione, acqua per il bestiame, acquacoltura e pesca e acqua per uso industriale. Ognuna di esse dovrà presentare determinate caratteristiche, sia per quanto riguarda la presenza o meno di certe sostanze in soluzione (qualità), sia per quanto riguarda le loro concentrazioni (quantità).

Tra le acque elencate quelle più importanti sono le acque destinate al consumo umano. Secondo l'art. 2 del D. Lgs 31/2001 definisce definisce così l'acqua l'acqua destinata destinata al consumo consumo umano:

- Le acque, trattate o non trattate, destinate ad uso potabile, per la preparazione di cibi e bevande, o per altri usi domestici, a prescindere dalla loro origine, siano esse fornite fornite tramite una rete di distribuzione, mediante cisterne, in bottiglie o in contenitori;
- Le acque utilizzate in un'impresa alimentare per la fabbricazione, il trattamento, la conservazione o l'immissione sul mercato di prodotti o di sostanze destinate al consumo umano, escluse quelle

individuate ai sensi dell'articolo dell'articolo 11, comma 1, lettera e), la cui qualità non può avere conseguenze sulla salubrità del prodotto alimentare finale.

Le acque potabili devono rispettare dei parmaetri come quelli microbiologici (di inquinamento batterico), devono rispettare che non ci siamo microinquinanti inorganici e organici, non devono possedere materali percolati (es. polveri sottili), nitrati, pesticidi etc.

Tipi di inquinamento della'acqua:

- <u>Chimico</u>: causato dalla presenza di sostanze organiche e inorganiche che modificano le caratteristiche chimiche dell'acqua.
- <u>Fisico</u>: ha conseguenze sulle proprietà dell'acqua quali colore, torbidità, temperatura.
- <u>Biologico</u>: caratterizzato dallo sviluppo abnorme di virus, batteri, alghe, funghi ecc..

Molto spesso l'inquinamento è di tipo misto.

Inquinamento Domestico

Deriva dallo scarico di liquami urbani che contengono prevalentemente: materiali organici biodegradabili provenienti dal metabolismo umano, esidui di alimenti, oli e prodotti chimici di varia natura (tra cui solventi organici) derivati da attività artigianali e commerciali e dall'impiego domestico di prodotti quali i detersivi.

Gli effluenti urbani hanno un alto contenuto di microrganismi patogeni (colibatteri e streptococchi fecali).

I liquami, che si trovano nelle fogne, contengono grandi quantità di escrementi umani, perciò dovrebbero passare attraverso <u>Impianti di Depurazione</u> prima di essere scaricati nei fiumi ma purtroppo, in Italia, meno della metà degli scarichi vengono depurati. I liquami fognari possono contenere microrganismi che provocano alcune malattie (colera, salmonellosi, ecc.). Una persona rischia di ammalarsi se ingerisce questi organismi (può capitare facendo il bagno nel fiume o mangiano molluschi contaminati).

Inquinamento Industriale

È causato dallo sversamento nelle fognature urbane, nelle acque di superficie, nei terreni e nel sottosuolo di sostanze di natura molto diversa in funzione del tipo di industria e dei particolari processi di lavorazione. Gli effluenti industriali infatti possono contenere una vasta serie di <u>composti chimici inorganici e organici</u> provenienti da varie attività industriali (principalmente chimica farmaceutica, petrolchimica, cartaria, tessile, galvanica, conciaria e alimentare).

- <u>I composti inorganici</u> comprendono acidi e basi forti, solfuri, cianuri, cianuri, fluoruri, fluoruri, sali metallici metallici e non, metalli metalli tossici tossici (arsenico), (arsenico), cadmio, cromo esavalente, rame, mercurio, nichel, piombo, selenio.
- <u>I composti organici</u> includono oli minerali, fenoli, solventi (aromatici, clorurati e azotati) e, per quanto riguarda l'industria alimentare, materiali organici biodegradabili.

Inquinamento Agricolo

Proviene oltre che dallo smaltimento di <u>deiezioni animali</u> (defecazioni) degli allevamenti, anche dall'impiego di tutte quelle <u>sostanze</u> che vengono comunemente <u>impiegate nelle coltivazioni</u> quali: concimi, diserbanti e antiparassitari in generale. Questi, per effetto delle piogge, possono essere trasportati nelle acque superficiali e in parte, a seguito del dilavamento del terreno, possono penetrare nel terreno stesso fino a raggiungere le falde acquifere, contaminando l'acqua potabile.

Petrolio

È l'Inquinante Marino più diffuso a causa della pratica di scaricare in mare dalle petroliere le acque di lavaggio delle cisterne, del ripetersi di incidenti che coinvolgono petroliere, dell'estrazione di petrolio dalle piattaforme marine continentali. Quando una petroliera subisce un incidente nel quale ci siano dei versamenti di petrolio in mare, si provocano molti danni all'ambiente.

Il petrolio galleggia sull'acqua, formando uno strato che isola l'acqua dall'aria, impedendo gli scambi di gas. L'impoverimento d'ossigeno causato fa morire molti organismi marini. Con il passare dei mesi le sostanze più leggere o evaporano o vengono distrutte lentamente da microrganismi o reazioni chimiche. Quelle più pesanti, invece, rimangono sotto forma di grumi e poi lentamente affondano e vengono a poco a poco attaccate da batteri o dareazioni chimiche. Prima di scomparire, però, distruggono anche gli organismi che vivono sui fondali.

Inquinamento dell'acqua dalle Emissioni Atmosferiche

Le emissioni atmosferiche, soprattutto quelle contenenti ossidi di zolfo (SOx) e di azoto (NOx) dovute alla combustione dei combustibili fossili, sono le principali cause di Acidificazione dell'acqua. Circa il 70% della pioggia acida è provocata dall'anidride solforosa (SO_2) che si scioglie inacqua producendo acido solforico. Il rimanente 30% proviene da vari ossidi di azoto (principalmente NO_2 e NO_3, indicati insieme con il simbolo NOx) sciolti in acqua producendo acido nitrico.

Campionamento delle acque potabili

Per ottenere un campione rappresentativo è necessaria una corretta tecnica di campionamento. Il volume del campione raccolto deve essere sufficiente ad effettuare tutte le analisi richieste, tenendo conto della eventuale ripetizione di alcune di esse.

Caratteristiche di qualità delle acque destinate al consumo umano derivano da una Normativa Nazionale che disciplina la qualità delle acque ad uso umano al fine di proteggere la salute dagli effetti negativi della contaminazione delle acque, recepisce le direttive europee. In particolare nella normativa vengono indicati: valori massimi ammissibili (CMA: concentrazione massima ammissibile) e valori guida (VG). I parametri da analizzare sono: parametri organolettici, parametri chimico-fisici, parametri concernenti sostanze indesiderabili, parametri concernenti sostanze tossiche e parametri microbiologici.

Parametri Organolettici: Colore, torbidità, odore e sapore. Garantiscono la gradevolezza dell'acqua che non solo deve essere sana, cioè non pericolosa, ma, tenuto conto delle circostanze, deve essere anche il più gradevole possibile.

Odori: Sono spesso indice di processi di decomposizione superficiale o di inquinamento di origine industriale. La valutazione dell'odore viene effettuata con la tecnica delle diluizioni successive, cioè si prende il campione si sente l'odore, si effettua la diluizione di 1/3 del campione, si agita e si ri-sente l'odore. Se vi sono ancora cattivi odori vorrà dire che il campione supera i parametri tollerabili e quindi dovrà essere scartato.

Colore: Il colore di un' acqua viene valutato per confronto mediante colorimetri con una soluzione standard, opportunamente preparata di: esacloroplatinato di potassio $K_2[PtCl_6]$ e cloruro di cobalto in acido cloridrico. Si stabilisce una scala convenzionale di colorazione attribuendo il valore zero all'acqua distillata e un valore cento ad una soluzione che contiene quantità opportune dei reattivi suddetti. Si pone il campione tra queste due soluzioni o lo classificheremo confrontandolo tra le suddette soluzioni.

Sapori: Sapori anomali cioè salato, amaro, acidulo, metallico, e terroso rendono le acque poco accettabili e talvolta non accettabili dal punto di vista organolettico. La sua determinazione consiste sostanzialmente nell'assaporarc l'acqua in esame e nel trovare il suo rapporto di diluizione limite con acqua insapore in corrispondenza del quale l'analista non avverte più alcun sapore. Per le acque potabili tale rapporto deve essere 1:3.

Torbidità: È una diminuzione della trasparenza dell'acqua, dovuta alla presenza di sostanze solide sospese, costituite da particelle finissime di natura sia organica che inorganica, incapaci di sedimentare in un tempo ragionevolmente breve.La torbidità, che dà una valutazione dell'intorbidimento dell'acqua, va misurata con Turbidimetri, per confronto con sospensioni in acqua distillata di silice ($SiO2$) insolubile.

Parametri Chimico-Fisici: Si dividono in Aspecifici (temperatura, concentrazione di ione idrogeno, residuo fisso e conducibilità elettrica specifica) e Specifici (sodio e potassio, alluminio, silice, cloruri e solfati). Caratterizzano l'acqua, consentono di conoscere le sue proprietà igieniche ed alimentari, nonché di verificare se adatta agli usi domestici. Inoltre, alcuni parametri forniscono utili indicazioni circa alcuni effetti indesiderabili che possono derivare da particolari tipi di acqua: eccessiva corrosione, depositi, etc.

Temperatura: una buona acqua potabile debba avere una temperature compresa tra 7 e 15°C. Valori superiori sono indizio di inquinamento termico, di cui le cause più frequenti risiedono negli scarichi caldi delle acque di raffreddamento, o di altre natura, prodotti dalle industrie. Le acque profonde, cioè le più protette e le più pure, hanno una temperature costante, mentre quelle superficiali vengono influenzate, in maniera più o meno evidente, dai cambiamenti della temperatura atmosferica. La misura viene effettuata mediante termometria.

Concentrazione di ione idrogeno: Per le acque destinate all'alimentazione umana la CE ha fissato il pH tra 6,5 e 8,3. Il pH viene misurato per via potenziometrica usando un elettrodo indicatore a vetro ed uno al calomelano come riferimento. Riscontrare una acidità con pH 3-4, può essere dovuta soltanto alla presenza di acidi minerali liberi, o anche a notevoli quantità di sali di acidi forti (cloruri, solfati, nitrati..) con basi deboli. Un'acqua con queste caratteristiche deve essere considerata anomala. L'acidità viene determinata mediante titolazione con NaOH 0,01N usando la fenolftaleina come indicatore.

Residuo fisso: si ottiene dopo evaporazione completa dell'acqua previo essiccamento in stufa a 180°C e successiva pesata. Un residuo fisso a 180°C risulta totalmente privo di acqua ma contiene ancora anche la maggior parte delle sostanze organiche. Un residuo fisso a 550°C corrisponde invece alle sole sostanze minerali. Il risultato si esprime in ppm (parti per milioni) oppure in mg/L, specificando sempre a quale temperatura ci si riferisce (residuo fisso a 180 °C o residuo fisso a 500 °C).

Durezza: indica il contenuto in sali di Calcio e Magnesio. Questi cationi si trovano in soluzione, generalmente come cloruri, solfati e idrogenocarbonati. La quantità quantità di sali di calcio e di magnesio, magnesio, contenuta contenuta in un' acqua, conferisce ad essa un complesso di proprietà che si indica col nome di durezza. Si dice che un' acqua è "dura" quando contiene molti sali di calcio e di magnesio, al contrario un' acqua si dice "molle". La durezza viene solitamente espressa in mg/L di $CaCO_3$ oppure in termine di Gradi Francesi (F):

$$1°F = 10 \text{ mg/L di } Ca^{2+} \text{ e } Mg^{2+} \text{ come } CaCO_3$$

In genere, le acque vengono classificate in base alla loro durezza come segue:

Classificazione	mg/L (CaCO₃)
Acqua dolce	< 100
Acqua moderatamente dura	100 - 200
Acqua dura	> 200

Bisogna inoltre fare una differenza tra Durezza <u>Temporanea</u> e <u>Permanente</u>:

Durezza Temporanea è il contenuto salino attribuibile ai Sali di calcio e magnesio sotto forma di bicarbonati: $Mg(HCO_3)_2$ e $Ca(HCO_3)_2$. Questi, solubili a temperatura ambiente, se sottoposti a riscaldamento prolungato, all'ebollizione precipitano come carbonati $MgCO_3$ e $CaCO_3$ a seguito delle seguenti reazioni:

$$Mg^{2+} + 2HCO_3^- \xrightarrow{\text{calore}} MgCO_3\downarrow + H_2O + \uparrow CO_2$$

$$Ca^{2+} + 2HCO_3^- \xrightarrow{\text{calore}} CaCO_3\downarrow + H_2O + \uparrow CO_2$$

La perdita di CO_2 determina infatti la precipitazione dei carbonati. Dato che questi carbonati possono essere allontanati per filtrazione, la durezza temporanea può quindi essere anche definita come la durezza che viene rimossa per ebollizione del campione in esame conseguente alla precipitazione del carbonato di calcio e magnesio.

Durezza Permanente è il contenuto salino di un'acqua in ioni calcio e magnesio che non hanno subito trasformazioni a seguito del processo di ebollizione in quanto derivanti dalla ionizzazione o dalla dissociazione dei corrispondenti cloruri, nitrati, solfati, ecc., (es $MgCl_2$, $MgSO_4$, $CaCl_2$ e $CaSO_4$). Tali ioni rimangono in soluzione sia a temperatura ambiente che in seguito a riscaldamento. La loro permanenza in soluzione fa sì che la quantità di Cloruri e Solfati di Ca^{2+} e Mg^{2+} (come quella di altri Sali che sono stabili in soluzione anche dopo riscaldamento) venga definita durezza permanente.

In altri termini la durezza permanente: è quella che l'acqua conserva dopo l'ebollizione ed è dovuta ai sali di calcio e di magnesio che rimangono in soluzione dopo la bollitura.

Durezza Totale è il contenuto in ioni calcio e magnesio, espresso come carbonato di calcio ($CaCO_3$), che corrisponde alla somma della durezza permanente e della durezza temporanea. La durezza totale viene determinata prima che l'acqua venga sottoposta a trattamento termico. La durezza temporanea viene pertanto valutata come differenza tra la Durezza Temporanea. La durezza temporanea viene pertanto valutata come differenza tra la durezza totale e la durezza permanente.

Cloruri: sono sempre presenti nelle acque potabili e la loro quantità può variare entro limiti abbastanza ampi in relazione alla natura degli strati del terreno attraversati dall'acqua. Possono così essere di <u>origine geologica</u>, cioè derivare dalla dissoluzione di rocce contenenti cloruri. Numerosi cloruri, infatti, si trovano in natura come minerali. Fra questi i più abbondanti sono: salgemma e sale marino (NaCl), silvite (KCl), carnallite (KMgCl₃·6H₂O). Lo ione cloruro costituisce lo 0,045% della crosta terrestre, mentre l'acqua di mare contiene 19,4 g Cl/L.

I valori tollerati nell'acqua potabile sono generalmente dell'ordine dei 100 mg/L (VG 25 mg/L). Oltre il valore di 200 mg/L di cloruri si possono verificare corrosioni delle tubazioni e sapori sgradevoli.

Per l'APAT (Agenzia per la Protezione dell'Ambiente e per i Servizi Tecnici) i cloruri vengono determinati tramite una <u>Titolazione Argentometrica</u> in particolare tramite il <u>Metodo di Mohr</u>:

L'indicatore utilizzato è il Na_2CrO_4 (cromato di sodio). Questo indicatore è particolare perché è un sale solubile che dà luogo alla formazione (in particolare lo ione cromato CrO_4^{2-}) di un sale insolubile con lo ione argento. Nella titolazione le prime gocce di $AgNO_3$ vanno a reagire con il cloruro formando $AgCl$:

$$Ag^+ + Cl^- \rightleftarrows AgCl$$

la goccia di $AgNO_3$ successiva al punto di equivalenza fa precipitare $AgCl$ (perché meno solubile), con gli ioni Ag^+ che andranno a reagire con gli ioni CrO_4^{2-} formando il cromato d'argento Ag_2CrO_4. Quindi al punto finale avremo in soluzione Ag_2CrO_4 e lo capiamo dalla colorazione "aranciata":

$$2Ag^+ + CrO_4^{2-} \rightleftarrows Ag_2CrO_4$$

L'utilizzo di Na_2CrO_4 è possibile perché $AgCl$ è più insolubile del $AgCrO_4$ e quindi riusciamo a far precipitare prima $AgCl$ solo in un secondo momento l'$AgCrO_4$. Quindi riusciamo a far arrivare a concretezza la reazione di titolazione e solo dopo inizia la titolazione che coinvolge l'indicatore portandoci poi al PF. Se noi osserviamo i Kps del'$AgCl$ e del $AgCrO_4$ risulterebbe più insolubile il secondo, noi però dobbiamo ragionare in termini di solubilità.

Quindi si avrà una solubilità maggiore anche se di poco dell'$AgCrO_4$ rispetto all'$AgCl$. Questo spiega perché riusciamo a precipitare prima $AgCl$ poi l'Ag_2CrO_4. Quindi è la solubilità che ci dice quanto è solubile un sale non la Kps che invece è utile per due sali simili. In questo caso i due sali hanno indici stechiometrici (di combinazione) diversi.

Il metodo di Mohr va effettuato in condizioni di pH particolari, cioè in ambiente <u>neutro</u> o <u>debolmente alcalino</u>. Se noi operiamo in ambiente <u>acido</u> lo ione cromato (CrO_4^{2-}) può dar luogo alla formazione del Monoidrogenocromato ($HCrO_4^-$) e di-cromato ($Cr_2O_7^{2-}$) diventando non disponibile per la reazione che porta al PF. In ambiente <u>alcalino</u> invece non viene favorita la reazione perché in ambiente alcalino l'argento può dare $AgOH$ che a sua volta può dare Ag_2O.

Ambiente Acido: $\qquad CrO_4^{2-} + 2H^+ \rightleftarrows 2HCrO_4^- \rightleftarrows Cr_2O_7^{2-} + H_2O$

Ambiente Alcalino: $\qquad 2Ag^+ + 2OH^- \rightleftarrows 2AgOH\downarrow \rightleftarrows Ag_2O\downarrow + H_2O$

Quindi il pH deve essere tra 7 - 10.

Solfati: Anche i solfati sono sempre contenuti nelle acque per uso potabile e la concentrazione massima ammissibile è di 25 mg/L. I principali principali inconvenienti cui può dar luogo una concentrazione elevata di solfati è gusto sgradevole nel caso di acque potabili e corrosione delle tubature. Essi possono essere determinati essenzialmente attraverso:

- Gravimetria come solfato di bario;
- Determinazione turbidimetrica;
- Complessometria con EDTA.

Gravimetria come solfato di bario: Dato il basso contenuto di ioni SO_4^{2-} che comunemente si riscontra nelle acque, la gravimetria classica con cloruro di bario è poco pratica perché, oltre ai tempi lunghi, richiede la concentrazione per evaporazione di un grande volume di campione.

$$SO_4^{2-} + BaCl^2 \rightarrow BaSO_4 + 2Cl$$

147

Infatti per una buona precipitazione, è necessario avere una sufficiente quantità di solfato in concentrazione ottimale (1,5-3 g/L).

Quest'analisi consiste nel far precipitare, in ambiente acido, con una quantità nota di cloruro di bario in eccesso, tutto il solfato presente:

$$SO_4^{2-} + BaCl_2 \rightarrow BaSO_4 + 2Cl$$

Successivamente si determina l'eccesso di ioni Ba2+ per via complessometrica cioè retrotitoliamo con EDTA in tampone ammoniacale e con l'indicatore NET (Titolazione indiretta):

$$Ba^{2+} + EDTA \rightarrow Ba\text{-}EDTA$$

Poiché in soluzione vi sono anche gli ioni Ca^{2+} e Mg^{2+}, costituenti la durezza totale e che reagiscono anche essi con EDTA, è necessario conoscere anche il loro ammontare ai fini del computo delle moli di Ba^{2+} che hanno reagito con il SO_4^{2-} presente.

Parametri concernenti Sostanze Indesiderabili: Nitrati, nitriti, ammoniaca, ossidabilità, carbonio organico totale, fenoli, idrocarburi e ossigeni disciolti, fosforo. Sono rappresentati da quelle sostanze chimiche che, pur presenti naturalmente nell'acqua, oltre una certa concentrazione (quasi sempre inferiori a 1 mg/L), possono essere effettivamente pericolosi per la salute del consumatore. Le sostanze indesiderabili sono anche definite indici chimici di inquinamento biologico in quanto con la loro semplice presenza, o quando superano un determinato limite, possono far sospettare un inquinamento di origine biologica.

È possibile notare come in questo gruppo di sostanze rientrano i cosiddetti elementi nutrienti o fertilizzanti, cioè quelli che fanno parte del ciclo vitale delle acque. Tra questi i più importanti sono l'azoto e il fosforo, ma anche i cosiddetti oligominerali come Fe, Zn, Cu, hanno un ruolo essenziale in taluni cicli biologici che si verificano nei corpi idrici. Tutti questi elementi in genere espletano la loro funzione in quantità molto basse, mentre in dosi superiori possono risultare dannosi, sia allo stesso processo biologico di loro specificità, sia ad altri processi.

Azoto: è un elemento che entra a far parte delle proteine, degli acidi nucleici e di altre biomolecole importanti come vitamine, ormoni ed enzimi, è uno degli elementi nutrienti che si possono trovare in un corpo idrico. L'azoto può trovarsi nei corpi idrici in diversi stati di ossidazione sottoforma di: Azoto molecolare (N_2), Azoto organico, Azoto ammoniacale (NH_4^+), che è in equilibrio con l'ammoniaca in funzione del pH, Ione nitrito (NO_2^-) e Ione nitrato (NO_3^-).

L'azoto ammoniacale, gli ioni nitriti e nitrati fanno tutti parte del processo di disgregazione della materia organica (proteine) presente nel suolo e nelle acque, da parte di microorganismi che portano a dapprima alla formazione di ioni ammonio, una ossidazione degli ioni ammonio porta successivamente alla formazione di nitriti e nell'ultimo stadio ossidativo del ciclo dell'azoto si formano i nitrati:

$$Peptidi \rightarrow Amminoacidi \rightarrow NH_4^+ \rightarrow NO_2^- \rightarrow NO_3^-$$

- Determinazione quantitativa dell'azoto totale (TN)

Un primo metodo per determinare la presenza dell'azoto nelle acque è il Metodo di Kjeldahl che consente di calcolare l'azoto totale del campione. Viene utilizzato sia per le acque potabili ma anche per stabilire la quantità di azoto in un farmaco, un fertilizzante, di un colorante quindi un metodo chimico utilizzabile per qualsiasi composto azotato. Cosa prevede questo metodo?

Per azoto totale si intende la somma dell'azoto Kjeldahl (N organico + NH_3 + azoto nitrico + azoto nitroso) che vengono trasformati in solfato d'ammonio nelle condizioni di <u>mineralizzazione</u> adottate dal metodo.

1) Decomposizione del composto in H_2SO_4 bollente (cioè per formare NH_4^+) Il campione solido viene dapprima fatto digerire (decomposto e disciolto) in una soluzione di acido solforico bollente che converte l'azoto in ioni ammonio (NH4+) e ossida gli altri elementi presenti.

Digestione di Kjeldahl: $\quad$ **$C_{organico}$, H, N $\rightarrow$ NH_4^+ + CO_2 + H_2O**

Il processo di digestione viene catalizzato da elementi quali il mercurio, rame e selenio e avviene in un pallone detto di Kjeldal.

1) Raffreddamento, diluizione e alcalinizzazione (Neutralizzazione di NH_4^+) Quando la digestione è completa, la soluzione contenente ioni NH_4^+ viene resa basica:

$$NH_4^+ + OH- \rightarrow NH_3(g) + H_2O$$

2) Distillazione dell'ammoniaca in HCl standard L'NH_3 così formata viene distillata e convogliata in un recipiente di raccolta contenente una quantità nota e sicuramente in eccesso di HCl:

$$NH_3 + H^+ \rightarrow NH_4^+$$

3) Neutralizzazione di HCl non reagito con NaOH standard La quantità di HCl in eccesso, rispetto a quella richiesta per la reazione con NH_3, viene poi sottoposta ad una titolazione di ritorno con una soluzione soluzione standard di NaOH per determinare la quantità di HCl consumato nella reazione con NH_3 raccolta:

$$H^+ + OH^- \rightarrow H_2O$$

- Determinazione dell'ammoniaca

Il <u>riconoscimento qualitativo</u> e <u>quantitativo dell'ammoniaca</u>, più precisamente se presente come ione ammonio in soluzione acquosa, viene effettuato mediante spettrofotometria di assorbimento molecolare utilizzando il <u>reattivo di Nessler</u>. In ambiente alcalino, lo ione ammonio reagisce con una soluzione di <u>Tetraiodomercurato (II) di potassio (HgI_4^{2-})</u> sviluppando un'intensa colorazione giallo-arancio, dovuta allo <u>ione complesso di ossoamido di-mercurio</u>, che, col tempo, se la concentrazione è sufficientemente alta, flocula e precipita:

$$2\,HgI_4^{2-} + 4\,OH^- + NH_4^+ \longrightarrow [NH_2Hg_2O]^+ + 8\,I^- + 3\,H_2O$$

Il precipitato può essere successivamente analizzato tramite la misura dell'assorbanza tramite lo spettrofotometro grazie alla colorazione della soluzione.

- Determinazione dei Determinazione dei Nitriti (NO_2^-)

Anche la presenza di nitriti costituisce un serio indizio di inquinamento, in quanto essi provengono generalmente <u>dall'ossidazione dell'ammoniaca</u> o <u>dalla riduzione dei nitrati</u> per effetto di processi biologici oltre che naturalmente, da una immissione diretta da parte di scarichi industriali, fertilizzanti, ecc.. Determinazione dei Nitriti (NO2-) I nitriti possono causare <u>metaemoglobinemia</u> soprattutto nei bambini molto piccoli. Inoltre, nello stomaco (ambiente acido) i nitriti possono reagire con alcune ammine per dare origine a <u>nitrosammine</u>, cancerogene.

I nitriti presenti nell' acqua vengono determinati per via spettrofotometrica col <u>metodo di Griess</u>, basato su una reazione di diazotazione ad opera degli stessi <u>nitriti</u> che si ricercano, con <u>acido solfanilico</u> e per successiva copulazione con <u>α-naftilammina</u> con formazione di un composto azoico rosso che assorbe a 420 nm.

- Determinazione dei Determinazione dei Nitrati (NO_3)

I nitrati sono sempre presenti, sia pure in piccole quantità, anche nelle buone acque potabili, in quanto rappresentano l'ultimo stadio ossidativo del ciclo dell'azoto. Tale processo corrisponde al processo di disgregazione della materia organica (proteine) presente nel suolo e nelle acque, da parte di microorganismi che portano dapprima alla formazione di ioni ammonio e successivamente ad una ossidazione di questi a nitriti e nitrati.

I nitrati possono avere anche un'origine minerale. Non rappresentano un indice di inquinamento in atto, la loro presenza sta ad indicare un inquinamento di origini remote e quindi non più pericoloso nella sua forma presente, fermo restando la necessità di valutare l'attualità e l'entità delle fonti originarie.

La determinazione dei nitrati può essere fatta con il metodo colorimetrico al salicilato di sodio. I nitrati reagiscono con il salicilato di sodio formando un composto (paranitrosalicilato di sodio) di colore giallo il cui spettro di assorbimento presenta un picco a 420 nm:

Ioni Fosfato (PO_4^{3-}): La presenza dei fosfati nelle acque indica un probabile inquinamento di tipo: biologico, industriale, industriale e agricolo (pesticidi-fosforati).

È bene che un'acqua per uso potabile non contenga fosfati. Tracce nell'ordine di poche decine di mg/L, espressi in ione ortofosfato, non assumono particolare significato, considerandole in relazione con la piccola quantità di sostanze organiche che può trovarsi nell'acqua stessa.

- Determinazione ioni fosfato (PO_4^{3-})

I fosfati vengono determinate per spettrofotometria di assorbimento molecolare. I fosfati reagiscono con ammonio molibdato formando un complesso fosfomolibdico.:

$$PO_4^{3-} + 3\,NH_4^+ + 12\,MoO_4^{2-} + 12H_2O \longrightarrow (NH_4)_3\,PO_4 \cdot 12\,MoO_3 + 24\,OH^-$$

150

Questo complesso, ridotto con acido ascorbico, forma il blu di molibdeno, di composizione sconosciuta, (in cui il molibdeno si trova contemporaneamente a diversi stati di ossidazione). Le letture spettrofotometriche possono essere effettuate a 710 nm.

Determinazione del ferro manganese, manganese, rame, zinco, argento, argento, bario può essere effettuata per: spettrofotometria di assorbimento molecolare dopo la formazione formazione di opportuni opportuni complessi complessi colorati colorati e spettrofometria di assorbimento atomico.

- Determinazione Spettrofotometrica di assorbimento molecolare del Ferro

In questo procedimento, il Fe (III) contenuto nel campione viene ridotto a Fe (II) con idrochinone o idrossilammina e complessato con o-fenantrolina per formare un complesso intensamente colorato (ferroina).

Materiale Organico: Il materiale organico è l'inquinante maggiormente scaricato nei corsi d' acqua. Le sostanze organiche sono presenti anche in acque di insospettata purezza biologica e quindi rappresentano un indice di inquinamento solo quando superano certi limiti. Gli scarichi domestici sono la fonte primaria primaria di scarico scarico di una gran quantità di composti contenenti carbonio. Anche le sostanze di natura biologica, come i detriti di vegetazione morta e le deiezioni degli animali costituiscono materiale organico. Gli scarichi industriali, come quelli prodotti dalle concerie, dalle cartiere e dalle industrie tessili, producono un significativo apporto in tal senso.

Il materiale organico può subire un processo di decomposizione ad opera dei microbi aerobici presenti nell'acqua. L'ossigeno richiesto per questo processo viene preso dall'acqua circostante, diminuendo così il contenuto totale di ossigeno. Grosse quantità di materiale organico possono quindi essere la causa di forti riduzioni di ossigeno nell' acqua, con conseguente compromissione della vita acquatica.

In assenza di ossigeno si innescano, infatti fenomeni putrefattivi anaerobici con trasformazione delle sostanze organiche ad opera dei batteri anaerobici in ammoniaca, fosfina, acido fosforico, idrogeno solforato: sostanze dannose e nocive che pregiudicano possibili utilizzi dell'acqua.

Allo stesso modo, l'ossigeno disciolto nell'acqua viene consumato nel processo di ossidazione dell'ammoniaca disciolta (NH_3) a ione nitrato:

$$NH_3 + 2O_2 + OH^- \rightarrow NO_3^- + 2H_2O$$

Le acque naturali possiedono quindi un Potere Autodepurante che si manifesta nella capacità di decomporre biologicamente (biodegradare): composti organici di provenienza animale e vegetale, alcune sostanze sintetiche e vari composti inorganici (tra cui sali del fosforo e sali azotati).

Questa capacità è dovuta all'azione di microrganismi aerobici presenti nelle acque, che sono in grado di ossidare i materiali biodegradabili demolendoli in molecole semplici che prendono parte ai cicli naturali (per esempio, CO_2, H_2O, nitrati).

Gli agenti chimici, quindi, vanno distinti in:

151

- Inquinanti biodegradabili: quelli, cioè, che si trasformano per azione degli organismi decompositori.
- Inquinanti Inquinanti non biodegradabili: quelli che non si trasformano per azione degli organismi decompositori.

Non è biodegradabile ad esempio buona parte delle sostanze organiche sintetiche, i metalli pesanti e i materiali radioattivi.

Ossigeno Disciolto: L'ossigeno è un gas che costituisce il 20.9% dell'aria. Tutte le acque superficiali, in condizioni normali, a seguito del contatto con l'atmosfera, lo contengono disciolto in quantità variabili, in funzione della: temperatura, pressione, salinità dell'acqua, portata del corso d'acqua, profondità e turbolenza delle acque. La concentrazione mediana di ossigeno presente nelle acque naturali di superficie, non inquinate, è di circa 10 ppm.

La massa idrica dei corsi d'acqua poco profondi e dei fiumi viene aerata tramite le correnti così da essere continuamente rifornita di ossigeno. Al contrario, l'acqua stagnante o quella presente sul fondo di un lago profondo è in genere quasi del tutto priva di ossigeno a causa della sua reazione con la materia organica e per l'assenza di un qualsiasi meccanismo di rifornimento.

Valutazione del grado inquinamento

Nei casi in cui si presuma a priori la presenza di uno o più inquinanti specifici, questi possono essere determinati con metodi chimici tradizionali o con particolari tecniche strumentali, in funzione della loro concentrazione. Molto spesso per controlli controlli frequenti frequenti della qualità qualità delle acque si ricorre ad alcuni parametri che servono a determinare il grado di inquinamento globale, in particolare quello organico attraverso i seguenti parametri: **OD, BOD, COD, TOC**.

Sono parametri, comunemente utilizzati per valutare in modo aspecifico la presenza di materiale organico nell'acqua e quindi danno un indice del grado di inquinamento globale.

- **OD**: Quantità di ossigeno disciolto.
- **BOD**: La quantità di ossigeno richiesto dalla decomposizione microbica che può essere misurata misurata come Domanda Domanda Biochimica Biochimica di Ossigeno Ossigeno.
- **COD**: Domanda Chimica di Ossigeno, cioè valuta l'ossigeno richiesto per ossidare i composti organici effettuando un'ossidazione con un reagente chimico.
- **TOC**: Carbonio organico totale, prevede la determinazione diretta della quantità di carbonio organico volatile e non con l'ausilio di una specifica apparecchiatura.

Tali parametri possono essere usati per stimare le qualità generali dell'acqua ed il suo grado di inquinamento e sono parametri usati nella gestione della qualità dell'acqua e nella depurazione. Sono spesso usati infatti, come parametri di misura per valutare l'efficienza per gli impianti di trattamento dell e acque reflue.

In merito alle Acque Superficiali sono previste quattro classi distinte di qualità delle acque:

Parametro	Classe 1	Classe 2	Classe 3	Classe 4
Ossigeno disciolto, mg/L	7-10	3-7	1-3	<1
C.O.D., mg/L	< 10	10-20	20-30	>30
Azoto ammoniacale, mg/L	< 0,03	0,03-0,5	0,5	>1
Fosfati, mg/L	< 0,05	0,05-0,1	0,1-0,2	>0,2
Coliformi fecali (per 100 mL)	< 0,1	0,1-2	2-20	>20

Classe 1: acque di buona qualità
Classe 2: acque moderatamente inquinate
Classe 3: acque inquinate
Classe 4: acque fortemente inquinate

- Determinazione O_2 disciolto (OD)

La quantità di OD è uno dei parametri più importanti per valutare la qualità delle acque e di conseguenza lo stato di degradazione di un ecosistema acquatico. L'ossigeno si determina direttamente per via ossidimetrica con il Metodo Iodometrico secondo Winkler cioè mediante titolazione mediante tiosolfato ($S_2O_3^{2-}$) dello Iodio che si forma in seguito ad una serie di reazioni di ossido riduzione.

Il livello ottimale di ossigeno disciolto, che garantisce la sopravvivenza di tutte le specie acquatiche, si aggira intorno ai 4 mg/L.

Il sistema iodio/ioduro si presta a due tipi di titolazione:

- Titolazioni dirette o Iodimetriche

In questo tipo di titolazioni si utilizzano iodio direttamente come titolante, da questo equilibrio di riduzione lo iodio acquista due e^- e si trasforma in ione ioduro:

$$I_2 + 2e^- \rightleftarrows 2I^- \qquad E° = 0,535 \text{ V}$$

Quando prepariamo la soluzione di iodio, bisogna ricordare che lo odio non è una sostanza madre e viene standardizzata con anidride arseniosa. Inoltre tale soluzione di iodio viene preparata in modo particolare: siccome lo iodio in acqua non è solubile, viene sciolto in una soluzione di Ki, formando un complesso tra I_2 e ioduro I^- cioè un complesso triioduro che è solubile:

$$I_2 + I^- \rightarrow I_3^-$$

- Titolazioni indirette o Iodometriche

In queste titolazioni si fa reagire l'analita con una soluzione di ioduro, portando alla formazione di iodio. Quindi ciò che noi andremo a retrotitolare è lo iodio formato da questa reazione tra ioduro e analita. Ovviamente gli eq. di iodio che titoliamo saranno uguali agli eq. di analita oppure le moli di odio che si sono formate dalla reazione sono stechiometricamente equivalenti alle moli di analita con cui avrà reagito lo ione ioduro. Ricavando la concentrazione e la quantità dell' analita in maniera indiretta:

$$2I^- \rightarrow I_2 + 2e^-$$

Lo Iodio liberato viene quindi titolato con una soluzione standard di tiosolfato di sodio, $Na_2S_2O_3$ (uno dei pochi agenti riducenti stabili rispetto all'ossidazione dell'aria).

$$2S_2O_3^{2-} + I_2 \leftrightarrows 2I^- + S_4O_6^{2-}$$

Si notino gli insoliti numeri di ossidazione dello zolfo nel tiosolfato e nel tetrationato, pari rispettivamente a +2 e +2.5. Complessivamente, nella sua reazione con lo iodio, ogni ione tiosolfato perde un elettrone. La reazione è veloce e completa solo a pH inferiori a 7.

Sia nelle Iodimetriche sia nelle Iodometriche si utilizza un indicatore di adsorbimento, cioè la Salda d'Amido che è una soluzione di amido. La salda d'amido riesce ad adsorbire iodio in soluzione e ciò determina un cambio di colore della salda d'amido (azzurra) formando un complesso tra la AMilosio (struttura lineare dell' amido) e iodio.

Metodo di Winkler

1) Al campione di acqua in esame viene subito aggiunto il solfato di manganese. In ambiente basico lo ione manganoso presente nel solfato di manganese precipita come idrossido manganoso (forma bivalente II):

$$2\,Mn^{2+} + 2OH^- \longrightarrow 2\,Mn(OH)_2 \downarrow$$

Tale idrossido viene rapidamente ossidato da parte dell'ossigeno disciolto con formazione dell'ossido idrato di formula MnO(OH) (il numero di ossidazione del manganese passa da +2 a +3):

$$4\,Mn(OH)_2 + O_2 \longrightarrow 4\,MnO(OH) + 2H_2O$$

Secondo alcuni autori il prodotto dell'ossidazione sarebbe MnO(OH)$_2$, composto in cui il manganese presenza stato di ossidazione +4.

2) Avvenuta questa reazione si acidifica introducendo, acido fosforico (H3PO4). Acidificando, l'ossido idrato reagisce con gli ioni idrogeno liberando ioni manganici:

$$MnO(OH) + 3H^+ \longrightarrow Mn^{3+} + 2H_2O$$
(è una reazione acido-base).

in presenza di ioduro, il manganese (III) si riduce a manganese (II), liberando iodio in quantità equivalente all'ossigeno inizialmente presente nel campione:

$$Mn^{3+} + 2\,I^- \longrightarrow Mn^{2+} + \boxed{I_2}$$

3) Lo iodio elementare messo in libertà viene titolato con una soluzione a concentrazione nota di tiosolfato sodico che viene ossidato quantitativamente a ione tetrationato, (mentre lo iodio è ridotto a ioduro) in presenza di salda d' amido come indicatore.

$$I_2 + 2\,S_2O_3^{2-} \longrightarrow 2\,I^- + S_4O_6^{2-}$$

Il numero di equivalenti di tiosolfato consumati nella titolazione dello iodio è uguale al numero di equivalenti di iodio presenti nel volume di soluzione titolato, a sua volta il numero di equivalenti di iodio coincide con il numero di equivalenti di ioni manganici, ecc…

Il numero di equivalenti di tiosolfato in definitiva, coincide con il numero di equivalenti di ossigeno ossigeno. Noti sia il Volume della soluzione titolata e la Normalità ed il Volume della soluzione di tiosolfato utilizzato per titolare, si può calcolare la quantita di ossigeno disciolto da cui si risale, infine, alla concentrazione dell' ossigeno disciolto in mg/L.

Poiché il metodo di Winkler si basa su reazioni di ossido-riduzione in questo dosaggio interferiscono molte sostanze, sia ossidanti, capaci di ossidare lo I$^-$ a I$_2$, come ad es: i nitriti, il ferro(III), sia riducenti che invece, riducono lo I$_2$ a I$^-$ come: i solfuri, i solfiti, etc. influendo sull'accuratezza della determinazione.

Pertanto, per migliorare la qualità della determinazione vengono aggiunte, ai reagenti sopra elencati, delle sostanze che hanno il compito di neutralizzare l'effetto di alcune delle sostanze interferenti. Il ferro (III), ad esempio, può essere reso inattivo complessandolo come [FeF$_6$]$_3^-$.

A tale scopo, prima dell'acidificazione del precipitato di MnO(OH)$_2$, si aggiunge fluoruro di potassio.

N.B. Nella determinazione di questo gas, poiché per svariate cause (agitazione, variazioni di temperatura, ecc.) è facile il suo allontanamento dalla fase liquida, è di grande importanza usare recipienti ben chiusi e riempiti completamente del campione in esame ed eseguire l'analisi il più presto possibile.

- BOD (Biochemical Oxygen Demand)

Il BOD è un parametro molto importante per la valutazione indiretta dell'inquinamento da sostanze ossidabili biochimicamente. Il BOD rappresenta la richiesta di ossigeno, da parte della flora batterica aerobica, per degradare a CO_2, H_2O e NH_3, il materiale organico che per essa costituisce substrato alimentare e per l'uomo rappresenta materiale di rifiuto.

Con il termine BOD (domanda biochimica di ossigeno), si intende la quantità di ossigeno richiesto dai batteri durante un tempo determinato (5 giorni e quindi siparlerà di BOD5), ad una data temperatura, per decomporre le sostanze organiche presenti nell'acqua.

Il BOD$_5$ rappresenta rappresenta il 68% del BODtot, necessario per ossidare tutto il substrato organico nell'arco di 20 giorni. Un'elevata domanda biochimica d'ossigeno è l'indice di un'intensa attività batterica di demolizione organica e potrebbe quindi evidenziare la presenza di un inquinamento di tipo organico.

Con il BOD traiamo informazioni sulla presenza di sostanze organiche ossidabili biologicamente, cioè biodegradabili, presenti in un campione d'acqua. Può essere usato per stimare le qualità generali dell'acqua e il suo grado di inquinamento ed è un parametro usato nella gestione della qualità qualità dell'acqua dell'acqua e nella depurazione depurazione.

È spesso usato come parametro di misura per valutare l'efficienza per gli impianti di trattamento acque reflue. Per la sua misura sono disponibili in commercio numerosi kit d'analisi di semplice utilizzo.

Il valore del BOD specifica la quantità, espressa in mg, di ossigeno disciolto, che viene consumato nell'ossidazione delle sostanze organiche presenti in un litro di acqua lasciato per 5 giorni alla temperatura di 20 °C, al buio.

Pertanto, tramite la quantità di ossigeno richiesto perl'ossidazione, l'ossidazione, si può determinare determinare indirettamente indirettamente e genericamente, il contenuto di sostanze organiche presenti nell'acqua. Un'acqua non risulta inquinata se il valore di BOD risulta inferiore a 3,00 mg/L.

Il BOD, pur essendo un parametro insostituibile per verificare la capacità di autodepurazione di un corpo idrico, deve sempre essere affiancato ad altri dati analitici per essere utilizzato nel modo corretto. Più propriamente il BOD non è una misura del carico inquinante, bensì un'osservazione di un processo di biodegradazione.

Analiticamente, Il valore del BOD viene valutato sperimentalmente determinando la concentrazione dell' O_2 disciolto al tempo zero e la sua diminuzione nel tempo. La biodegradazione teoricamente si protrae per un tempo infinito, fino a consumare consumare l'ossigeno l'ossigeno corrispondente corrispondente a UOD (Ultimate (Ultimate Oxygen Demand).

Si tratta quindi di riprodurre al meglio, in laboratorio, le condizioni esistenti in natura ed osservare l'andamento della biodegradazione, che può essere influenzata da numerosi fattori fisici, chimici e biologici.

Quando al BOD si voglia attribuire significato di misura dell'inquinamento, ci si arresta al quinto giorno, da cui la sigla BOD$_5$ evitando quasi completamente il processo di nitrificazione che porta ad un ulteriore consumo di ossigeno. Il BOD$_5$ Il BOD equivale alla quantità di ossigeno consumato durante 5 equivale alla quantità di ossigeno consumato durante questo periodo, come risultato del processo di ossidazione subìto dalla materia organica presente nel campione.

Procedura sperimentale BOD

Il campione di acqua in esame viene frazionato in due parti (circa 250 mL) ed opportunamente diluito. Non è possibile, infatti, operaredirettamente sul campione originale in esame perché questa, anche se fosse esame perché questa, anche se fosse satura di aria, conterrebbe, a 20°C, poco meno di 10 mg/L di O$_2$ disciolto, quantità insufficiente ad ossidare biochimicamente le sostanze presenti, specialmente nelle acque molto inquinate. Si devono, perciò, diluire i due campioni uguali in esame con acqua distillata satura di aria (per gorgogliamento di 20 minuti da una bombola), in modo da avere una disponibilità di ossigeno tale da ossidare tutta la materia organica. I campioni sono così successivamente trattati:

- Il pH del campione in esame se al di fuori dell'intervallo 6,5 - 8,3, verrà preventivamente portato intorno alla neutralità con NaOH o con H2S04 2 N per eliminare potenziali fattori che possano ridurre l'attività batterica.
- Le reazioni di ossidazione vengono accelerate in laboratorio dall'aggiunta dall'aggiunta di microrganismi microrganismi ritenuti ritenuti catalizzatori catalizzatori del processo processo.
- La velocità del processo è inoltre molto influenzata dalla temperatura, per cui si opera solitamente a 20°C, temperatura con cui le trasformazioni biochimiche avvengono per circa il 70% in 5 giorni e per il 100% in 20 giorni.

Sulla prima aliquota, dopo termostatazione a 20°C, si determina subito l'ossigeno libero (metodo di Winkler) contenuto nel campione.

La seconda aliquota di campione sigillato (per impedire che altro ossigeno passi in soluzione) viene mantenuto per 5 giorni in incubazione: alla stessa temperatura di 20 °C e al buio per evitare processi fotosintetici da parte di una eventuale presenza algale. Dopo incubazione di 5 giorni si effettua la determinazione dell'ossigeno tramite il metodo Winkler.

Il BODn (espresso in mg/L di O2 consumato) dell'acqua analizzata (dove n è il numero di giorni di durata dell'analisi) è calcolato nel seguente modo:

(A) BODn campione analizzato (mg/L) = OD inizio – OD fine

(B) BODn bianco (mg/L) = OD inizio – OD fine

BODn campione originale (mg/L) = (A) x FD - (B)

dove:

OD = Ossigeno disciolto (mg/L)

FD = Fattore di diluizione del campione

Valori tipici di BOD

- Un fiume incontaminato ha solitamente valori di BOD5 minori di 1 mg/L.
- Un fiume moderatamente inquinato avrà valori di BOD5 fra i 2 e gli 8 mg/L.
- L'acqua di scarico trattata efficacemente da un impianto di depurazione depurazione acque reflue avrà valori di BOD di circa 20 mg/L.
- Per gli scarichi le norme vigenti fissano un massimo di 40 mg/L;

- L'acqua di scarico non trattata ha valori variabili, mediamente attorno ai 600 mg/L, ma spesso anche maggiori come nel caso degli scarichi di industrie casearie (2000 mg/L) o delle acque di vegetazione degli oleifici (>5000 mg/L).
- Il valore di BOD5 medio degli scarichi influenti in un impianto di depurazione per liquami urbani è all'incirca di 200 mg/L

- COD (Chemical Oxygen Demand): Domanda Chimica di Ossigeno

Determina la quantità di ossigeno richiesto per ossidare chimicamente (utilizzando un agente ossidante appropriato) le sostanze organiche e inorganiche ossidabili presenti in un campione di acqua. È quindi un indice di misura del grado di inquinamento dell'acqua da COD (Chemical Oxygen Demand): Domanda Chimica di Ossigeno È quindi un indice di misura del grado di inquinamento dell'acqua da parte di sostanze ossidabili, principalmente organiche. Il processo naturale dell'ossidazione viene quindi simulato in laboratorio in condizioni standardizzate, facendo uso di ossidanti energetici (bicromato, permanganato), che risultano attivi sulla maggior parte delle sostanze organiche e inorganiche.

Il COD è spesso preferito al BOD perché più riproducibile e rapido(due ore invece che 5 giorni).

Il COD consente di affrontare i problemi celermente determinando il carico inquinante inquinante e valutando valutando il trattamento trattamento ed il controllo controllo prima che il carico inquinante si possa sviluppare in maniera critica.

L'inconveniente che si incontra, invece, utilizzando l'indice COD come misura per la richiesta di ossigeno, è dovuta al fatto che l'agente ossidante utilizzato (generalmente il dicromato acidificato) è talmente forte che ossida anche le sostanze che consumano molto lentamente l'ossigeno presente nelle acque naturali e che quindi non costituiscono una minaccia reale all'ossigeno contenuto in tali acque.

In altre parole, il dicromato ossida anche quelle sostanze che non sarebbero ossidate dall'O_2 nel processo di determinazione delBOD. Ciò significa che, Il COD, al contrario del BOD5, non permette di differenziare differenziare la sostanza sostanza ossidabile ossidabile biologicamente biologicamente da quella non biodegradabile. *Il COD è pertanto meno specifico.*

La determinazione del COD è raccomandata come un complemento alla determinazione del BOD5, che è il solo in grado di indicare indirettamente la concentrazione della sostanza organica biodegradabile.

La determinazione del COD è particolarmente indicato per l'analisi degli scarichi industriali dove la presenza di materiale scarsamente biodegradabile o l'inibizione della flora batterica da parte di sostanze tossiche quali i metalli pesanti può portare a valori molto bassi di BOD5 accanto a valori elevati di COD in quanto il dicromato degrada sia le sostanze organiche ossidabili biologicamente, sia quelle non biodegradabili.

Questa grandezza è stata usata per decenni come indicatore del contenuto in sostanza organica ossidabile in un acqua specialmente nelle acque di scarico, e come tale insieme al BOD, è ancora richiesta nelle normative sulle acque di scarico.

La legge italiana consente lo scarico nei sistemi fognari di acqua il cui COD non sia superiore ai 500 mg/L. Acque aventi valori superiori, superiori, devono essere previamente previamente trattate trattate in modo da rimuoverne gli inquinanti. L'uso del COD può essere consigliato, inoltre, in quei casi in cui si sospettano sversamenti tossici per i consorzi microbici e che deprimono, totalmente o in parte, il valore del BOD.

Principio del Metodo: La valutazione del COD consiste nel determinare la quantità di ossidante (dicromato di potassio, $Cr_2O_7^{2-}$) utilizzato al posto dell'O_2, espressa in mg/L di O_2, necessaria per ossidare (in ambiente acido, a ricadere per 2 ore e in presenza di AgSO₄ come catalizzatore dell'ossidazione) le sostanze organiche ed inorganiche presenti in 1 litro di campione.

Procedura Analitica: Al campione viene aggiunta una quantità nota in eccesso di dicromato in presenza di H_2SO_4 (per evitare che il campione perda ossigeno) e $AgSO_4$ come catalizzatore dell'ossidazione. Lo ione dicromato, $Cr_2O_7^{2-}$ può essere disciolto come uno dei suoi sali, per esempio come $Na_2Cr_2O_7$ in acido solforico: come risultato si ottiene un potente agente ossidante che viene utilizzato al posto dell'O_2 per determinare i valori del COD. La reazione è condotta a ricadere per 2 ore.

La semireazione di riduzione per il dicromato nell'ossidazione della materia organica è:

$$Cr_2O_7^{2-} + 14\,H^+ + 6\,e^- \rightarrow 2\,Cr^{3+} + 7\,H_2O$$

ione   ione
dicromato   cromo (III)

Terminata l'ossidazione del campione, l'eccesso di dicromato viene retrotitolato con una soluzione a titolo noto di Fe^{2+}:

$$Cr_2O_7^{2-} + 14H^+ + 6\,Fe^{2+} \rightarrow 2\,Cr^{3+} + 6\,Fe^{3+} + 7\,H_2O$$

Per cogliere il punto di equivalenza è necessario aggiungere, prima di iniziare la titolazione, alcune gocce di ferroina (cioè un complesso 1:3 tra Fe^{2+} e 1,10-fenantrolina) di colore rosso (quando il ferro è in uno stato di ossidazione), che per immediata ossidazione da parte del cromato presente in soluzione, si trasforma nel corrispondente complesso azzurro (quando il ferro ha uno stato di ossidazione in Fe^{3+}), molto meno stabile del precedente.

Appena si è superato il punto di equivalenza accade, invece, che l'Fe(II) aggiunto, non potendo più essere ossidato dal dicromato, rende la soluzione rossa a causa della formazione del complesso più stabile fra l'Fe^{2+} e l'1,10-fenantrolina:

$$[Fe^{III}(C_{12}H_8N_2)_3]^{3+} + Fe^{2+} \rightarrow [Fe^{II}(C_{12}H_8N_2)_3]^{2+} + Fe^{3+}$$

azzurro   rosso

Conoscendo quindi il dicromato iniziale e il dicromato nella retrotitolazione, per differenza conosceremo la quantità di dicromato che ha reagito con le sostanze organiche, avendo così quantificato il COD.

La reazione deve essere condotta:

- Il più presto possibile dopo il campionamento. Se il campione non può essere analizzato subito dopo il prelievo, al fine di evitare eventuali perdite conseguenti ad ossidazione biologica delle sostanze organiche, questo deve essere preservato per acidificazione fino a pH 1-2 con acido solforico;
- In presenza presenza di solfato solfato di argento argento (Ag_2SO_4) che funge da catalizzatore di ossidazione;

- Con un refrigerante a ricadere che evita la perdita di sostanze volatili e mantiene costanti nel tempo (2 ore) le condizioni di reazione.

Delle sostanze inorganiche ossidabili fanno parte: solfuri, solfiti, nitrit, ferro (II) e cloruri.

I Cloruri sono però considerati degli interferenti, non devono essere quindi tenuti conto nel COD, in quanto l'ossidazione dei cloruri non avviene nei corpi idrici naturali, ma solo nelle condizioni del metodo utilizzato per il COD, per cui bisogna sottrarre il loro contributo. Per campioni contenenti fino a 1000mg/L di Cl⁻, si addiziona al campione solfato di mercurio (II) nel rapporto in peso $HgSO_4$: Cl⁻ (10:1) per eliminare l'interferenza dei cloruri.

Il $HgSO_4$ infatti, complessando i cloruri ne impedisce l'ossidazione da parte del $K_2Cr_2O_7$, per quantità maggiori di cloruri, il reattivo non viene aggiunto ma si determina a parte la concentrazione dello ione Cl⁻ e dopo averla trasformata in mg/L di O_2 viene sottratta dal COD.

Il problema principale di questo metodo, oltre alla pericolosità dell'H_2SO_4 concentraro, è lo smaltimento dei reflui che contengono oltre a Cr e Ag anche sali di Hg(II) usati per eliminare l'interferenza dei cloruri.

Poiché questa misura è ancora richiesta da normative nazionali, sono stati messi a punto sistemi in provetta che limitano al massimo i problemi relativi alla sicurezza e all'impatto ambientale del metodo. Il metodo COD viene cioè effettuato secondo secondo le procedure standard (digestione acida in presenza di solfato d'argento), ma in provetta con successiva lettura colorimetrica.

- TOC (Carbonio Organico Totale)

È una misura della quantità totale di sostanze organiche, ivi comprese quelle particolarmente resistenti e che difficilmente possono essere ossidate in condizioni naturali o anche in condizioni di laboratorio (BOD, COD). La misura del Carbonio Totale in un acqua può essere considerata l'analisi più accurata tra quelle presentate. Tuttavia, considerando che la tecnica è esclusivamente strumentale, il BOD ed il COD rimangono i metodi più largamente utilizzati per la determinazione del contenuto organico.

Mentre BOD e COD rappresentano la valutazione indiretta della concentrazione delle sostanze organiche, mediante la misura dell'ossigeno consumato in reazioni di demolizione, il TOC invece, prevede la determinazione diretta della quantità delle sostanze organiche tramite la misura della CO_2 generata da una ossidazione di tutte le sostanze organiche presenti. Questa metodica pertanto prevede sistemi di ossidazione delle sostanze organiche e la relativa determinazione della CO_2 prodotta.

Il TOC è un parametro globale aspecifico:

- Globale perché è la misura del contenuto di tutto il carbonio(organico volatile e non) della sostanza organica disciolta e non disciolta presente nell'acqua;
- Aspecifico perché non dà informazioni sulla natura della sostanza organica.

Il TOC non dà informazioni sulla tossicità del campione.

I vantaggi principali di questo parametro sono la selettività superiore a quella del COD e del BOD, in quanto il procedimento permette di misurare l'effettivo carbonio organico presente, la sensibilità e la rapidità di esecuzione.

Il TOC permette di determinare il contenuto di carbonio organico, in concreto, in tutte le matrici. Per quanto riguarda le matrici acquose può essere applicato ad esempio per le analisi di: acqua di falda, acqua potabile, acqua di superficie, acqua di mare e acqua di scarico.

Il TOC è stato recentemente raccomandato dalla CEE (comunità economica europea) in sostituzione del COD i cui valori non sono sufficientemente correlati con il carbonio effettivamente presente a causa delle numerose interferenze delle altre sostanze riducenti inorganiche presenti nel campione (molte sostanze riducenti diverse dalle sostanze organiche infatti reagiscono con il dicromato di potassio).

L'analisi del TOC è stata attualmente recepita nella legislazione italiana per le analisi di acque potabili e le acque destinate alla potabilizzazione. Nel campo dell'analisi ambientale, in particolare per quanto riguarda riguarda il controllo controllo della depurazione depurazione delle acque luride e dei fanghi. L'analisi rapida o in continuo del TOC all'ingresso e all'uscita di un depuratore permette infatti di valutare l'efficienza dell'impianto e intervenire conseguentemente.

L'analisi del Carbonio Organico Totale, è stata introdotta ufficialmente nella Farmacopea Europea nel 1998 per la valutazione delle contaminazioni organiche dell'acqua ultrapura e dell'acqua per iniettabili per uso farmaceutico. È inoltre importante per l'industria farmaceutica, cosmetica e alimentare dove è fondamentale fondamentale verificare verificare la pulizia pulizia dei banchi di lavoro e degli impianti nei punti in cui si possono formare depositi organici sfuggiti ai trattamenti di detergenza.

Metodi di misura del TOC

La quantità totale di Carbonio in un campione d'acqua è definita come Carbonio Totale (TC). Il Carbonio Totale è la somma di due specie di Carbonio:

- Carbonio Organico Totale (TOC) derivante da composti organici sospesi sospesi o disciolti disciolti come ad es: proteine, proteine, acidi nucleici, nucleici, carboidrati, carboidrati, detergenti ecc.;
- Carbonio Inorganico totale (TIC) derivante da composti inorganici come ad es: carbonati, bicarbonati, biossido di carbonio libero.

$$TC = TOC + TIC$$

È possibile determinare il carbonio totale (TC) e il carbonio inorganico (TIC) separatamente su due aliquote dello stesso campione e calcolare il contenuto di carbonio organico totale (TOC) per differenza tra il valore di TC e quello di TIC:

$$TOC = TC - TIC$$

Questo metodo è indicato soprattutto per campioni il cui contenuto in carbonio inorganico è inferiore al TOC. Con il metodo per differenza, il valore del TOC deve essere maggiore del TIC od almeno dello stesso ordine di grandezza.

La determinazione del **TC**, viene eseguita per combustione o ossidazione umida di tutto il carbonio contenuto contenuto nella prima aliquota aliquota di campione campione e ciò porta alla produzione di CO_2 che viene rivelata mediante un opportuno detector generalmente mediante IR poiché con l'IR si riesce a vedere molto bene la funzione carbonilica. Le tecniche di ossidazione attualmente utilizzate sono due: combustione catalitica ossidativa e l'ossidazione chimica per via umida.

- Combustione catalitica ossidativa

Nella tecnica di combustione il carbonio presente nel campione è bruciato in un' atmosfera contenente Ossigeno a 680-950°C e trasformato in CO_2.

Il catalizzatore, costituito da un supporto di allumina sul quale è adsorbito ossido di platino, fornisce una grande superficie di contatto ad alta temperatura che cede calore durante il processo di combustione delle sostanze contenute nel campione campione e aiuta il processo processo di ossidazione ossidazione.

Soprattutto i sali disciolti nel campione possono "sporcare" il catalizzatore durante la combustione, diminuendo l'efficienza del catalizzatore stesso. Se si abbassa la temperatura di combustione in presenza del catalizzatore, questi effetti negativi vengono superati.

Il gas carrier (aria purificata o ossigeno) fluisce alla velocità controllata di 150 mL/min attraverso una camera di combustione. Quando nella camera di combustione viene iniettato il campione, il carbonio totale in esso contenuto si ossida o si decompone, dando luogo alla formazione di CO_2.

A questo punto la CO_2, spinta dalla corrente d'aria ad elevata purezza, viene convogliata al rivelatore, costituito da un sistema non dispersivo all'infrarosso (NDIR), con una cella di misura (selettiva per CO_2) rivestita di materiale altamente riflettente.

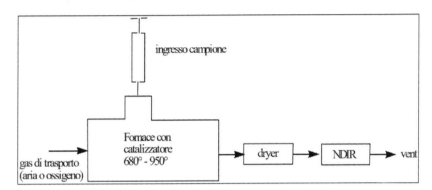

Viene utilizzzato il detector NDIR perchè specifico per rilevare la sola CO_2 e non è soggetto a interferenze dovute alla presenza d'altri gas. Soltanto il vapor acqueo interferisce nella misura e per questo motivo si evita che possa giungere al detector mediante il passaggio preliminare attraverso un deumidificatore collocato prima dell'ingresso nella cella del rivelatore che condensa il vapore acqueo.

La concentrazione di CO_2 misurata dal rivelatore IR è proporzionale al contenuto di carbonio totale nel campione. Il segnale analogico del rivelatore genera un picco, di cui il microprocessore calcola automaticamente l'area. Per misurare il contenuto di TC nel campione, la relazione tra concentrazione di TC e area del picco (curva di calibrazione) viene predeterminata utilizzando opportune soluzioni standard.

Tra i Vantaggi abbiamo: alte percentuali di recupero del carbonio organico di sostanze difficili da ossidare e un tempo d'analisi di 3/6 minuti. Tra gli Svantaggi abbiamo volume limitato di campione iniettabile direttamente nel tubo di combustione (a 680 - 950 °C non più di 250/300 microlitri), che comporta limitazioni alla misura nel range 50-100 ppb di carbonio e infine a seconda della temperatura di combustione, il catalizzatore si può sporcare con i Sali presenti nella matrice.

- Ossidazione chimica per via umida

L'ossidazione per via umida del TOC, a sua volta, prevede tecniche diverse.

UV/persolfato: al campione viene aggiunto persolfato (sodio, potassio, ammonio - $Na_2S_2O_8$) in una camera di reazione irradiata con raggi UV.

Persolfato a 100 °C: il persolfato (preferibilmente di sodio) è addizionato al campione in una camera di reazione che è scaldata a 95-100°C.

Solo UV: la sostanza organica disciolta nel campione viene convertita in CO_2 in presenza di radiazione UV.

In tutti i casi la sostanza organica si trasforma in CO_2, che è rivelata da un detector NDIR o a conducibilità.

Il <u>Vantaggio</u> principale è l'utilizzo di maggiore volume dei campioni, (10-25 mL che permette di analizzare i campioni d'acqua a bassi range (1- 2 ppb di carbonio). Lo <u>Svantaggio</u> principale è il tempo d'analisi più lento (6-15 minuti).

- TIC (carbonio inorganico)

La determinazione del TIC si ottiene invece dalla <u>misura della CO_2 che si sviluppa dai carbonati e dagli idrogenocarbonati</u>.

La seconda aliquota di <u>campione è inserito in una apposita cella di reazione</u> (diversa dalla fornace di combustione con cui si analizza il TC) e <u>viene acidificato con HCl</u> (o acido fosforico) e <u>sottoposto a gorgogliamento di gas carrier</u> (aria purificata).

L'abbassamento del pH nel campione,determina la <u>trasformazione dell'acido carbonico formatosi in</u> CO_2 disciolta secondo le seguenti reazioni:

$$Me_2CO_3 + 2HCl \rightarrow CO_2 + 2\ MeCl + H_2O$$

$$MeHCO_3 + HCl \rightarrow CO_2 + MeCl + H_2O$$
$$metallo$$

PS: "Me" è un

<u>La CO_2 viene trascinata via (purgata) e trasportata nel rivelatore NDIR</u>, che ne legge la concentrazione e la pone in relazione al contenuto di carbonio inorganico.

- TOC (carbonio organico totale)

Successivamente per differenza tra TC e TIC si ottiene il TOC.

<u>L'analisi del TOC in campioni solidi</u>: Per le analisi di TOC su campioni solidi <u>l'analizzatore TOC viene interfacciato interfacciato al modulo SSM-5000A</u>. Possono Possono essere così analizzati campioni quali terreni, fanghi e sedimenti, ma anche tamponi utilizzati nella pulizia di superfici (cleaning validation).

Il tampone, una carta da filtro in microfibra di quarzo, viene inumidito con circa 0,4 mL di acqua ultrapura, passato sulla superficie e poi trasferito nell'apposito alloggiamento per essere portato portato nella camera di combustione combustione per l'analisi l'analisi TOC. Il range di misura del TOC con il modulo SSM-5000A è compreso tra 0,1 e 30 mg di carbonio, ma scende nell'intervallo 1-20 mg di carbonio con l'accessorio opzionale "alta sensibilità".

Parametri concernenti Sostanze Tossiche: Arsenico, berillio, cadmio, cianuri, mercurio, piombo, idrocarburi policiclici aromatici. Mentre alcuni parametri in concentrazione eccessive possono solo alterare i caratteri organolettici dell'acqua o dare origine a inconvenienti senza però rappresentare un vero e proprio pericolo per la salute dei consumatori, altri parametri hanno rilevanza sul piano sanitario. I <u>valori guida</u> costituiscono obiettivi al cui raggiungimento deve tendere l'Ente che cura l'acqua potabile.

La <u>concentrazione massima ammissibile</u> non può essere superata in alcun caso, infatti, essa rappresenta un livello di rischio a cui l'organismo non può essere sottoposto nemmeno per un breve periodo di tempo. Vi sono invece <u>sostanze</u> per le quali sono prescritti <u>valori massimi</u> che <u>non possono essere assolutamente</u>

superati, altrimenti l'acqua è dichiarata non potabile. Si tratta di sostanze tossiche e i valori massimi consentiti sono bassissimi e del tutto precauzionali, come si può vedere nella tabella:

Sostanze	Valore massimo (microgrammi/litro)
Arsenico	10
Benzo (a) pirene	0,01
Cadmio	10
Cromo	50
Cianuro	50
Mercurio	1
Nichel	20
Piombo	10
Selenio	10
Vanadio	50

Metalli Pesanti: Dal punto di vista tossicologico quelli che rivestono maggiore importanza sono (mercurio, piombo, cadmio, cromo, arsenico). L'acidità o la salinità dell'acqua influenzano la mobilità dei metalli, avendo come diretta conseguenza la formazione di composti metallici, più prontamente assorbibili a livello dei tessuti degli organismi viventi e facilitando quindi l'insorgenza e l'amplificazione dei fenomeni di tossicità.

Il mercurio nelle acque è presente in forma ionica e soprattutto in forma organica (metilmercurio). Quest'ultima forma è particolarmente tossica in relazione alla facilità di assunzione, nonché alla difficoltà di eliminazione da parte degli organismi viventi.

Il metodo più sensibile per la determinazione di questi metalli nelle acque è quello in assorbimento atomico (per il mercurio il metodo più sensibile è quello in assorbimento atomico a "vapori freddi" e per l'arsenico quello in assorbimento atomico con formazione di idruri volatili), ma frequenti sono anche i saggi colorimetrici.

Cianuri: Composti chimici caratterizzati dalla presenza del gruppo CN-. Sono immessi dagli scarichi degli zuccherifici, delle cokerie e delle officine galvaniche. I composti dell'acido cianidrico vengono usati in alcuni particolari processi industriali: lavorazione dell'oro e dell'argento, preparazione di fibre acriliche, galvanostegia e galvanoplastica, fotografia. Inoltre, possono costituire dei residui di insetticidi e rodenticidi.

I cianuri possono essere determinati quantitativamente seguendo due differenti metodi:

- Metodo Volumetrico, basato su una titolazione con nitrato di argento e formazione del complesso solubile Ag(CN)2 in presenza di p-dimetilamminobenzilidenerodanina come indicatore.
- Metodo Spettrofotometrico, prevede la reazione fra il cianuro e la cloramina T a pH inferiore a 8, la successiva reazione del cloruro di cianogeno così ottenuto con piridina dando luogo alla formazione dell'aldeide glutaconica, che con il reattivo pirazolone-piridina, forma una sostanza colorata in azzurro che presenta un massimo di assorbimento a 620 nm.

Antiparassitari: Fornire una definizione di fitofarmaci o antiparassitari non è semplice poiché essi comprendono molteplici tipi di agenti chimici e biologici le cui principali funzioni sono quelle di:

- Inibire lo sviluppo o in alcuni casi di distruggere: piante, animali, insetti, funghi, acari, etc. che possono danneggiare la produzione, lo stoccaggio o il trasporto di derrate alimentari.
- Conservare cibi destinati all'allevamento di animali;
- Sostanze utili nel trattamento del legno al fine di evitarne la deperibilità, sia in fase di lavorazione iniziale sia per mantenere inalterate le caratteristiche dei prodotti finali derivati;
- In certe situazioni l'uso degli antiparassitari è rivolto ad evitare la diffusione di gravi malattie in ambito umano (malaria, febbre gialla, leishmaniosi, tripanosomiasi, etc.).

Le tecniche strumentali utilizzabili per la determinazione di fitofarmaci dipendono dal tipo di matrice e dal composto considerato. In genere si fa ricorso a tecniche: Gascromatografiche, HPLC e se il composto di interesse presenta un componente metallico i campioni possono essere analizzati per l'elemento contenuto nel principio attivo. Ciò richiede l'impiego della spettrometria di assorbimento atomico con fornetto di grafite (GF-AAS).

Idrocarburi Policiclici Aromatici (IPA): Nelle acque è stata riscontrata la presenza di un gran numero di (IPA), alcuni dei quali sono noti cancerogeni. Essi si trovano in soluzione o adsorbiti in sospensione. La concentrazione massima ammissibile (CMA) è di 0,2 µg/l.

I sei suddetti IPA sono gli stessi che l'Organizzazione Mondiale della Sanità ha raccomandato di dosare nelle acque superficiali destinate alla potabilizzazione. Per il controllo delle acque destinate al consumo umano può essere sufficiente l'effettuazione del test di screening messo a punto dal Dott. Weil che permette di riconoscere, senza errori, campioni contenenti più di 0,05 µg/L di idrocarburi policiclici aromatici totali.

- Il test di screening, che permette di distinguere acque inquinate da acque non inquinate, viene effettuato per cromatografia su strato sottile, previa estrazione con cicloesano.
- Si effettua una misura comparativa della fluorescenza su TLC rispetto ad un miscuglio delle sei sostanze standard aventi la stessa concentrazione.
- La determinazione quantitativa degli IPA può essere effettuata per GC-MS previa estrazione liquido-liquido con cloruro di metilene e successiva purificazione. Il limite di rilevabilità per singolo componente è di circa 5 ng/L.

Parametri Microbiologici: Sostanza presenti nell'ambiente in basse concentrazioni o solo in tracce, capaci tuttavia di alterare l'equilibrio dell'ecosistema o di produrre effetti tossici. I microinquinanti organici comprendono numerosissime sostanze chimiche. La dispersione di questi composti nell'ambiente è corrispondentemente elevata ed è dovuto al loro grande utilizzo. I microinquinanti organici comprendono numerosissime sostanze chimiche come: DDT (DicloroDifenilTricloroetano), PCB (policlorobifenili) e solventi industriali.

PCB (policlorobifenili) e PCT (policlorotrifenili): Sono miscugli di complessi di diversi composti organici e sono caratterizzati da debole degradabilità e da rilevante potere di accumulo nell'ambiente. L'analisi PCB e PCT viene effettuata, analogamente alle diossine, attraverso estrazione ed analisi mediante HPLC, con piccole variabili quali ad esempio i solventi di eluizione.

La loro presenza è dovuta principalmente alle miniere, raffinerie del petrolio, industrie tessili, lavorazione del legno e fabbriche di pesticidi. Si ritrovano inoltre anche tra le pareti domestiche, come solventi in prodotti per la cura della casa.

L'elevato numero di microinquinanti organici presenti nell'acqua, le grandi differenze nelle loro proprietà chimico-fisiche, i loro bassi livelli di concentrazione (dell'ordine dei ng/L o ppt oppure dei pg/l o ppb), pongono un problema di analisi, non facilmente risolvibile. Le analisi possono essere condotte secondo tre approcci diversi:

- Analisi generalizzate ad ampio spettro tendenti all'identificazione ed al dosaggio del maggior numero di inquinanti organici presenti nel campione;
- Analisi per classi chimiche volutamente limitate all'identificazione ed al dosaggio di inquinanti appartenenti ad una ben definita classe chimica considerata di particolare interesse igienico-sanitario come ad esempio gli idrocarburi alifatici, quelli aromatici, i fenoli, i composti organoalogenati, etc;

Dopo le operazioni di campionamento che, necessariamente devono essere rappresentative, si procede: all' isolamento della matrice acquosa ed alla preconcentrazione dei microinquinanti organici presenti nel campione. La preconcentrazione dei microinquinanti organici può essere effettuata per: adsorbimento su un solido (carbone attivo, resine macroreticolari, etc), estrazione liquido-liquido a diversi valori di pH, tecnica dello spazio di testa ovvero distribuzione all'equilibrio, dei microinquinanti organici presenti nel campione fra la fase acquosa e la fase gassosa sovrastante e tecnica del purge and trup ovvero gorgogliamento di una corrente di gas inerte, finemente suddiviso, attraverso il campione con intrappolamento dei composti organici trasportati in un tubo contenente un solido adsorbente.

Il frazionamento di miscele complesse di inquinanti organici, viene effettuata solitamente con GC e HPLC. L'identificazione dei componenti separati cromatograficamente viene effettuata mediante rivelatori selettivi (a ionizzazione, spettroscopici, ecc..).

La GC-MS rappresenta oggi la tecnica più potente e collaudata per analisi qualitative e quantitative a nostra disposizione.

La spettrofotometria infrarosso è una tecnica d' analisi specifica, che può essere di grande utilità soprattutto in combinazione con tecniche di frazionamento come la gas-cromatografia (GC-IR) o la cromatografia liquida (LC-IR) che provvedono ad isolare i singoli composti prima dell'esame spettrofotometrico.

CAPITOLO 13
ARIA

La composizione chimica dell'aria atmosferica secca, non contaminata, è notevolmente costante ed è composta dal: 78% circa di azoto, 21% di ossigeno e l'1% di composti minori (Ne, He, Kr, CH_4, N_2O, Ar) tra i quali prevale l'Argon.

Per Inquinamento Atmosferico si intende secondo il D.P.R. n°203/1988 (decreto del presidente della rep.):

"Ogni modificazione della normale composizione o stato fisico dell'aria atmosferica, dovuta alla presenza nella stessa di una o più sostanze in quantità e con caratteristiche tali da alterare le normali condizioni ambientali e di salubrità dell'aria, da costituire pericolo ovvero pregiudizio diretto o indiretto per la salute dell'uomo, da compromettere le attività ricreative e gli altri usi legittimi dell'ambiente e alterare le risorse biologiche e gli ecosistemi ed i beni materiali pubblici e privati".

L'inquinamento atmosferico si divde in:

- Inquinamento Indoor: Si verifica nell' aria confinata. Si riferisce agli ambienti confinati sia di vita (case), di svago (bar), sia di lavoro a carattere non industriale (uffici, ecc.).
- Inquinamento Outdoor: Si intende quello dell'aria esterna.

Le sostanze responsabili dell'inquinamento atmosferico sono numerose e diversificate in termini di caratteristiche chimico-fisiche e di effetti sulla salute e sull'ambiente; esse normalmente si distinguono in:

Inquinanti Primari: vengono direttamente immessi come tali in atmosfera (per esempio dai processi di combustione di qualunque natura) a causa di attività antropiche o fenomeni naturali, quali ad esempio: biossido di zolfo (SO_2), acido solfidrico (H_2S), monossido di azoto (NO), ammoniaca (NH_3), monossido di carbonio (CO), anidride carbonica (CO_2), acido cloridrico (HCl) e PTS (Polveri Totali Sospese) e PM_{10} (frazione di particolato con diametro aerodinamico inferiore a 10 μm).

Dopo la loro emissione in atmosfera, gli inquinanti primari sono soggetti a processi di diffusione, trasporto e deposizione. Possono subire, inoltre dei processi di trasformazione chimico-fisica che portano alla formazione degli Inquinanti Secondari, nuove specie chimiche che spesso risultano più tossiche e di più vasto raggio d'azione dei composti originari. Le reazioni di trasformazione possono essere attivate dall'energia solare e coinvolgono spesso l'ossigeno atmosferico. Sono ad esempio: anidride solforica (SO_3), acido solforico (H_2SO_4), biossido di azoto (NO_2), acido nitrico (HNO_3) ozono (O_3) aldeidi, perossidi, e acidi nitriloperacetici (PAN, perossiacetilnitrato).

Queste sostanze vengono prodotte principalmente da reazioni che avvengono fra gli ossidi di azoto e gli idrocarburi in presenza di luce solare. L'insieme dei prodotti di queste reazioni viene definito SMOG Fotochimico, che rappresenta una delle forme di inquinamento più dannose per l'ecosistema. L'uso del termine smog è dovuto alla forte riduzione della visibilità che si determina nel corso degli episodi di inquinamento fotochimico, dovuta alla formazione di un grande numero di particelle di notevoli dimensioni.

In termini generali, quindi, le principali fonti di emissione antropiche (cioè derivanti dall'uomo) si possono considerare: il traffico autoveicolare, gli impianti di combustione per il riscaldamento degli ambienti, i processi produttivi industriali e l'agricoltura.

Per limitare i danni da inquinamento causato da fonti di emissione antropiche, il Ministero dell'Ambiente ha emanato il Decreto Ministeriale n°155 del 2010, un'attuazione della Direttiva 2008/50/CE relativa alla qualità dell'aria ambiente e per un'aria più pulita in Europa. Tale Decreto va ad indicare i valori soglia degli inquinanti e il numero di sforamenti da superare degli inquinanti disperi nell'aria, per un dato numero di giorno.

Polveri o Particolato Atmosferico

Il particolato, detto anche "aerosol" o "polveri", è costituito dall'insieme di tutto il materiale (solido o liquido) non gassoso presente nell'aria. Con il termine di polveri atmosferiche, o di materiale particolato sospeso, si intende quindi:

"Una miscela di particelle, costituite di diverse specie chimiche, inorganiche ed organiche in fase solida o liquida, sospese in aria, che variano per caratteristiche dimensionali, composizione e provenienza".

Le polveri sospese sono fra i massimi imputati per gli effetti a lungo termine sulla salute. In funzione del loro diametro aerodinamico possono raggiungere gli alveoli polmonari e qui rilasciare il loro carico di agenti tossici e cancerogeni che li riveste, come ad esempio gli idrocarburi policiclici aromatici.

Un altro impatto prodotto sull'ambiente atmosferico dalle polveri aerodisperse è la riduzione della visibilità. Accumulandosi nell'atmosfera, infatti, le particelle assorbono e deviano la luce. Tale fenomeno può risultare particolarmente pericoloso in vicinanza di aeroporti o di grandi arterie di traffico quali le autostrade.

Il particolato può avere origine naturale o può derivare dalle attività umane (sorgenti antropiche). Le più importanti sorgenti naturali sono così individuate: aerosol marino (sali), processi meccanici di erosione del suolo e delle rocce, il particolato può avere origine naturale o può derivare dalle attività umane (sorgenti antropiche), disgregazione del materiale roccioso che costituisce il suolo, aerosol biogenico (spore, pollini, frammenti vegetali), emissioni vulcaniche, incendi boschivi.

Le più rilevanti sorgenti antropiche sono: emissioni prodotte dal traffico veicolare, emissioni prodotte da altri macchinari e veicoli (attrezzature edili/agricole, aeroplani, treni, navi), processi di combustione di carbone ed olii (centrali termoelettriche, riscaldamenti civili), legno, rifiuti, processi industriali (cementifici, fonderie, miniere) e combustione di residui agricoli.

Classificazione del materiale particellare

Esistono diversi sistemi di classificazione del materiale particellare. Il Diametro delle particelle è considerato il parametro più importante per caratterizzare il comportamento fisico del particolato atmosferico. A seconda dell'intervallo di dimensioni del diametro aerodinamico della particella (d_a) il particolato viene così classificato:

- Polveri PM_{10}: quelle aventi diametro inferiore o uguale a 10 μm, anche classificato come particolato "grossolano".
- Polveri $PM_{2.5}$: polveri aventi diametro inferiore o uguale a 2,5 μm, anche classificato come particolato "fine". classificato come particolato "fine".
- Polveri $PM_{0.1}$: polveri più sottili aventi diametro inferiore o uguale a 0.1 μm, anche classificato come particolato "ultrafine".

Il particolato di dimensioni maggiori, con diametro aerodinamico sino a 50 μm, viene indicato comunemente come Particolato Totale (PT), spesso aggettivato come "Sospeso" (PTS o PST).

Tanto inferiore è la dimensione delle particelle, tanto maggiore è la loro capacità di penetrare nei polmoni e di produrre effetti dannosi sulla salute umana. Per questo motivo le polveri PM_{10} Per questo motivo le polveri PM_{10}, presentano un interesse sanitario sicuramente superiore rispetto al PTS. E chiaramente anche il $PM_{2.5}$ e $PM_{0.1}$ presentano un interesse sanitario sicuramente superiore rispetto alle PM_{10}.

Le Polveri PM_{10} sono denominate anche Polveri Inalabili, in quanto sono in grado di penetrare nel tratto superiore dell'apparato respiratorio (dal naso alla laringe). Queste particelle rimangono in atmosfera da poche ore a pochi giorni, contribuiscono poco al numero di particelle in sospensione, ma molto al peso totale delle particelle in sospensione. Sono significativamente meno dannose per la salute e l'ambiente.

Le Polveri $PM_{2,5}$ sono invece denominate Polveri Respirabili, in quanto sono in grado di penetrare nel tratto inferiore dell'apparato respiratorio (dalla trachea sino agli alveoli polmonari).

Le Polveri $PM_{0,1}$ possono penetrare molto profondamente nelle vie respiratorie e, addirittura, passare direttamente nel sangue a livello polmonare.

Il $PM_{2,5}$ ed il $PM_{0,1}$ sono il particolato più pericoloso per la salute e l'ambiente: questo particolato può rimanere sospeso nell'atmosfera per giorni o settimane.

Composizione chimica del Percolato

A seconda del processo di formazione, le particelle che compongono le polveri atmosferiche possono variare non solo in termini dimensionali ma anche di composizione chimica. Da un punto di vista chimico il particolato risulta costituito da centinaia di diverse specie chimiche, inorganiche ed organiche (carbonio elementare ed inorganico), metalli di varia natura, nitriti e solfati (responsabili della componente acida del particolato), cloruri di ammonio e sodio.

Le Polveri PM_{10} sono costituite da una miscela di sostanze che includono prevalentemente:

- Elementi quali il carbonio, il piombo, il nichel;
- Composti come i nitrati, i solfati o composti organici;
- Miscele complesse come particelle di suolo o gli scarichi dei veicoli diesel.

Le Polveri $PM_{2,5}$ sono una miscela complessa di migliaia di composti chimici e alcuni di questi sono di estremo interesse a causa della loro tossicità. Il PM 2,5 include inoltre prevalentemente:

- Solfati prodotti dalle emissioni di biossido di zolfo che sono di natura acida e possono reagire direttamente con i nostri polmoni;
- Diversi studi hanno mostrato la presenza di Metalli Tossici quali il piombo, il cadmio ed il nichel in concentrazioni maggiori nella frazione $PM_{2,5}$ rispetto al particellato di dimensioni maggiori;
- Carbonio prodotto durante la combustione della benzina che può catturare sostanze chimiche cancerogene come il benzoapirene.

L'attenzione è rivolta particolarmente agli idrocarburi aromatici policiclici (IPA) che svolgono un ruolo nello sviluppo del cancro. Alcuni nomi: Fluoranthene, Pyrene e Chrysene. La quantità di IPA costituisce una frazione inconsistente della massa totale del particolato atmosferico (< 0,1 %), ma ha un importante interesse tossicologico, in relazione all'attività mutagena e cancerogena di alcuni IPA.

Effetti sulla Salute umana e l'Ambiente

Studi epidemiologici, condotti in diverse città americane ed europee nel corso degli ultimi vent'anni, hanno mostrato che esiste una notevole correlazione fra la presenza di polveri fini ed il numero di patologie dell'apparato respiratorio, di malattie cardiovascolari e di episodi di mortalità riscontrati in una determinata area geografica.

Le polveri PM_{10} ed in particolare le $PM_{2,5}$ possono costituire un serio pericolo per la salute umana.

- Un'esposizione di breve periodo può irritare i <u>polmoni</u> e causare broncocostrizione, tosse e mancanza di respiro.
- Le sostanze che si dissolvono dal materiale particellare possono causare <u>danni alle cellule</u>.
- Un'esposizione di lungo periodo a basse concentrazioni può indurre il <u>cancro</u>.

Al fine di ottenere informazioni <u>sull'incidenza di casi di cancro al polmone</u>, lo studio <u>ESCAPE</u> ha utilizzato i dati provenienti da 17 studi di popolazione condotti in nove paesi europei per un totale di 312.944 persone (uomini e donne) di età compresa tra i 43 e i 73 anni.

La conclusione dello studio ha portato a capire che l'aumento di 10 mg/m^3 di PM_{10} aumenta il rischio di tumore (in particolare l'adenocarcinoma) del 22%.

Meccanismi di rimozione del Particolato

Una volta presente in atmosfera, il particolato viene successivamente rimosso, viene cioè "allontanano" dall'ambiente atmosferico, ricadendo al suolo o verso l'ambiente idrico (fiumi, laghi, mari etc.). I principali meccanismi di rimozione delle polveri dall'atmosfera sono:

- <u>Deposizione Secca (sedimentazione)</u> al suolo, sulla vegetazione e sulle acque;
- <u>Deposizione Umida (precipitazione)</u> ad opera delle nubi e della pioggia.

Il tempo medio di permanenza in atmosfera varia a seconda delle dimensioni:

- Il <u>Particolato Grossolano</u> ed ultra-grossolano rimane in atmosfera da poche ore a pochi giorni.
- Il <u>Particolato Fine</u> ed ultrafine può rimanere sospeso nell'atmosfera per giorni o settimane. Questa è una delle caratteristiche che rende le polveri inalabili e respirabili particolarmente insidiose per la salute dell'uomo.

Queste polveri inoltre possono essere trasportate per migliaia di chilometri e la loro presenza viene rilevata come fondo anche in aree remote. Non ha senso infatti condurre uno studio sulla qualità dell'aria di una città se non si hanno informazioni di base del cosiddetto <u>Inquinamento di Fondo</u> che è il valore soglia di una determinata città rispetto alle altre. Parte dell'inquinamento di fondo riscontrato in una determinata città può dunque provenire da un'industria situata a diversi km di distanza dal centro urbano. <u>L'effetto a lunga distanza</u> è molto meno marcato in regioni con scarsa circolazione dei venti e circondata da catene montuose.

Campionamento

La tecnica di campionamento più utilizzata è sicuramente la <u>Filtrazione</u>, nella quale l'aria da analizzare viene convogliata su di un filtro a membrana o in fibra di vetro o quarzo con l'aiuto di una pompa aspirante.

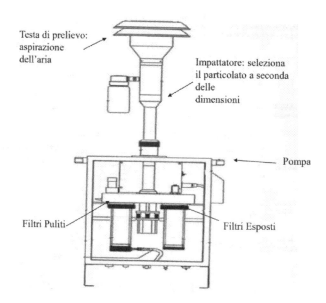

L'apparecchiatura di campionamento può comprendere anche un <u>sistema di frazionamento delle particelle</u>. Un campionatore d'aria aspira l'aria atmosferica a flusso costante attraverso un sistema d'ingresso dell'aria di geometria particolare in cui il materiale particolato sospeso viene separato inerzialmente in una o più frazioni dimensionali entro l'intervallo PM_{10}. Ciascuna frazione dimensionale viene quindi raccolta su filtri a membrana microporosa separati durante il periodo di campionamento stabilito (24 ore).

Determinazione del materiale Particolato

Il percolato viene raccolto sui filtri che verranno analizzati poi, attraverso due metodi: <u>Metodo Gravimetrico</u> e <u>Microscopio Elettronico a Scansione</u>. Bisogna ricordare inoltre che il Decreto Ministeriale n.60 del 02-04-2002 emanato per ottemperare alle Direttive Europee, pone come valore limite giornaliero per il PM_{10} 50 $\mu g/m^3$.

Metodo Gravimetrico

Permette di quantificare la presenza di polveri in aria in termini di concentrazione espressa in $\mu g/m^3$, ovvero microgrammi di particelle in sospensione per metro cubo di aria ambiente. La determinazione viene fatta per gravimetria riferendosi al volume di aria filtrato, per differenza tra il peso del filtro prima del campionamento e dopo, mantenendo le condizioni di pressione e temperatura prescritte.

Per poter attuare il metodo gravimetrico, i filtri devono essere condizionati prima e dopo il campionamento ciò tenuti in laboratorio a una T di 20°C con un'umidità relativa del 50% in modo tale da essere sicuri sul peso del filtro. Filtro tenuto in queste condizioni per 48ore viene poggiato su una bilancia che riuscirà a leggere fino alla sesta cifra decimale dopo la virgola, il che vuol dire leggere in termini di μg. In questo modo si ha il peso del filtro "pulito" e portato all'interno del campionatore. Una volta recuperati i filtri allo stesso modo e condizioni per poterli ri-pesare. Così facendo si stabilisce se l'aria analizzata rispetta la normativa.

La concentrazione del <u>materiale particellare in sospensione PS</u>, espresso in $\mu g/m^3$, a 25°C e a 1 atm viene calcolata con la seguente formula:

$$PS = \frac{DP}{V}$$

Dove:

DP = la differenza, in microgrammi, tra il peso finale ed iniziale del filtro.

V = volume di aria aspirato in 24 ore, espresso in m³, dedotto dalla lettura del contatore volumetrico e riportato alle condizioni prescritte di pressione e temperatura (25 °C e 1 atm).

Dopo Estrazione e Purificazione, il materiale raccolto sul filtro può essere analizzato in vario modo, relativamente al tipo di composizione delle particelle o alla misura della massa totale. Ad esempio:

- Gli idrocarburi policiclici aromatici vengono determinati per HPLC.
- I policlorobifenili per Gas-cromatografia con rivelatore a cattura di elettroni.
- Le dibenzo-p-diossine policlorurate per Gas-cromatografia collegata alla spettrometria di massa ad alta risoluzione.

La misura del PM10 (espresso in µg/m3) così effettuata quale metodo di valutazione dell'inquinamento da particolato fornisce però informazioni incomplete, ad esempio non distingue le particelle grossolane dal pericoloso PM2,5. Le ancora più pericolose particelle PM0,1 rappresentano una grandissima parte del numero di particelle presenti in atmosfera, ma una porzione minuscola della massa complessiva di particolato sospeso.

Di conseguenza anche per questo pericolosissimo inquinante perde significato la misura della concentrazione di massa, comunque modesta, e prende rilievo la misura della concentrazione numerica (numero di particelle per unità di volume) effettuata con il microscopio elettronico a scansione.

Microscopio Elettronico a Scansione

Permette di quantificare la presenza di polveri in aria in termini di numero di particelle per m³. Usare questa tecnica vuol dire quindi: vedere le particelle, contarle, distinguendo le varie famiglie, osservarne l'evoluzione nel tempo in forma, dimensioni e numero, su scala di qualche decina di minuti, studiare la composizione chimica della frazione di maggiori dimensioni del PM$_{10}$.

Il microscopio elettronico a scansione (SEM) usa gli elettroni come fonte di illuminazione al posto della luce (microscopio ottico) consentendo così di ottenere una maggiore risoluzione. È usato per investigare le microstrutture e associato alla microanalisi con Sonda di spettrometria per dispersione di energia (EDS)*, consente di calcolare le composizioni chimiche di materiali organici e inorganici.

Procedura:

1) Prelievo del particolato atmosferico mediante campionatore portatile. Tempo di prelievo: da 30 minuti a 60 minuti.
2) Fotografia della superficie del filtro al microscopio elettronico, con immagini a 500 ingrandimenti per la frazione grossolana del PM10 immagini a 500 ingrandimenti per la frazione grossolana del PM$_{10}$ e ad 8000 ingrandimenti per il PM$_{2,5}$.
3) Conteggio delle particelle presenti nelle varie fotografie.
4) Calcolo del numero di particelle al m3 per le due famiglie PM10 e PM 2,5 (tenendo conto del flusso in L/min impostato per il campionatore).

Vantaggi del metodo:

- Discriminazione tra fase grossolana del PM$_{10}$ e PM$_{2,5}$ con un unico prelievo.
- Possibilità di valutare l'andamento dinamico di PM$_{10}$ e PM$_{2,5}$ su intervalli di tempo di 30 minuti.

- Il <u>campionatore è portatile</u>: il prelievo può essere fatto dovunque, dovunque, anche in ambiente chiuso per valutare l'inquinamento dell'aria in luoghi pubblici o privati.
- Possibilità di <u>studiare la morfologia del particolato</u>, sia del PM_{10} in generale, che del $PM_{2,5}$.
- Possibilità di <u>studiare la composizione chimica</u> della frazione grossolana del PM_{10} (particelle con dimensioni maggiori di 1 µm).

<u>La microanalisi funziona comunemente per dispersione di energia (EDS)</u>* con un <u>rivelatore</u> allo stato solido che, accoppiato ad una opportuna apparecchiatura e sulla base di opportuni programmi, <u>seleziona in breve tempo (qualche minuto) gli intervalli di energia dei vari elementi e nell'indicarli ne definisce anche la percentuale.</u>

Monossido di Carbonio (CO)

Il monossido di carbonio (CO) è un gas: inodore, incolore, non irritante, infiammabile e molto tossico a causa della sua proprietà di inibire il trasporto di ossigeno nel sangue da parte dell'emoglobina. Risulta essere l'inquinante atmosferico più diffuso. La quantità totale di CO emesso può, infatti, addirittura superare quella di tutti gli altri inquinanti atmosferici emessi.

Si sviluppa dall' incompleta combustione (dovuta al difetto d'aria) di materiali organici (legna, carbone, petrolio, benzine, plastiche). Il processo di combustione incompleta è una situazione chesi verifica in diversa misura nei: motori degli autoveicoli, negli impianti di riscaldamento e negli impianti industriali.

$$C + O_2 => CO_2 \text{ combustione completa}$$

$$C + 1/2O_2 => CO \text{ combustione incompleta}$$

CO può anche formarsi ad alta temperatura dai composti di partenza CO_2 e C:

$$C + CO_2 => 2CO$$

Il CO viene assorbito rapidamente tramite i polmoni e diffonde in tutto il corpo. Supera la placenta e nel feto addirittura rivela concentrazioni ematiche fino a 15% maggiori di quelle registrate nel sangue della madre. La sua elevata pericolosità e tossicità è dovuta al fatto che <u>si lega molto velocemente e stabilmente all'emoglobina</u> del sangue, <u>formando carbossiemoglobina HbCO</u>, in virtù della sua affinità circa 230 volte maggiore di quella dell'ossigeno:

$$CO + Hb \Leftrightarrow HbCO$$

Quindi per una stessa saturazione dell'emoglobina è sufficiente una concentrazione 200-300 volte minore di CO nell'aria. La carbossiemoglobina HbCO è un composto fisiologicamente inattivo e molto più stabile della ossiemoglobina HbO_2.

Essendo, inoltre, il CO un antagonista competitivo dell'ossigeno al ferro bivalente dell'emoglobina esso agisce anche sull'ossiemoglobina spiazzando l'ossigeno dall'ossiemoglobina (HbO_2) stessa:

$$CO + HbO_2 \Leftrightarrow HbCO + O_2$$

L'HbCO formandosi, impedisce il trasporto dell'ossigeno da parte dell'emoglobina stessa.

La riduzione di HbO2 comporta una serie di <u>complicazioni a livello del tessuto miocardio</u>, può provocare gravi ischemie e danni all'encefalo con conseguente riduzione delle capacità sensoriali. <u>In base alla concentrazione di HbCO nel sangue,</u> infatti, si registrano sintomi che vanno dalla nausea e la cefalea fino ad un arresto respiratorio e morte.

Determinazione del monossido di carbonio (nell'aria)

Il metodo di riferimento per la misura dei livelli di monossido di carbonio è il metodo automatizzato ad Assorbimento non dispersivo (NDIR), fondato sull'assorbimento della radiazione IR da parte del CO alla caratteristica lunghezza d'onda intorno a 2100 cm-1 (4,7 mm). Il gruppo funzionale principalmente riconosciuto con la tecnica IR è la funzione carbonilica.

Il campione gassoso viene introdotto nella cella di misura con una pompa azionata da batteria. La sorgente è costituita da una candela di ceramica su cui è avvolta una spirale di nicromo. Il rivelatore misura differenze quantitative nella radiazione emergente dalla cella di misura rispetto a quella emergente dalla cella di riferimento contenente un gas (es N2) che non assorbe radiazione nel campo IR. La variazione di intensità della radiazione è proporzionale alla concentrazione di monossido di carbonio.

Le interferenze per la determinazione del CO sono dovute principalmente:

- Al Biossido di Carbonio, che può però essere eliminato facendo passare il campione di aria da analizzare attraverso opportune trappole (es $Ca(OH)_2$ in modo da far precipitare il carbonato di calcio ($CaCO_3$)).
- L'interferenza invece dovuta all'umidità viene eliminata facendo passare l'aria attraverso un disidratante (pentossido di fosforo, gel di silice, etc);
- Il materiale particellare sospeso si elimina per filtrazione dell'aria.

Dosaggio del CO ematico (HbCO %)

Oltre all'interesse per effettuare una determinazione del CO in atmosfera un ulteriore Test di riferimento è quello che ci consente di stabilire la concentrazione del CO direttamente sul plasma, per valutare se siamo stati esposti ad una concentrazione CO in atmosfera che abbia generato la formazione di carbossiemoglobina.

L'analisi viene condotta attraverso la determinazione Spettrofotometrica dove si esaminano le bande di assorbimento della carbossiemoglobina HbCO (λ 535 e 572 nm). Poichè l'ossiemoglobina HbO_2 possiede due bande a λ 540 e 577 nm è possibile confondere il suo spettro con quello dell'HbCO (λ 535 e 572 nm).

Di conseguenza si opera aggiungendo al campione di sangue ed acqua, qualche ml di riducente (sodio ditionito $Na_2S_2O_4$) che è in grado di reagire solo con l'emoglobina ossigenata in quanto l'ossigeno sarà in grado di ridursi in presenza del riducente e formare molecole di acqua. Quindi:

- Se dopo l'aggiunta del riducente le bande perdurano si ha conferma che è presente HbCO, che è non riducibile;
- Se invece le bande confluiscono nel valore 555 nm significa che c'era HbO_2 che è stata ridotta ad emoglobina.

Composti organici volatili (COV o VOC)

Per COV (dall'inglese VOC "Volatile Organic Compounds") si intende un insieme di classi di sostanze organiche, caratterizzate da un'elevata tensione di vapore a temperatura ambiente e da un punto di ebollizione che va da un limite inferiore di 50-100°C a un limite superiore di 240-260°C. I COV, esposti all'aria, abbandonano lo stato fisico liquido o solido in cui si trovano, passando allo stato aeriforme. Questi composti sono quindi presenti in atmosfera in fase vapore.

Determinazione dei COV

A causa della cancerogenicità di composti come il benzene, diclorometano, forme alogenate ed altre sostanze è strettamente necessario monitorare i COV dispersi nell'ambiente. Sia la Environmental Protection Agency (E.P.A.) americana che la Comunità Europea hanno ritenuto prioritario includere i COV nell'elenco degli inquinanti atmosferici.

I COV sono analizzati principalmente con sistemi di Purge and Trap accoppiati alla gascromatografia, utilizzando vari rivelatori, quali l'ECD, FID, PID e l'MS nel caso si debba procedere al riconoscimento ed alla conferma della struttura dei composti in esame. In alternativa ai sistemi di purge and trap vi sono altri sistemi di trattamento come ad esempio lo «spazio di testa» (H.S.) e la «microestrazione in fase solida» (S.P.M.E.).

Tra i COV più importanti a livello di tossicità abbiamo i derivati aldeidici e in particolare la Formaldeide.

Formaldeide

Nelle emissioni antropogeniche sono presenti numerosi composti carbonilici: Aldeidi (RCHO) e Chetoni [R_1(CO)R_2]. Essi vengono considerati inquinanti primari in quanto sono volatiti ed emessi dalla combustione interna dei motori a scoppio o derivano da attività industriali.

La formaldeide Costituisce l'aldeide più abbondante in atmosfera. In particolare la formaldeide richiede una attenzione particolare in quanto presenta notevoli problematiche legate alle sue proprietà chimico-fisiche (alta reattività e volatilità), tossicologiche e sospetta cancerogenicità.

È un gas di odore pungente e irritante, viene prodotta e commercializzata normalmente sotto forma di soluzione acquosa, con il nome di formalina. Il suo impiego principale è nella produzione di resine (polimeri); e nel settore laminati.

Numerosi sono i settori produttivi che possono comportare la presenza della formaldeide: come reagente di laboratorio, come conservante in cosmetica, nei deodoranti, nei disinfettanti, come intermedio per coloranti e come additivo alimentare.

Rilascio indoor di formaldeide: da materiali materiali isolanti e tessuti, da fumo di sigaretta, vernici, adesivi.

Tossicocinetica della Formaldeide

La formaldeide è facilmente assorbita nel tratto respiratorio e gastro-intestinale. L'assorbimento cutaneo appare meno importante, importante, nonostante la formaldeide possa indurre dermatiti irritative e allergiche.

L'importanza ambientale della formaldeide deriva dagli effetti che essa esercita sulla funzione respiratoria. Essa determina inoltre effetti di irritazione sugli occhi, nonché effetti cancerogeni dimostrati su animali, sebbene con pochi riscontri sull'uomo.

La sempre maggiore attenzione del legislatore verso questa sostanza è dimostrata anche per l'ambiente esterno dal D.M. del 15/4/1994 che, indicando i limiti di qualità dell'aria, inserisce la formaldeide tra le sostanze che devono essere sottoposte a campagne sperimentali di monitoraggio ambientale.

La concentrazione nelle aree urbane si aggira intorno a qualche $\mu g/m^3$ con punte massime nei periodi di massima intensità fotochimica oppure di elevato traffico autoveicolare.

In Italia con la Circolare del Ministero della Sanità n° 57 del 22/6/1983 si è posta già da tempo la problematica legata al sospetto potere cancerogeno di questa sostanza, sia per quel che riguarda gli ambienti di lavoro che per l'esposizione indoor dovuta soprattutto ai mobili nuovi.

In questa direzione il D.M. 22/9/97 (norme per gli arredi di ufficio) definisce come determinare il rilascio di formaldeide dai mobili ed il limite per questo rilascio.

Determinazione della formaldeide

La formaldeide, può essere determinata attraverso vari metodi tra questi alcuni colorimetrici associati ad una analisi strumentale. Tra i vari metodi i più diffusi e semplici sono quelli stabiliti dal NIOHS.

NIOSH 2016

Il campionamento impiega una cartuccia contenente gel di silice pretrattato con 2,4-dinitrofenilidrazina (DPNH). La formaldeide e le altre aldeidi diffondendo nel campionatore dove reagiscono formando derivati stabili. La reazione della funzione aldeidica con 2,4-dinitrofenilidrazina porta alla formazione degli Idrazoni corrispondenti. Tali derivati, dopo estrazione dei filtri con acetonitrile, vengono analizzati mediante HPLC con rivelazione spettrofotometrica. Il NIOHS utilizza una colonna C_{18} cioè a fase inversa in cui il gel di silice derivatizzato con lunghe catene carboniose a 18 atomo di C diventa lipofilo e quindi in grado di trattenere i composti a maggiore lipofilia, lasciandosi attraversare in maniera più semplice dai composti più idrofili e affini alla FM che costituita da soluzione di acetonitrile/acqua (45:55 v/v) in condizioni isocratiche.

NIOSH 2541

Utilizza come campionamento una fiala di vetro con substrato adsorbente cioè la 2-idrossimetilpiperidina 10% e come tecnica di determinazione utilizza la gas-cromatografia con rivelatore a ionizzazione di fiamma (GC-FID).

Idrocarburi Policiclici Aromatici (IPA)

Gli idrocarburi policiclici aromatici sono idrocarburi costituiti da due o più anelli benzenici uniti fra loro, in un'unica struttura piana, attraverso coppie di atomi di carbonio condivisi fra anelli adiacenti che si formano principalmente per combustione incompleta o decomposizione di materia organica indotta da calore. Quelli di interesse tossicologico hanno di solito un numero di anelli superiore a due. Le fonti degli IPA sono sia:

- Naturali sono rappresentate dalla biosintesi effettuata dalle piante e dai batteri, dagli incendi, dei boschi e dalle emissioni gassose durante le eruzioni vulcaniche;
- Antropiche sono rappresentate dalle attività industriali legate alla combustione di combustibili fossili, agli impianti di produzione dell'energia, all'impiego di asfalti, agli effluenti domestici e alle deposizioni atmosferiche di aerosol da combustione.

La maggior parte degli IPA presenti nell'ambiente provengano da fonti antropiche.

Gli IPA nei processi di combustione sono inizialmente generati in fase gassosa, e successivamente, con il raffreddamento delle emissioni, si adsorbono sul particolato atmosferico. Il particolato atmosferico è costituito da centinaia di diverse specie chimiche, inorganiche ed organiche.

Per quanto riguarda la frazione organica, la classe degli IPA costituisce una frazione inconsistente della massa totale del particolato atmosferico (< 0,1 %), ma ha un importante interesse tossicologico, in relazione all'attività mutagena e cancerogena di alcuni IPA. La frazione inorganica è rappresentata dai metalli.

Il più semplice degli IPA è il Naftalene che si può considerare derivante dalla fusione di due molecole di benzene:

175

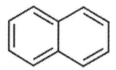

Il Naftalene può poi evolvere in altri IPA. Vi sono 16 strutture di IPA che sono state inserite nella lista dei "priority polluttants" dell'EPA (Environmental Protection Agency): conoscere benzoapirene

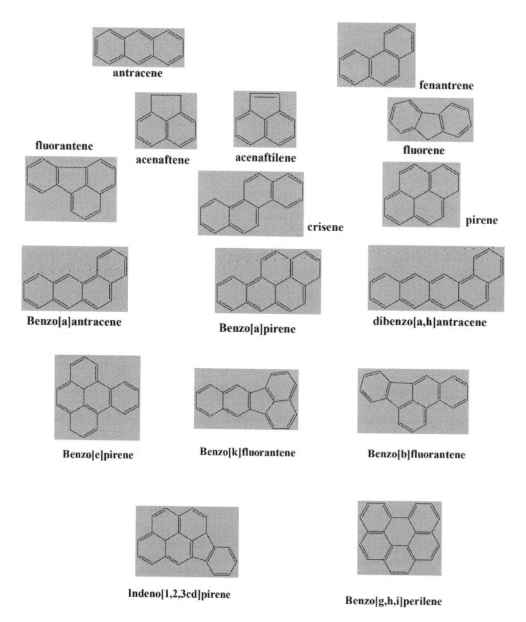

Nelle molecole degli IPA possono anche essere presenti <u>catene laterali di tipo alifatico o cicloalifatico</u> (IPA Ramificati), nonché <u>eteroatomi</u> quali ad esempio <u>azoto</u> e <u>zolfo</u>.

<u>I gas ed il particolato emessi dagli scarichi degli autoveicoli a motore diesel</u>, che recentemente sono stati indicati come "probabili cancerogeni per l'uomo", contengono non solo IPA, ma anche alcuni <u>composti derivati che presentano il nitro-gruppo, -NO$_2$,</u> come sostituente. Questi composti <u>sono ancora più cancerogeni degli IPA</u> corrispondenti (due esempi sono rappresentati di seguito). Questi si formano <u>nei motori per reazione dell'IPA corrispondente con i radicali NO2 ed N2O4 (tetraossido di azoto)</u>.

È stato inoltre dimostrato che gli IPA si possono combinare con l'acido nitrico dello smog fotochimico.

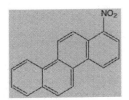 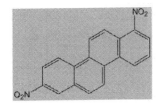

Strutture di due **IPA nitroderivati**

Formazione IPA

Il meccanismo di formazione degli IPA durante il processo di combustione è alquanto complesso. Esso è dovuto principalmente alla ripolimerizzazione di frammenti di idrocarburo che si formano durante il processo noto come Craking, vale a dire la formazione di molecole ad elevato PM tramite un meccanismo radicalico, formando dei composti molto stabili.

Meccanismo di cancerogenesi degli IPA

Gli IPA non sono di per sé agenti cancerogeni, ma lo sono alcuni derivati in cui essi vengono convertiti dall'organismo nel tentativo di renderli idrosolubili, e quindi più facilmente eliminabili.

La sospetta cancerogenicità è correlata alla presenza di quattro o più anelli aromatici da cui prendono origine metaboliti quali i diidro-diol-epossidi, nei quali il gruppo tossicologicamente attivo è collocato nella così detta Bay Region, cioè l'ansa a forma angolare che deriva dalla fusione di tre anelli aromatici particolarmente densa di elettroni.

Trasformazioni metaboliche del Benzoapirene

Quando il benzoapirene entra nel metabolismo, il Citocromo P450 localizzato nel fegato ma anche in altri distretti dell'organismo, può trasformare il composto in un epossido.

La prima trasformazione è la epossidazione nelle posizioni 7,8, le più reattive, che rappresentano la cosiddetta regione K:

Benzo[a]piren-7,8-ossido

Questo epossido non è tossico, subisce un attacco nucleofilo da parte dell'acqua, con formazione di un diolo, più idrosolubile e quindi più facilmente eliminabile:

Benzo[a]piren-7,8-diidro-7,8-diolo

Una parte delle molecole del diolo vengono ulteriormente epossidate regio- e stereoselettivamente:

177

Si ritiene che sia questo diolo epossido la specie effettivamente cancerogena perché è in grado di intercalarsi nelle basi del DNA dando luogo a delle interazioni con quest'ultime.

Lipofilicità degli IPA

Gli IPA sono altamente lipofili per cui sono poco solubili o del tutto insolubili in acqua. La solubilità diminuisce all'aumentare del PM. Gli IPA con più di quattro anelli si trovano nell'ambiente generalmente legati a sostanze particellari. Una misura della lipofilicità delle molecole è data dal Coefficiente di ripartizione acqua/n-ottanolo (Kow), che esprime la capacità di accumulo dei composti in "fasi" apolari, quali ad esempio i tessuti lipidici degli organismi.

$$Kow = [S]ottanolo \, / \, [S]acqua$$

[S] = concentrazione della sostanza S espressa in molarità o ppm. Più spesso si usa il logKow.

L'EPA afferma che i composti per i quali logKow è maggiore di 3.5 devono essere considerati potenzialmente pericolosi per l'ambiente.

IPA come inquinanti atmosferici

Gli IPA sono comuni inquinanti dell'atmosfera e in alcune città, sono fortemente implicati in disturbi della salute della popolazione. In modo rappresentativo, la concentrazione degli IPA riscontrati nell'aria esterna urbana ammonta ad alcuni nanogrammi per m^3.

Tale concentrazione può raggiungere livelli dieci volte superiori negli ambienti molto inquinati. La concentrazione di IPA negli ambienti chiusi è dovuta al fumo del tabacco ed alla combustione del legno e del carbone.

Determinazione degli IPA

L'analisi quali-quantitativa degli IPA rappresenta un problema di notevole impegno per la bassa concentrazione alla quale questi idrocarburi possono essere presenti. L'intero processo analitico può essere diviso in quattro passaggi fondamentali:

1) Prelievo e Conservazione dei campioni;
2) Estrazione degli IPA dalle matrici;
3) Purificazione degli estratti;
4) Analisi Qualitativa e Quantitativa degli IPA.

Prelievo e Conservazione dei campioni

Il materiale particolato viene raccolto su filtro con Campionamento Gravimetrico a basso volume (16,67 L/min) PM_{10} e $PM_{2,5}$ per 24h o con maggior frequenza (es. 4h) per seguire il trend giornaliero.

Vengono utilizzati filtri in Teflon, fibra di vetro, fibra di quarzo, policarbonato e borosilicato.

Importanti sono le condizioni di Conservazione dei filtri. Terminato il campionamento i filtri vengono prelevati entro breve termine (se possibile la mattina seguente il campionamento), trasportati con borsa frigo e, se lasciati a condizionare prima delle procedure di pesatura, posti in ambiente a temperatura controllata (es. camera climatizzata o in frigorifero) e al buio.

Dopo la Pesatura i filtri sono conservati fino al momento dell'analisi in frigorifero e al buio per evitare fenomeni di volatilizzazione e degradazione fotochimica per gli idrocarburi policiclici aromatici nel particolato.

Estrazione degli IPA dalle matrici

Al campione solido è aggiunto solfato sodico e la miscela viene posta all'interno di ditali di cellulosa per estrazione, tra due batuffoli di lana di vetro, quindi estratto con appropriati solventi in un Estrattore Soxhlet. L'estratto è poi portato a piccolo volume, ed il solvente estrattivo viene cambiato con uno più compatibile per le successive purificazioni. Solventi consigliati: acetone/esano (1/1)(v/v) o dimetilcloruro/acetone (1/1)(v/v).

Gli idrocarburi policiclici aromatici (IPA) sono presenti a livello di tracce nel particolato atmosferico, per cui è molto importante che durante l'estrazione (dal particolato depositato sul filtro) sia accuratamente evitata la contaminazione del campione. Questo richiede solventi con un grado di purezza elevato e una rigorosa pulizia della strumentazione (es. vials) prima di procedere.

L'Estrazione in Soxlhet è una tecnica che permette buoni recuperi ma ha diversi svantaggi relativi soprattutto: alla lentezza del processo (12 o 24h), alle quantità di solventi organici usati per estrarre (alcune centinaia di mL), ai passaggi necessari per la preparazione del campione finale (necessità di concentrare il campione portando a secco e riprendendo con volume ridotto). Altre tecniche utilizzabili per l'estrazione sono: estrazione in bagno ad ultrasuoni e estrazione in microonde.

Purificazione degli estratti

Gli estratti devono essere purificati per eliminare le interferenze. I metodi di purificazione utilizzano colonnine cromatografiche impaccate con diversi materiali adsorbenti, quali:

- Allumina (Metodo EPA 3611). Questo metodo è appropriato per separare le diverse frazioni del petrolio (alifatica, aromatica e frazioni polari).
- Florisil® (Metodo EPA 3620) Il Florisil è fase polare composta da: silicio biossido e magnesio monossido con rapporto 85:15). Questo metodo è adatto a separare gli IPA da grassi, oli e cere.
- Gel di Silice (Metodo EPA 3630) Questo metodo è adatto per separare gli IPA dagli idrocarburi alifatici.

Analisi Qualitativa e Quantitativa degli IPA

Gli IPA presenti in una miscela sono generalmente molto numerosi, ciò rende difficoltosa l'analisi quantitativa estesa alla totalità degli analiti. Alcune metodiche quindi, fanno riferimento a sei IPA principali da dover rivelare all'interno del campione. Inoltre esistono metodiche più semplici o più complesse in ragione del grado di accuratezza da raggiungere nella determinazione. Abbiamo:

Metodo EPA 8100

Consiste nell''identificazione ed il dosaggio dei singoli IPA che vengono effettuati mediante GC con colonna capillare e rivelatore a ionizzazione di fiamma (FID). È richiesto l'uso di standard per la calibrazione.

Il metodo poiché poco sensibile è applicabile in ambienti esterni, a concentrazioni di singoli IPA superiori approssimativamente a 0,05 ng/m^3.
Tale metodo permette la determinazione degli IPA più importanti con 4-6 anelli presenti nel particolato

atmosferico. Si possono determinare in particolare: benzantracene, benzofluorantene, benzopirene, indenofluorantene, indeno-pirene, dibenzoantracene.

Metodo EPA 8270C

È un metodo più complesso dove l'identificazione degli IPA viene confermata mediante l'uso di gascromatografo interfacciato a spettrometro di massa (GC/MS). L'identificazione è effettuata per confronto dello spettro di massa in impatto elettronico con quello degli standard.

L'analisi quantitativa utilizza standard interni. Vengono rilevati analiti nell'ordine dei ppb.

Metodo EPA 8310

Prevede una separazione tramite HPLC seguita da una rivelazione fluorimetrica o spettrofotometrica (UV-vis). È richiesto l'uso di standard per la calibrazione.

Il Riconoscimento dei singoli IPA è basata sul confronto dei tempi di ritenzione dei picchi del cromatogramma ottenuto dall'analisi dell'estratto organico del campione acquoso con quelli ottenuti da idonee soluzioni di riferimento.

La Determinazione Quantitativa degli IPA viene effettuata con le aree dei rispettivi picchi cromatografici sulla base di opportune rette di taratura di soluzioni di riferimento.

Contaminanti Organici Persistenti (Persistent Organic Pollutants – POPs)

I POPs sono sostanze chimiche persistenti dotate di alcune proprietà tossiche e che, contrariamente ad altri inquinanti, resistono alla degradazione e sono quindi particolarmente nocive per la salute umana e per l'ambiente.

Si accumulano negli organismi viventi, si propagano per mezzo dell'aria, dell'acqua e delle specie migratrici, concentrandosi negli ecosistemi terrestri ed acquatici. Essi, quindi, possono essere ubiquitariamente distribuiti nell'ambiente e possono accumularsi a grande distanza dai luoghi di emissione.

Ai POPs appartengono categorie di composti quali ad esempio:

- PCB (Bifenili PoliClorurati)
- PCDD (PoliCloroDibenzo-p-Diossine)
- PCDF (PoliCloroDibenzoFurani)
- PCP (PentaCloroFenoli)
- PCN (NaftaleniPoliClorurati)
- HCB (EsaCloroBenzene)

I POPs costituiscono un problema perché:

1) Sono Persistenti (si degradano lentamente) negli organismi e nell'ambiente. Conseguenze della Persistenza elevata, porta ad una Permanenza nell'ambiente a livello globale. Le sostanze chimiche persistenti infatti non conoscono confini, si diffondono attorno al globo trasportate dalle correnti dell'aria e del mare.
   In corrispondenza dei poli, o delle alte regioni montagnose, il clima freddo favorisce la condensa di queste sostanze chimiche, che si ridepositano con le precipitazioni, raggiungendo la terra o l'acqua ed entrando nella catena alimentare. Nella maggior parte delle Ragioni Artiche non esistono impianti chimici. La densità umana è bassa e le popolazioni vivono di caccia, di pesca e di raccolta.

Oggi la loro salute e la sopravvivenza di animali selvatici sono messi in pericolo dal nostro inquinamento. Lo stesso accade alle balene negli oceani e gli animali che vivono nelle regioni montagnose come le Alpi.

2) Sono Liposolubili (praticamente insolubili in acqua) di conseguenza portano a Bioaccumulo e Biomagnificazione. Una sostanza chimica la cui concentrazione aumenta lungo la catena alimentare, viene definita sostanza Biomagnificata e il fenomeno è detto Biomagnificazione.
I maggiori livelli si trovano nei predatori come pesci e uomo.

Negli anni '70 è stata è stata creata la Convenzione di Stoccolma che un documento caratterizzato da 30 articoli e 6 allegati. Tale Convenzione fornisce il quadro, basato sul principio di precauzione, atto a garantire l'eliminazione, in condizioni di sicurezza, e la diminuzione della produzione e dell'uso di tali sostanze, nocive per la salute umana e per l'ambiente.

La convenzione è stata adottata da 150 governi, fra cui gli Stati membri dell'UE. La convezione è entrata in vigore il 17 maggio 2004 e si inserisce nel contesto più ampio di una numerosa serie di trattati e convenzioni internazionali conclusi negli ultimi anni in materia ambientale.

Articolo 1: "…l'obiettivo di questa Convenzione è proteggere la salute umana e l'ambiente dai Contaminanti Organici Persistenti (POP's)…"

Diossine

Per diossine si intendono una serie di 210 composti aromatici, triciclici e planari, con grado di clorurazione variabile da 1 a 8, aventi le caratteristiche chimico-fisiche molto simili, quali idrofobicità, persistenza e bioaccumulo.

Formula di struttura delle PoliCloroDibenzo-p-Diossine (PCDD)

Sono strutture planari idrofobiche possono dar luogo a interazione con il materiale genetico e promuovere il fenomeno della cancerogenesi. L'intera categoria viene definira Policloro-dibenzo-p-diossine:

- Policloro perché diverse sono le posizioni di clorurazione;
- dibenzo perché vi sono sempre due anelli aromatici;
- p-diossine perché contengono due atomi di ossigeni in posizione para.

Nella terminologia corrente il termine diossina è spesso usato come sinonimo di TCDD o 2,3,7,8-tetracloro-dibenzo-p-diossina ritenuta come la più tossica della classe di composti correlati.

2,3,7,8-tetraclorodibenzo-p-diossina
(2,3,7,8-TCDD)

Lo schema di numerazione degli atomi di carbonio dell'anello tiene conto del fatto che gli atomi di carbonio posti fra i due anelli non portano alcun atomo di idrogeno e quindi non necessitano della numerazione. C-1 rappresenta pertanto il carbonio successivo a quello che unisce gli anelli e la numerazione procede da questo punto, in progressione in senso orario.

Tra i composti appartenenti alle diossine, gli isomeri o i congeneri aventi da quattro a otto atomi di cloro ed almeno le posizioni 2,3,7,8 clorosostituite (17 congeneri) hanno evidenziato la maggiore attività cancerogena. Ad esempio:

1,2,3,6,7,8 e 1,2,3,7,8,9-esaclorodibenzo-p-diossina   Isomeri

Vengono definiti Congeneri i vari membri di una famiglia di sostanze chimiche che differiscono fra loro solo per il numero e la posizione del medesimo sostituente.

Tra le diossine, la TCDD è comunque la molecola dotata di più spiccata tossicità. Allo stato cristallino è: una sostanza solida inodore, di colore bianco, punto di fusione di 307 °C (quindi è solida), termostabile fino a 800°C (questo vuol dire che se si ha una combustione di materiale organico, la sua presenza è possibile fino al mantenimento ad una T di 800°C), liposolubile e resistente ad acidi ed alcali.

Esplica una ampia gamma di effetti specie tessuto-specifici come ad esempio:

- Trasformazioni Neoplastiche;
- Tossicità a carico del sistema immunitario, del fegato, della pelle (cloracne). La cloracne, infatti, risulta essere il sintomo più evidente nell'esposizione umana;
- Riduzione della fertilità;

Chimicamente degradabile in pochi giorni dalla radiazione solare ultravioletta in presenza di donatori di ioni idrogeno. Per tale motivo è degradata molto lentamente (nell'arco di parecchi mesi o anni) se invece viene dilavata nel terreno dove si lega tenacemente al materiale organico da cui può derivare un difficile rilascio nei sistemi acquosi.

Fortunatamente, infatti, non si sono mai riscontrati residui di TCDD nell'acqua destinata al consumo umano sia a causa della sua scarsa solubilità nell'acqua che alla proprietà di legarsi tenacemente al terreno.

Fonti di Diossina

Le diossine di per sé non rivestono alcuna utilità pratica e non sono mai state un prodotto industriale. Sono tuttavia reperibili pressoché ovunque nell'ambiente, possono essere isolate nel tessuto adiposo di un animale dell'Antartide come nel terriccio di una foresta. Ciò è dovuto alla elevata stabilità chimica e all'uso indiscriminato fatto nel recente passato di elevatissime quantità di prodotti chimici contaminati.

1) Processi di incenerimento dei rifiuti municipali ed industriali
   Rappresentano la fonte accertata maggiormente significativa di diossine (circa 62%). Specialmente se i processi di incenerimento sono inefficienti ed avvengono in presenza di elevate

quantità di sostanze clorurate come ad esempio i rifiuti ospedalieri, caratterizzati dall'elevatissima percentuale di imballi e prodotti usa-e-getta in gran parte realizzati in PVC (Polivinile Cloruro).

È stato dimostrato, però, come l'emissione di diossina da parte di un inceneritore possa dipendere in gran parte da inadeguati parametri di funzionamento e solo in seconda battuta dalla concentrazione di cloro nei materiali combusti. Gli impianti destinati alla termodistruzione di questi rifiuti lavorano spesso in condizioni tecniche inadeguate per carenze di progetto o di manutenzione. Tutti gli inceneritori infatti dovrebbero essere dotati, della camera di post-combustione dei fumi, in cui le molecole di diossina eventualmente presenti vengono distrutte con produzione di acido cloridrico, acqua ed anidride carbonica.

2) Improprio smaltimento di rifiuti chimici

Alte quantità di diossina si riscontrano pure in corrispondenza di complessi industriali che non abbiano adottato severi mezzi di prevenzione e di trattamento dei reflui (inceneritori, (inceneritori, cartiere, fonderie, raffinerie, impianti per la sintesi di materi e plastiche).

3) Processi di combustione con presenza anche molto bassa di precursori clorurati

Come: motori a combustione interna di auto, navi ed aerei, stufe e caminetti domestici, incendi forestali.

4) Sottoprodotti indesiderati di numerosi processi di produzione, utilizzazione e smaltimento del cloro e dei suoi derivati

Ad esempio nella produzione industriale: di certi clorofenoli, di esaclorofene e di benzeni clorurati, di erbicidi clorofenossicarbossilici, quali ad esempio l'acido 2,4,5 triclorofenossiacetico (2,4,5-T) e l'acido 2,4-diclorofenossiacetico (2,4-D).

2,4-D   **2,4,5-T**

L'acido 2,4-D viene impiegato come diserbante per uccidere le erbe incolte a foglia larga nei prati, lungo i percorsi e nei campi da golf oltre che nei campi coltivati. Il 2,4-D è enormemente impiegato per il controllo delle erbe incolte sia in ambiente agricolo che domestico.

Al contrario l'acido 2,4,5-T è usato per diserbare il sottobosco, per esempio lungo i bordi delle strade e i corridoi lungo le linee elettriche.

1976 incidente alla ICMESA (Seveso)

Tristemente famosa è stata la contaminazione ambientale da «diossina» «diossina» avvenuta nel 1976 a Seveso (Italia) (Italia) in seguito alla esplosione di una industria chimica in cui si produceva l'acido 2,4,5 triclorofenossiacetico. In particolare, in un reattore avveniva l'idrolisi alcalina di TCB (1,2,3,4-tetraclorobenzene) a 2,4,5-triclorofenato.

All'interno dell'ICMESA la lavorazione del TCB di norma avveniva mediante una reazione esotermica termostatata a 150-160°C. A temperature molto superiori si può innescare la produzione in concentrazioni elevate di un'impurità, la 2,3,7,8-tetraclorodibenzo-p-diossina (TCDD), indicata come diossina, molecola assai pericolosa per le caratteristiche di altissima tossicità, persistenza e stabilità, ma poco conosciuta al tempo dell'incidente.

«diossina»
(tetraclorodibenzo-*p*-diossina)

Nella suddetta reazione, due anioni triclorofenossilici reagiscono fra loro con la conseguente eliminazione di due ioni cloro.

Al momento dell'esplosione del reattore chimico si era già al corrente, tra gli addetti, che con il surriscaldamento dei materiali di lavorazione si sarebbe formata diossina, ma si sapeva anche che aumentando la temperatura i tempi di reazione chimica dei prodotti sarebbe diminuita (da 5 a 1 ora) e si avrebbe avuto più prodotto in meno tempo.

La fabbrica fu chiusa ma la reazione procedette senza controllo sprigionando una quantità di calore tale da provocare poi l'esplosione. Dato che il fenolo si trovava ad elevate temperature, si produsse una notevole quantità di diossina (forse alcuni chilogrammi) che, in seguito all'esplosione, contaminò l'ambiente e fu accertata come responsabile della morte di numerose forme di vita sia della flora sia della fauna prossima all'insediamento industriale.

Dove possiamo trovare le Diossine?

Essendo principalmente prodotti della combustione degli inceneritori, le diossine le possiamo trovare ovunque nell'ambiente (e nell'uomo) e quindi destano grosse preoccupazioni.

L'esposizione dell'uomo alle diossine ha luogo quasi esclusivamente attraverso l'assunzione di cibo (90%) soprattutto carne, pesce e latticini (prodotti ultimi della biomagnificazione). Tipicamente, Tipicamente, le diossine e i furani sono reperibili nel pesce e nella carne a livelli di dieci, cento picogrammi (1 pg=10-12g) per grammo di alimento.

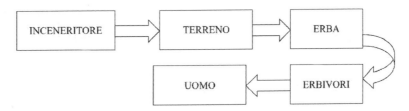

Tossicità delle Diossine

Nel 1997 la TCDD viene riconosciuta dalla IARC a livello 1 (cancerogeno certo). Le diossine legano uno specifico recettore nucleare con funzione di fattore di trascrizione. Hanno un effetto mutageno e cancerogeno e inducono alterazione del sistema immunitario, endocrino, riproduttivo, sistema nervoso in via di sviluppo...correlate a: ipotiroidismo, diabete, endometriosi, ritardo nello sviluppo puberale, disturbi del comportamento, patologie cardiovascolari, maggiore incidenza di sarcomi dei tessuti molli, linfomi Non-Hodgkin, neoplasie del polmone, mammella, colon retto.

È stato introdotto un Fattore di Equivalenza della Tossicità rapportato a quella del 2,3,7,8 TCDD che è la diossina più tossica. Per fare un esempio, esempio, un individuo che ha ingerito 30pg di 2,3,7,8 TCDD, 60pg di 1,2,3,7,8 PCDF (PentaCloroDibenzoFurano) e 200pg di OCDD (OttaCloroDibenzoDiossina), è come se avesse assunto complessivamente in termini di tossicità equivalente (TEQ) 33,2 pg di 2,3,7,8 TCDD.

Infatti:

- TCDD fattore fattore 1
- PCDF fattore fattore 0,05
- OSDD fattore fattore 0,001

$$(30 \text{ pg} \times 1) + (60 \text{ pg} \times 0,05) + (200 \text{ pg} \times 0,001) = 33,2 \text{ pg}$$

Diossina o furano	Fattore di equivalenza della tossicità al TCDD
2,3,7,8-tetraclorodibenzo-*p*-diossina	1
1,2,3,7,8-pentaclorodibenzo-*p*-diossina	0,5
1,2,3,4,7,8-esaclorodibenzo-*p*-diossina 1,2,3,7,8,9-esaclorodibenzo-*p*-diossina 1,2,3,6,7,8-esaclorodibenzo-*p*-diossina	0,1
1,2,3,4,6,7,8-eptaclorodibenzo-*p*-diossina	0,01
Ottaclorodibenzo-*p*-diossina	0,001
2,3,7,8-tetraclorodibenzofurano	0,1
2,3,4,7,8-pentaclorodibenzofurano	0,5
1,2,3,7,8-pentaclorodibenzofurano	0,05
1,2,3,4,7,8-esaclorodibenzofurano 1,2,3,7,8,9-esaclorodibenzofurano 1,2,3,6,7,8-esaclorodibenzofurano 2,3,4,6,7,8-esaclorodibenzofurano	0,1
1,2,3,4,6,7,8-eptaclorodibenzofurano 1,2,3,4,7,8,9-eptaclorodibenzofurano	0,01
Ottaclorodibenzofurano	0,001

I dati di TEQ sono forniti dal *Canadian Environmental Protection Act Priority Substance List*, Assessment Report N. 1, 1990.

Per l'Analisi delle Diossine è necessario sommare tutti i 17 Congeneri che derivano dalle diverse categorie delle PoliCloroDibenzo Diossine e dei PoliCloroDibenzoFurani.

PCDD + PCDF (PCDD/F)

Tale somma deve essere valutata in modo tale da stabile il livello di tossicità a cui l'organismo è esposto. Per poter procedere è necessario:

- Estrarre e separare dal resto della matrice alcuni picogrammi (10-12 grammi) di sostanza;
- Avere uno strumento selettivo e sensibile per quantificarli: HRGC/HRMS (e.g., Metodo EPA 1613).

L'analisi delle diossine rappresenta un segmento analitico che inizia a muovere i suoi primi passi solo nella metà degli anni '80 con la spinta delle associazioni ambientalistiche.

Le impostazioni metodologiche e i metodi che attualmente si utilizzano trovano la loro applicazione nei metodi:

- EPA 1613 (1994);
- EPA 8290 (1994) in alta risoluzione (HRGC/HRMS);
- EPA 8280 in bassa risoluzione (HRGC/LRMS).

In tutti i metodi viene adottata la tecnica di Diluizione Isotopica, che consiste nell'aggiunta al campione di una quantità nota di composti analoghi arricchiti in isotopi stabili, chiamati Marcati (composti aventi caratteristiche chimico-fisiche equivalenti a quelle degli analiti, ma differenziabili da questi in GC/MS per la differente massa e il relativo rapporto m/z derivante dalla struttura isotopica stabile).

Cioè si aggiunge una diossina marcata (modificata) contenente anziché il cloro, un isotopo del cloro. Isotopi di uno stesso elemento hanno uguale numero di protoni (e quindi di elettroni) ma diverso numero di neutroni. Hanno lo stesso numero atomico (Z) ma un diverso numero di massa (A). Hanno massa differente.

Esempio dell'Idrogeno:

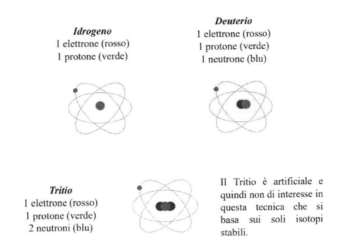

Idrogeno
1 elettrone (rosso)
1 protone (verde)

Deuterio
1 elettrone (rosso)
1 protone (verde)
1 neutrone (blu)

Tritio
1 elettrone (rosso)
1 protone (verde)
2 neutroni (blu)

Il Tritio è artificiale e quindi non di interesse in questa tecnica che si basa sui soli isotopi stabili.

Spettrometria di massa

La spettrometria di massa è una tecnica utilizzata per separare molecole cariche, cioè ioni, in base alla loro massa o, più correttamente, in base al rapporto massa/carica. Quindi è una tecnica in grado di distinguere isotopi dello stesso elemento.

La <u>Sorgente di Ioni</u> ha lo scopo di ionizzare le molecole del campione (generalmente introdotto in forma gassosa) per interazione con un fascio di elettroni che causa la formazione di ioni positivi dai composti del campione.

Gli ioni positivi sono poi accelerati e condotti all'interno dell'<u>Analizzatore di Massa</u>, ovvero un campo elettromagnetico dove gli ioni sono separati a seconda del loro rapporto massa/carica (m/z).

Infine gli ioni sono raccolti e contati da un <u>Rivelatore</u>.

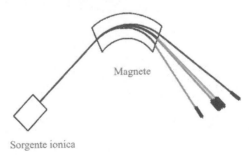

Magnete

Sorgente ionica

L'aggiunta di Isotopi ^{37}Cl permette una corretta valutazione dei recuperi, indipendentemente: dalla complessità della matrice, dal trattamento del campione, dalle variabili legate ai materiali e dalle variabili umane.

Abbinando, quindi, l'aggiunta di composti marcati all'analisi con spettrometria di massa si ottiene un <u>procedimento analitico estremamente selettivo, specifico e caratterizzato da elevata precisione ed accuratezza.</u>

Effettuata l'estrazione dei microinquinanti, prima di procedere alle fasi di purificazione e separazione in classi di composti su colonne di allumina, silice e carbone, si addiziona il marcato 2,3,7,8 TCDD ^{37}Cl, che differisce di otto unità rispetto alla sostanza nativa, con lo scopo di controllare la resa di clean-up. Infine, precedentemente all'analisi in GC/MS, si aggiungono all'estratto purificato due ulteriori standard marcati ^{13}C: 1,2,3,4 TCDD - 1,2,3,7,8,9 HxCDD per valutare i recuperi degli standard interni.

Il metodo EPA 1613 per le diossine prevede l'utilizzo di colonne di clean-up a più strati per rimuovere gli interferenti. Le colonne proposte permettono di rimuovere gli interferenti nell'ordine: AgNO$_3$ rimuove i composti solforati; 22% H$_2$SO$_4$ rimuove i composti acidi ed idrolizza i grassi, 44% H$_2$SO$_4$ idrolizza i grassi e 2% di KOH rimuove i composti acidi.

Dopo aver rimosso gli interferenti, gli analiti possono essere ritenuti on-line dalle cartucce reversibili in carbone e quindi, in base alle specifiche, eluiti ed analizzati con HRGC/HRMS.

In realtà la spettrometria di massa ad alta risoluzione rappresenta la tecnica analitica che si utilizza nel dosaggio di questi composti dove è richiesto l'impiego di personale specializzato nella tecnica GC/MS ed esperto nella analisi di tracce.

CAPITOLO 14
SUOLO

Il Suolo svolge una duplice funzione: da un lato <u>fornisce</u> una gran parte delle <u>risorse</u> di primaria importanza <u>per l'alimentazione umana</u> e dall'altra funge da <u>filtro naturale per i rifiuti</u>, purificando anche le acque contaminate che percolano attraverso il sistema dei pori.

<u>Per un efficiente adempimento di entrambe le funzioni il suolo deve essere di elevata qualità.</u>

Confrontato con gli altri comparti ambientali, il terreno risulta essere un <u>sistema particolarmente complesso</u> per il quale è difficile stabilire delle regole di validità generale a causa delle notevoli differenze esistenti tra i <u>vari tipi di suolo</u>. Tali diversità derivano dai <u>processi fisici, chimici e biologici di trasformazione della roccia madre e rendono ogni suolo una entità del tutto particolare</u>. È necessario considerare il terreno come un sistema a tre fasi:

La fase solida che costituisce il 50% di un terreno è costituita principalmente da composti organici e inorganici.

- Composti inorganici: Sabbia, limo e argilla (minerali di silicato) in varie proporzioni. Tali particelle inorganiche sono ricoperte e miscelate con materiale organico ed organismi viventi.
- Materia organica: che conferisce al suolo il colore scuro, è principalmente costituita da un materiale detto <u>humus</u> e deriva soprattutto dalle piante fotosintetiche, alcune componenti delle quali (come cellulosa) hanno già subito una decomposizione da parte degli organismi che vivono nel suolo.

L'altro 50% è costituita dallo spazio occupato dai Pori che, in un terreno di buona qualità, contiene <u>per metà acqua e per metà aria</u>. Nel terreno inoltre sono presenti un gran numero di <u>microorganismi</u>, il che ha portato alla definizione di suolo come <u>sistema vivente</u>. Le principali famiglie di microrganismi sono: Batteri, attinomiceti e funghi. Essi esercitano una azione di notevole <u>importanza sulla mobilità dei contaminanti presenti nei rifiuti</u>.

Mentre per l'acqua si può arrivare ad una classificazione in base all'utilizzo, e purificarla così per gli scopi predefiniti (acqua da bere, acqua per allevamento, acqua per agricoltura etc.), <u>per il suolo non è possibile adottare una classificazione ben definita</u>, ma possiamo studiarne <u>l'inquinamento</u>.

Inquinamento del Suolo

L'inquinamento del suolo è un fenomeno <u>meno conosciuto, meno evidente ed anche meno studiato</u> rispetto all'inquinamento delle acque e dell'aria. La sua minore notorietà è imputabile a diverse ragioni:

- L'inquinamento del suolo ha <u>effetti meno immediati sull'uomo rispetto</u>, ad esempio, all'inquinamento atmosferico;
- L'inquinamento del suolo è <u>meno evidente</u> rispetto all'inquinamento di un corso d'acqua dovuto a scarichi fognari industriali.

Principali effetti dell'inquinamento del suolo:

- Contaminazione globale dovuta all'immissione nel suolo di sostanze tossiche e persistenti, che possono entrare nelle catene alimentari e dare origine a fenomeni di bioaccumulo.
- Trasferimento dell'inquinamento dovuto a sostanze tossiche dal suolo alle falde acquifere, con evidenti rischi per la salute umana.

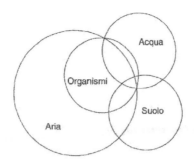

Sebbene l'acqua ed il suolo vengano considerati come due sistemi ecologici separati, esistono delle interfacce tra i due sistemi, rappresentate dalle particelle di suolo sospese nell' acqua e dalle particelle di acqua ricoprenti il suolo, che costituiscono il meccanismo di contaminazione da un sistema all'altro.

Le principali Fonti di Inquinamento del suolo possono essere classificate in:

- Fonti Diffuse:
  Ricaduta degli inquinanti dell'aria, Piogge acide, Residui di prodotti utilizzati nelle lavorazioni agricole e Apporti liquidi (liquami, acque reflue e acque di scarico).
- Fonti Puntiformi:
- Solidi ammassati al suolo, quali deposito temporaneo non corretto di materie prime/prodotti finiti/rifiuti e la discarica non controllata di rifiuti solidi.;
- Solidi ammassati nel sottosuolo, quali l'interramento non controllato di rifiuti;
- Liquidi sversati sul suolo a seguito di spandimento incontrollato, rottura accidentale di serbatoi fissi, e mobili fuori terra.

Notevole causa di inquinamento del suolo è quindi, la presenza di Rifiuti Solidi. La produzione globale di rifiuti solidi può essere stimata oggi in Italia intorno ai 41 milioni di tonnellate. A fronte di una quantità così rilevante di rifiuti prodotti, pochissimi sono gli impianti già costruiti in grado di assicurare un razionale smaltimento.

Gran parte di questi materiali, circa il 90%, vengono depositati in maniera non regolare dei quali:

- il 48% finisce in aree chiuse;
- il 40% seppelliti nel terreno, terreno;
- il 10% bruciato impropriamente;
- il 2% smaltito con altri espedienti.

Classificazione dei rifiuti

I rifiuti sono classificati in tre categorie: rifiuti urbani, rifiuti speciali e rifiuti tossici e nocivi.

- Rifiuti Solidi Urbani sono i rifiuti provenienti da fabbricati o da altri insediamenti civili in genere, ovvero da residui delle attività domestiche.
- Rifiuti Speciali sono quelli derivanti dalle attività produttive (industriali, (industriali, agricole, agricole, artigianali e commerciali), comprendendo fra questi: i rifiuti ospedalieri, i fanghi di depurazione urbani e industriali e le autovetture in demolizione.
- Rifiuti Tossici e Nocivi sono tutti quelli che contengono le sostanze elencate in un apposito elenco, in quantità e/o concentrazioni tali da presentare un pericolo per la salute e per l'ambiente.

I rifiuti speciali e quelli tossici e nocivi devono essere smaltiti nel rispetto delle norme regionali in materia (allo smaltimento provvedono i produttori dei rifiuti stessi).

Principali Inquinanti del suolo

I principali inquinanti del solo sono o Prodotti utilizzati nelle lavorazioni agricole (Fertilizzanti o Concimi, Fitofarmaci o Antiparassitari (Insetticidi, Erbicidi) o Metalli pesanti.

Prodotti utilizzati nelle lavorazioni agricole

1) Fertilizzanti o Concimi

Si definiscono Fertilizzanti (o Concimi) tutti quei prodotti, naturali o artificiali che tendono a migliorare la fertilità del terreno agricolo. Sono quindi essenzialmente deputati a reintegrare i tre principali elementi sottratti dalle colture: Azoto, Fosforo e Potassio. Per cui i concimi che sono comunemente in commercio si classificano in:

- Azotati, fosfatici o potassici se contengono come elemento fertilizzante solo l'azoto o il fosforo o il potassio;
- Composti se ne contengono due;
- Complessi quando contengono in vario rapporto tutti e tre questi elementi.

Il problema più noto derivante dal loro utilizzo riguarda il surplus di azoto (alterando il ciclo dell'azoto) derivante da sistemi di produzione agricola con scompensi che spesso provocano la contaminazione delle acque superficiali e sotterranee.

2) Fitofarmaci o Antiparassitari

Fornire una definizione di fitofarmaci o antiparassitari non è semplice poiché essi comprendono molteplici tipi di agenti chimici e biologici la cui principale funzione è quella di:

- Inibire lo sviluppo o in alcuni casi di distruggere: insetti (Insetticidi), piante (Erbicidi), animali, funghi, acari etc. che possono danneggiare la produzione, lo stoccaggio o il trasporto di derrate alimentari.
- Conservare cibi destinati all'allevamento di animali.
- Agenti utilizzati nel trattamento del legno al fine di evitarne la deperibilità, sia in fase di lavorazione iniziale sia per mantenere inalterate le caratteristiche dei prodotti finali derivati.
- In certe situazioni l'uso degli antiparassitari è rivolto ad evitare la diffusione di gravi malattie in ambito umano (malaria, febbre gialla, leishmaniosi, tripanosomiasi, etc.).

I fitofarmaci possono essere classificati in vario modo: n base alla struttura chimica, alle formulazioni commerciali disponibili, al meccanismo d'azione sulle varie strutture biologiche, alle loro caratteristiche funzionali (diserbanti, insetticidi, anticrittogamici, acaricidi, nematocidi, etc.) e tossicologiche e alla persistenza nel suolo.

2.1) Insetticidi (Organoclorurati)

Sono idrocarburi clorurati costituiti da un gruppo piuttosto disomogeneo di prodotti chimici. Contengono uno o più anelli benzenici collegati tra loro da radicali di varia tipologia e dimensioni su cui sono inseriti atomi di cloro. Sono persistenti (emivita superiore a 18 mesi). Il loro adsorbimento nel suolo dipende principalmente dalla presenza di materiale organico. La presenza di grosse quantità di materiale organico nel suolo può infatti favorire un massiccio adsorbimento dei pesticidi, riducendo così enormemente i processi di volatilizzazione. Sono altamente solubili nei lipidi ed in molti solventi organici (tendono ad accumularsi nel tessuto adiposo dove rimangono quantificabili per lungo tempo: con emivita emivita di oltre 2 anni).

Si può concludere quindi che i parametri chimico-fisici, la solubilità nei lipidi, la scarsa solubilità nell' acqua e la stabilità chimica, concorrono alla caratterizzazione del <u>fenomeno del bioaccumulo</u> dei pesticidi Organoclorurati. Fanno parte di questo gruppo:

- Derivati clorurati dell'etano (p-diclorodifeniltricloroetano (DDT);
- Ciclodieni clorurati (aldrin, eptacloro, clordano);
- Esaclorocicloesani (comunemente riferibili come BHC, in modo particolare si ricordano gli isomeri come il lindano, il mirex ed il clordecone).

Il loro uso in agricoltura è attualmente limitato.

Derivati clorurati dell'etano: DDT

Il DDT o para-diclorodifeniltricloroetano, è un etano sostituito. (IMPARARE STRUTTURA)

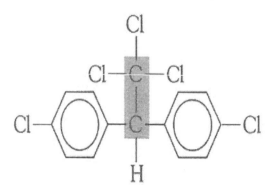

DDT: para-*diclorodifeniltricloroetano*

I Cl sono molto elettron-attrattori, con gli elettroni che vengono quindi attratti sulla parte esterna della molecola, lasciando il C elettron-positivo e quindi povero di elettroni formando così una parziale carica positiva. Questa molecola entra così nei canali del sodio (voltaggio-dipendente) ed essendo più grande di un atomo di Na^+ si blocca in questo canale.

Negli insetti, il DDT e le altre molecole con le stesse dimensioni generali e la stessa struttura tridimensionale (es. DDA) rimangono bloccate nei canali ionici presenti alla superficie della cellula nervosa.

Mantenendo così aperti i canali, viene prodotta una serie continua di impulsi nervosi scatenata dagli ioni Na^+. di conseguenza i muscoli dell'insetto sono sottoposti ad una continua contrazione spasmodica ed infine ad un esaurimento con convulsioni che portano alla morte.

Sono stati soprattutto, in passato, <u>i pesci e gli uccelli predatori</u> ad essere i più colpiti dall'effetto del <u>bioaccumulo</u> del DDT e del dieldrin, riportando tossicità sia acute che croniche, <u>danni al sistema riproduttivo ed in qualche caso disturbi comportamentali.</u>

Ciclodieni clorurati (aldrin, dieldrin, eptacloro, clordano)

Il ciclopentadiene è un abbondante sottoprodotto della raffinazione del petrolio. Quando è completamente clorurato esso può essere legato con numerose altre molecole organiche in modo da fornire una serie completa di <u>insetticidi caratterizzati da persistenza, tendenza ad accumularsi nei tessuti adiposi e potenziale tossicità.</u>

Esaclorocicloesani

L'esaclorocicloesano (detto impropriamente anche benzene esacloruro, BHC)

È una miscela di otto isomeri, il più tossico dei quali è l'isomero γ che prende il nome di Lindano.

2.2) Insetticidi Organofosforici

Gli insetticidi organofosforici sono una classe di composti caratterizzati da una persistenza di breve durata. Sotto questo aspetto essi costituiscono un notevole progresso sugli organoclorurati, rispetto a questi tuttavia presentano una tossicità acuta molto più elevata per l'uomo e gli altri mammiferi.

Gli esteri organofosforici sono prodotti che presentano un radicale fosforico nella loro molecola.

Tutti i pesticidi organofosforati presentano al centro della struttura, un atomo di fosforo pentavalente a cui sono legati:

1) Un atomo di ossigeno o di zolfo unito da un doppio legame all'atomo di P:

2) Due gruppi metossi (-OCH 3) o etossi (-OCH2CH3) uniti con un legame singolo all'atomo P:

parathion

3) Un gruppo R più lungo e più complesso (gruppi funzionali alifatici e/o aromatici e/o clorurati e/o azotati e/o solforati) unito con legame singolo al fosforo mediante un atomo di ossigeno o di zolfo:

dove R =

malathion

Gli organofosforici bloccano l'attività degli enzimi adibiti alla distruzione dell'acetilcolina (colinesterasi e butirilcolisterasi), alla quale si legano in modo selettivo. La presenza della molecola insetticida comporta pertanto l'alterazione della trasmissione di impulsi tra le cellule nervose, essenziale al coordinamento dei processi vitali dell'organismo.

La peculiarità tossicologica comune alla maggior parte di questi composti è quella di inibire l'attività delle colinesterasi (adibita alla distruzione dell'acetilcolina) che sono enzimi fondamentali per il funzionamento di molte strutture biologiche ed in particolare per l'attività del sistema nervoso centrale e periferico dell'uomo e degli animali.

Gli insetticidi organofosforici possono essere assorbiti per via inalatoria, cutanea e digestiva. La loro natura chimica li rende disponibili, una volta penetrati nell'organismo, per un numero elevato di biotrasformazioni e di reazioni con i costituenti dei tessuti (in particolare con le proteine tessutali che presentano siti esterasici attivi).

Erbicidi

Gli erbicidi sono sostanze chimiche che distruggono le piante. Vengono in genere impiegati per uccidere la gramigna senza danneggiare le piante coltivate (diserbanti). Benchè alcuni abbiano una bassissima tossicità per i mammiferi, altri sono altamente tossici e causano avvelenamenti letali nell'uomo.

Composti Clorofenossilici

L'acido 2,4-diclorofenossiacetico e 2,4,5-triclorofenossiacetico, al pari dei loro sali ed esteri, sono probabilmente gli erbicidi più conosciuti.

Erbicidi triazinici (Pesticidi moderatamente persistenti)

Le triazine formano una classe di erbicidi di recente sviluppo che presentano una struttura aromatica simmetrica. Il più noto fra i membri di questo gruppo è l'Atrazina, un diserbante introdotto nel 1958 che viene utilizzato in quantità massive per distruggere le erbe infestanti nei campi di grano.

Indagini preliminari sulla salute degli agricoltori e degli individui esposti a elevate concentrazioni di questa sostanza mostrano sospette associazioni con una <u>maggiore incidenza del cancro e una maggiore frequenza di deformità negli uccelli</u>.

Erbicidi cationici (Pesticidi persistenti)

Il <u>Diquat</u> ed il <u>Paraquat</u>, (la terminazione –quat sta ad indicare che essi contengono atomi di azoto quaternario) <u>utilizzati nella conservazione dei terreni coltivati</u>, sono i due composti più importanti appartenenti a questo gruppo.

PARAQUAT

Tali composti si sciolgono e si dissociano molto facilmente nell'acqua come cationi. Essi vengono fortemente assorbiti, mediante reazioni a scambio ionico, dalle particelle del suolo. Il <u>Paraquat</u> ed il <u>Diquat</u>, come residui legati al suolo, risultano inoltre essere resistenti alle degradazioni microbiche ed alla fotodecomposizione.

<u>L'Analisi Quali-Quantitativa</u> di inquinanti presenti nel suolo, quali <u>Fertilizzanti</u> e <u>Fitofarmaci</u>, viene effettuata utilizzando una <u>vasta gamma di metodiche</u> estrattive, di isolamento e di riconoscimento- La scelta della metodica qualitativa e quantitativa più idonea <u>dipende dalle caratteristiche chimico-fisiche dell'analita di interesse</u>.

Le tecniche strumentali utilizzabili per la determinazione di fitofarmaci dipendono dal tipo di matrice ed al composto considerato.

Isolamento della matrice e la concentrazione dei microinquinanti per i campioni di suolo viene effettuata solitamente: per estrazione continua in Soxhlet con esano dicloroetano ecc o per semplice estrazione liquido liquido con cloruro di metilene.

L'estratto che in tal modo si ottiene, viene opportunamente purificato (es. SPE) concentrato a piccolo volume ed utilizzato per la ricerca qualitativa ed il dosaggio dei vari fitofarmaci. Per l'analisi in genere si fa ricorso a tecniche gas-cromatografiche con rivelatore:

- A cattura di elettroni (ECD);
- Specifici per fosforo (FPD con filtro per il fosforo), azoto (NPD), zolfo (FPD con filtro per lo zolfo);
- di Massa (MS).

Nel caso ad esempio di Erbicidi quali la traina si utilizzerà GC con rivelatore selettivo per composti azotati.

Metalli Pesanti

L'inquinamento causato da metalli pesanti colpisce particolarmente l'ecosistema del suolo. Ha effetti a lungo termine, perché alcuni metalli si legano con una certa forza sia alla frazione organica del suolo componente l'humus, sia a quella minerale in particolare argillosa.

I metalli sono ubiquitari in natura.

- Alcuni elementi, come gli alcalino-terrosi, sono essenziali per gli organismi viventi: Na, K, Ca, Fe;
- Anche altri metalli, in tracce, sono molto importanti come coenzimi, cofattori, catalizzatori: Zn, Mg, Cu, Ni, Mn, Co, Cr, Me (mendelevio), Se (selenio);
- Molti dei restanti metalli non sono necessari all'organismo, anzi sono tossici.

Con l'industrializzazione c'è stato un aumento degli avvelenamenti da metalli.

I metalli differiscono dai composti organici in quanto non risultano completamente degradabili dato che la maggior parte degli elementi non possono essere trasformati, se non in condizioni veramente eccezionali. Essi risultano praticamente indistruttibili e quindi si accumulano nell'ambiente.

Tossicità dei Metalli

I quattro metalli più rappresentativi per il rischio ambientale dovuto al loro uso massivo, alla loro tossicità e alla loro ampia distribuzione sono:

- Piombo (Pb)
- Mercurio (Hg)
- Cadmio (Cd)
- Arsenico (As)

I metalli pesanti inquinanti sono per la maggior parte trasportati da un posto all'altro tramite l'aria, in genere come sostanze adsorbite su, o assorbite in, materiale particolato sospeso.

Sebbene i vapori di mercurio siano fortemente tossici, i quattro metalli pesanti Pb, Hg, Cd e As non risultano particolarmente tossici come elementi liberi condensati. Tuttavia tutti e quattro sono pericolosi nella loro forma cationica e quando sono legati a brevi catene di atomi di carbonio.

Il potere tossico esercitato dai quattro metalli pesanti considerati dipende soprattutto dalla struttura chimica di ciascun elemento, vale a dire dalla sua speciazione (processo evolutivo grazie al quale si formano nuove specie da quelle preesistenti). Per esempio esiste una notevole differenza fra la tossicità del:

- Piombo metallico
- Ione Pb
- Piombo sotto forma di composto covalente.

Piombo (Pb)

Il piombo è un metallo pesante naturalmente presente in molti minerali tra cui i più noti sono:

- PbS: Solfato di piombo (chiamato anche Galena)
- $PbCO_3$: Carbonato di piombo (chiamato anche Cerussite)
- $PbSO_4$: Solfato di piombo (chiamato anche Anglesite)

La maggior parte del Pb atmosferico di origine antropica deriva dalla produzione e dal consumo di additivi delle benzine sotto forma di piombo tetraetile e tetrametile, con lo scopo di conferire proprietà antidetonanti (cioè per sopperire la combustione), permettendo così il regolare funzionamento del motore.

In generale i composti del piombo sono tossici per la salute in quanto:

- Interferiscono con i meccanismi di formazione dell'emoglobina nel sangue provocando danni al sistema ematopoietico in quanto interferiscono con gli enzimi che presiedono alla sintesi dell'eme;
- Provocano danni al sistema nervoso;
- Provocano danni alla funzionalità renale.

Si può avere un'intossicazione:

- Cronica: Dà encefalopatie, tremori, convulsioni, coliche, nausea e vomito, nefriti, perdita di capelli e danneggiamento degli epiteli, nonché viene diminuita la sintesi di emoglobina in quanto il Pb interferisce con l'utilizzazione del ferro ed inoltre ha azione di lisi dei globuli rossi.
- Acuta: È rara, dà delirio, allucinazione e talvolta coma.

Mercurio (Hg)

È un metallo molto tossico che arriva all'uomo attraverso la catena alimentare in quanto può essere presente in natura sottoforma di vapori di mercurio elementare, Sali inorganici ma può soprattutto generare interazioni covalenti con il metile e l'etile dando luogo a Bioaccumolo e Biomagnificazione fino ad arrivare alle cellule dell'uomo nelle quali determina patologie a livello neoplastico e nervoso. Le fonti del mercurio derivano da usi industriali come conservante e antisettico.

Ciclo Biogeochimico del Mercurio

Il mercurio rilasciato nell'ambiente subisce una serie complessa di reazioni. In determinate condizioni si forma metilmercurio (CH_3Hg^+) capace di agire sugli organismi come una potente neurotossina.

Cadmio (Cd)

Il cadmio è noto come elemento tossico. La sua importanza come contaminante dell'ambiente fu dimostrata nello scoppio dell'epidemia della malattia itai-itai del 1912 (caratterizzata da forti dolori alle ossa e alla spina dorsale), causata dagli scarichi delle fonderie che contaminarono le coltivazioni di riso in Giappone.

I depositi di cadmio si ritrovano sotto forma di solfuri con lo zinco, insieme al rame ed ai depositi di piombo. Il cadmio lo si ritrova infatti come sottoprodotto dei processi di fusione di questi metalli.

Il cadmio è inalato con il fumo delle sigarette. Chi fuma un pacchetto di sigarette al giorno ha una concentrazione di cadmio nel sangue che è dieci volte quella dei non fumatori.

Le concentrazioni naturali di cadmio nel suolo sono dell'ordine di 1 ppm con valori medi intorno a 0,4 ppm. I depositi fognari ed i fertilizzanti a base di fosfati sono spesso contaminati da cadmio, e provocano così un accumulo sia nella pianta durante la sua crescita, che nel terreno.

Rispetto agli altri metalli pesanti, il cadmio risulta essere mobile nell'ambiente acquoso. Nelle acque naturali il cadmio può esistere sottoforma di ione idrato, come complesso con il carbonato, cloruri o solfati oppure può essere complessato con gli acidi umici. Il Cd quindi tende a muoversi nell'ambiente dove è largamente distribuito.

Viene poi bioaccumulato negli organismi viventi. Nei sistemi acquatici la bioaccumulazione avviene soprattutto a livello degli invertebrati quali i molluschi e i crostacei ed inoltre nei pesci e nelle piante. Ne consegue che il cadmio può formare solfuro di cadmio insolubile e precipitare nei sedimenti, dove in condizioni riducenti può generare solfuro.

La produzione biologica di solfuro può favorire inoltre la precipitazione del solfuro di cadmio. Tra i metalli pesanti il cadmio è uno tra quelli più rapidamente assorbiti ed accumulati nelle piante che crescono in suoli contaminati.

Arsenico (As)

È è stato utilizzato nel passato addirittura come farmaco, ma in realtà ad oggi è risaputo sia un veleno che può essere in grado di determinare grave tossicità, assorbito sia attraverso la via inalatoria sia la via gastrointestinale e vale lo stesso principio che detto per il Pb: più viaggiare con il particolato atmosferico oppure può essere introdotto attraverso l'alimentazione. Subisce metilazione a livello del fegato, ecco spiegato il motivo per il quale che la sua grande tossicità si manifesta a livello epatico dove dà lungo ad una potenziale cirrosi che si potrà tradurre rapidamente nella morte del soggetto. Inoltre dà luogo ad una tossicità cutanea particolarmente evidente che si manifesta con un imbrunimento della pelle con la formazione di bolle. La terapia è caratterizzata da specie chelanti come l'EDTA o il Dimercaprolo che sono in grado di chelare i metalli tossici e potenzialmente possono sottrarli dalla circolazione plasmatica diminuendo la concentrazione ed evitando patologie.

Analisi dei Metalli Pesanti

L'analisi per la determinazione dei metalli pesanti viene eseguita Mineralizzando il campione e quindi determinando i singoli metalli attraverso una tecnica di Spettrometria di Assorbimento atomico.

Il metodo prevede la solubilizzazione dei metalli pesanti in soluzione nitro-cloridrica a caldo. Il campione di suolo, pretrattato con perossido di idrogeno, è mineralizzato con acqua regia (HNO_3/HCl 1:3). Si portano poi a digestione del campione è eseguita con termoreattore a reflusso.

Ottenuta la soluzione di metalli si analizza con lo Spettrometro di Assorbimento Atomico che ha una funzionalità molto simile alla spettrofotometria UV/Vis ma con un principio di funzionamento diverso per quanto riguarda la fonte della sorgente luminosa. La sorgente infatti è Monocromatica cioè ad una lunghezza d'onda, scelta in base alle radiazioni caratteristiche dell'atomo che si analizza. Lo strumento è così strutturato:

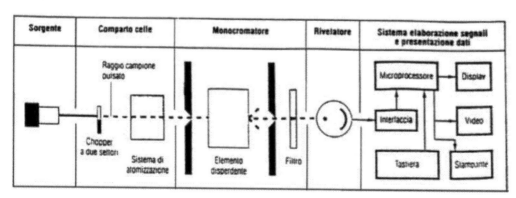

1. Sorgente

Esistono diversi tipi di sorgenti:

- Lampada a Catodo Cavo
- Lampada a Scarica Elettrodica
- Lampada a Scarica in Radiofrequenza

Lampada a Catodo Cavo Sono costituite da un <u>Catodo di forma Cilindrica</u> a cui è applicata una forte differenza di potenziale rispetto ad un <u>Anodo</u> metallico. La lampada viene riempita con un <u>Gas di Riempimento</u> (argon) che si ionizza parzialmente. Gli ioni positivi, accelerati dal campo elettrico, urtano il catodo e provocano l'espulsione degli atomi superficiali (<u>sputtering</u>), Provocando così una luce monocromatica. Lo ione metallico carico tende a ritornare in uno stato di neutralità più stabile emettendo energia sotto forma di radiazione luminosa.

2. Sistema di Atomizzazione

Il Sistemi di atomizzazione può avvenire attraverso <u>fiamma</u> o <u>fornetto di grafite</u> e svolge le seguenti funzioni: essicazione del campione, combustione delle sostanze organiche eventualmente presenti (interferenze), e Atomizzazione cioè processo chimico-fisico mediante il quale un campione viene convertito nei suoi atomi costitutivi come stato di ossidazione zero.

3. Monocromatore

Selettore di una specifica lunghezza d'onda di interesse per l'analisi che si vuole effettuare.

4. Rivelatore

Converte l'energia radiante in energia elettrica, fornendo un segnale. Sapendo la quantità di luce emessa e la quantità di luce che arriva, è in grado di stabilire l'assorbanza o la trasmittanza del campione e quindi è in grado di risalire alla concentrazione del metallo.

5. Sistema di Elaborazione dati

Converte il segnale del rivelatore in dati analitici. La tipologia di segnale dà indicazioni qualitative mentre l'intensità del segnale dà indicazioni quantitative.

CAPITOLO 15
ALIMENTI

La sicurezza alimentare, per quanto attiene alla qualità, può essere compromessa da molteplici cause:

1. Naturali deteriorabilità degli alimenti

Se non sottoposti a adeguato trattamento di conservazione, gli alimenti subiscono in tempi più o meno brevi alterazioni fino alla decomposizione per cause fisiche e chimiche naturali (calore, luce, acqua, aria). Ad esempio:

- L'alta temperatura può trasformare la struttura delle sostanze
- L'ossigeno dell'aria può causare ossidazioni ecc.

2. Contaminazione di origine chimica

Possono distinguersi in:

- Contaminazione Involontaria: derivanti dall'inquinamento ambientale come inquinanti dell'aria, del suolo e delle acque.
- Contaminazioni volontarie: dovuto all'impiego nelle pratiche agricole ed industriali di sostanze anche non tossiche in piccole quantità, ma nocive se ingerite in quantità elevata quali ad esempio: Residui da pratiche zootecniche (antibiotici, ormoni); Residui di concimi chimici ed antiparassitari; Sostanze aggiunte intenzionalmente gli alimenti quali ad esempio conservanti, antiossidanti, aromatizzanti, coloranti; Componenti degli imballaggi, detergenti, disinfettanti.

Residui da pratiche zootecniche

Questi farmaci vengono utilizzati nelle pratiche zootecniche cioè negli allevamenti intensivi di bestiame soprattutto per evitare che si possono diffondere delle patologie tra i diversi animali, oltre che per migliorare quella che è la resa in termini di massa muscolare di questi animali quindi utilizzando gli ormoni anabolizzanti oppure ridurre la massa grassa attraverso l'utilizzo dei β-agonisti adrenergici che non dovrebbero essere presenti nell'alimento.

Antibiotici: Per quanto riguarda gli Antibiotici, il gruppo di composti più interessanti per gli igienisti, sono sicuramente quelli β-lattamici, le cui proprietà allergeniche vengono messe in relazione principalmente alla loro capacità, così come alcuni dei loro metaboliti, di formare legami covalenti con le macromolecole di natura proteica in accordo ad un'auto schema

È andata sempre più evolvendosi negli anni la pratica della selezione genetica e delle tecniche nutrizionali, in campo veterinario, onde poter ottenere un considerevole aumento della produttività ed un conseguente miglioramento dei profitti. L'allevamento intensivo degli animali ha però imposto criteri di sovraffollamento degli animali causando talvolta, pur nel rispetto delle norme igieniche, la comparsa di patologie cliniche sia in forma latente che in forma manifesta come lo stress e una più facile esposizione alle infezioni.

Gli antibiotici vengono così usati per curare gli animali malati ma anche a scopo preventivo. A tutti gli animali quindi, vengono somministrati farmaci allo scopo di prevenire eventuali malattie. Questi antibiotici possono rimanere nella carne macellata e la legge impone dei limiti massimi da non superare.

Tecniche per il rilevamento di residui di antibiotici negli alimenti di origine animale

I residui di antibiotici possono essere rivelati con i seguenti modi:

Metodi Microbiologici: per determinare la presenza di attività antibiotica dovuta alla persistenza dei vari principi attivi non modificati, valutando inibizione della crescita di microrganismi in coltura.

Metodi Radioimmunologici: malgrado la loro usuale più elevata sensibilità, presentano però problemi di costo dovuto al fatto che gli antibiotici mercati dovrebbero venire usati in quantità relative al peso corporeo di grossi animali, per rilevare la presenza dei residui negli studi di farmacocinetica e stabilirne i tempi di eliminazione. Tali dosaggi trovano applicazione in vitro.

Metodi Cromatografici: con HPLC accoppiati alle tecniche più sofisticate di spettrometria di massa soprattutto per la determinazione anche dei metaboliti che, sebbene abbiano perso l'attività antibatterica, possono essere causa di fenomeni di sensibilizzazione o di agenti scatenanti le reazioni di tipo allergico.

Anabolizzanti: La determinazione degli anabolizzanti nella carne è molto importante, per via degli aspetti legati all'azione che residui di questi composti postano avere sulla nostra salute sotto forma di patologie varie. Si tratta di un composto complesso, in ragione del numero di sostanze impiegate in maniera fraudolenta. Servono per aumentare la massa degli animali, soprattutto dei vitelli da latte e dei vitelloni, fino al 10 20% in più accorciando così i tempi di allevamento. L'impiego di anabolizzanti per promuovere la crescita e aumentare il rapporto carne grasso negli animali è stato bandito nel Ue dal 1988 ma non in paesi come usa, Canada, Australia, Nuova Zelanda, Sudafrica e Messico.

Tra gli anabolizzanti più frequentemente utilizzati abbiamo:

Estrogeni: un esempio è il Dietilstilbestrolo (DES) che è un analogo dell'Estradiolo e quindi un agonista del recettore degli estrogeni e di conseguenza è in grado di determinare gli effetti che avvengono dell'animale.

Androgeni: intervengono sulla massa muscolare, analoghi del testosterone. Tra questi molto utilizzato è il Nandrolone, in ragione della sua elevata emivita.

Altre classi di composti vengono utilizzati come anabolizzanti:

Ormoni della crescita: come le somatotropina ne e le somatomadine.

Prodotti con proprietà tireostatica: Sebbene non siano ormoni anabolizzanti, tali prodotti vengono utilizzati al fine di ottenere una crescita in peso, in seguito ad una notevole ritenzione idrica, piuttosto che come conseguenza di una maggiore produzione di carne.

β-mimetici, β-agonisti e β-adrenergici: Noti per le loro proprietà di stimolanti della lipolisi ed un'aumentata sintesi delle proteine, oppure di un'inibizione della degradazione proteica.

Legandosi quindi e specifici recettori delle cellule, ne modificano il metabolismo a favore della crescita muscolare.

Tecniche per il rilevamento dei residui di ormoni anabolizzanti nelle carni

Verificare l'assenza di residui di ormoni anabolizzanti nelle carni e garantire l'utilizzo di carni provenienti da animali non trattati, crea notevoli problemi di carattere analitico data la numerosità dei possibili composti utilizzati. Per valutare l'utilizzo di ormoni anabolizzanti nelle carni e necessario quindi stabilire delle proprietà nella ricerca, cercando di valutare la storia del campione. A dispetto infatti dell'attuale proibizioni nei paesi della comunità europea, viene offerta agli allevatori una gran varietà di prodotti la cui composizione sconosciuta.

Analizzando campioni di questo tipo è necessario quindi ottenere informazioni utili suoi <u>principi attivi</u> eventualmente utilizzati virgola in modo tale che possano essere approntate le tecniche di indagine più donne.

L'analisi dei residui dei prodotti del metabolismo di questa varietà di prodotti comporta di seguito l'utilizzo di <u>metodi diversi</u>, molto differenziati tra di loro virgola in modo da escluderne la presenza e verificare.se l'animale abbia subìto trattamenti con tali principi attivi.

Metodi Analitici

Esami Istologici e Istochimici: accertano l'avvenuto trattamento, sono specifici e non dimostrano la presenza di residui negli animali esaminati. La registrazione italiana prevede che vengano effettuati esami istologici sulla <u>ghiandola prostatica, sulle ghiandole del Bartolini e sulla tiroide.</u>

Prove biologiche (somministrazione di un campione sospetto ad animali da esperimento): sono aspecifiche, rivelano la presenza di residui di <u>sostanze ad attività estrogena</u> che non sono inattivate a livello gastrico. Il principale vantaggio dei metodi biologici, nonostante la scarsa sensibilità, è quella di permettere l'osservazione di un ampio spettro di composti con possibili attività estrogenica.

Esami Radioimmunologici (RIA): il RIA appare un metodo idoneo a questo tipo di controllo analitico, dovuto sia alla elevata sensibilità che può essere raggiunta che all'alto numero di campioni analizzabili in tempi brevi punto

Esami chimico-strumentali: TLC, GC-MS, HPLC-DAD, HPLC-MS, GC-MS/MS: le tecniche cromatografiche, pur richiedendo procedure laboriose di preparazione del campione, consentono di identificare e quantificare il numero elevato di sostanze attive.

Problemi nell'analisi

La carne dal punto di vista analitico è una matrice piuttosto complessa, sicuramente più di quelle finora trattate. Siccome la maggior parte dei testi analitici si effettua per via umida, il pretrattamento del campione risulta critico nella possibilità di ottenere risultati affidabili. In particolare è necessario porre <u>molta attenzione nel campionamento</u> a causa della scarsa omogeneità di composizione. Generalmente la preparazione del campione prevede la rimozione di tutte le parti accessorie al muscolo (ossa, pelle, tendini) e il prelievo di un pezzo della parte edibile che viene omogeneizzato mediante triturazione e amalgamazione. Questo passaggio può essere coadiuvato dall'acqua, anche perché è necessario mantenere la temperatura bassa (7 °C). Le analisi devono essere seguite nel più breve tempo possibile, soprattutto per le carni fresche.

Molti dei problemi derivanti dal trattamento degli animali con tali sostanze posso venire eliminati <u>effettuando controlli accurati direttamente negli allevamenti, con la presenza di un veterinario che verifichi il mangime e i farmaci somministrati, garantendo così l'assenza dei residui e riducendo così ulteriori controlli.</u>

3. Contaminanti fisici

Particelle fisiche estranee, inglobate o mescolate agli alimenti, come frammenti di vetro o di plastica, o di metalli provenienti da imballaggi non corretti o da macchinari.

4. Contaminazioni di natura biologica
- <u>Microbiologiche</u>: germi patogeni, germi tossigeni produttori di tossine e virus
- <u>Parassitarie</u>: parassiti infestanti prodotti agrari pe consumo alimentari
- <u>Micotiche</u>: funghi produttori di micotossine

La maggior parte delle alterazioni degli alimenti è dovuta a cause biologiche punto gli alimenti che sono più soggetti ad alterazioni sono quelli più completi più ricchi di acqua.

5. Frodi alimentari

- Adulterazioni: si tratta di peggioramenti della merce punto le adulterazioni propriamente dette sono dovute alla sostituzione di una parte del prodotto con un altro scadente o diverso o di basso costo. Per esempio si aggiunge acqua il vino o al latte, oppure l'adulterazione può consistere nell'asportazione di una parte pregiata della merce.

- Sofisticazioni: esempi tipici di sofisticazione sono l'aggiunta di coloranti gialli alla pasta per farla sembrare all'uovo, di clorofilla alle confezioni di piselli (per ravvivare il colore) o di nitriti alle carni per farle sembrare più rosse.

È consentito migliorare l'aspetto di un prodotto, ma occorre rispettare le norme di legge che prevedono il tipo e la quantità di additivi che è possibile aggiungere ad ogni merce, altrimenti si ricade appunto nella sofisticazione.

- Falsificazioni: consistono nella sostituzione di un prodotto con un altro. Es. margarina al posto del burro punto

- Contraffazioni: si hanno quando nomi e marchi di prodotti tipici o il marchio di una ditta vengono usati indebitamente. Es. Formaggio parmigiano, mozzarella di bufala e contraffazione di marchi di vino.

L'area della sicurezza alimentare, anche. se limitata ai soli aspetti della qualità e della salubrità, interessa quindi numerose altre aree di carattere generale, quali l'inquinamento ambientale, la produzione agricola, le tecnologie industriali e l'area sanitaria, che costituisce la finalità ultima della sicurezza igienica degli alimenti e la protezione della salute.

Questi farmaci vengono utilizzati nelle pratiche zootecniche cioè negli allevamenti intensivi di bestiame soprattutto per evitare che si possano diffondere delle patologie tra i diversi animali, oltre che per migliorare quella che è la resa in termini di massa muscolare di questi animali quindi utilizzando gli ormoni anabolizzanti oppure ridurre la massa grassa attraverso l'utilizzo dei β-agonisti adrenergici che non dovrebbero essere presenti nell'alimento.

Ringraziamenti

Complimenti se sei arrivato fin qui! Non è da tutti completare i libri di studio.

Se credi in quello che facciamo e vuoi contribuire in questo progetto, sappi che accettiamo volentieri notifiche di errori di battitura e aggiunta/modifica di argomenti trattati durante il corso.

In questo modo stai contribuendo al miglioramento di questo libro e aiutando anche tu tantissimi studenti.

Inoltre siamo aperti a qualsiasi consiglio e suggerimento per migliorare la qualità del servizio, contattaci se hai qualche idea!

Il nostro indirizzo mail: farmaciafacile@outlook.it
Profilo Instagram: @farmaciafacile

Ricorda che da soli si va più veloce, ma insieme si va più lontano.

Grazie!

FRASI MOTIVANTI PER LO STUDIO

*Un vincitore è semplicemente un sognatore
che non si è mai arreso.*

*Chi ha un perché per vivere,
può sopportare quasi ogni come.*

*Quando desideri qualcosa,
tutto l'universo cospira
affinché realizzi il tuo desiderio.*

*Inizia a dove sei.
Usa ciò che hai.
Fai ciò che puoi.*

*Soltanto una cosa rende impossibile un sogno:
la paura di fallire.*

*Se vuoi qualcosa che non hai mai avuto,
devi fare qualcosa che non hai mai fatto.*

Il mondo che ti circonda è stato costruito da persone che non erano più intelligenti di te.

*Quello che fai oggi,
può migliorare tutti i tuoi domani.*

*L'unico modo per iniziare a fare qualcosa
è smettere di parlare e iniziare a fare.*

*Non importa quanto vai piano.
l'importante è non fermarsi.*

d by Amazon Italia Logistica S.r.l.
rrazza Piemonte (TO), Italy

59933112R00116